MATHEMATISCHE METHODEN
DER BIOLOGIE

INSBESONDERE DER VERERBUNGSLEHRE

UND DER RASSENFORSCHUNG

VON

Dr. FRIEDRICH RINGLEB

MIT 49 ABBILDUNGEN
UND EINEM GELEITWORT VON
PROF. DR. HANS F. K. GÜNTHER

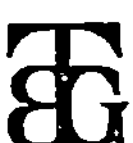

1 9 3 7

SPRINGER FACHMEDIEN WIESBADEN GMBH

ISBN 978-3-663-14923-1   ISBN 978-3-663-15064-0 (eBook)
DOI 10.1007/978-3-663-15064-0

Geleitwort.

Der Mangel einer Darstellung über die mathematisch-statistischen Verfahren, die der Naturwissenschafter verschiedener Fächer, so auch der Botaniker, Zoologe, Anthropologe und Erblichkeitsforscher, aber auch der Mediziner und andere sich bei seinen Untersuchungen zunutze machen könnte, war mir schon vor manchen Jahren aufgefallen. Als ich in Uppsala (Schweden) wohnte und dort in Arbeitsbeziehungen stand zu dem Schwedischen Staatsinstitut für Rassenbiologie (Statens Institutet för Rasbiologi), besprach ich den empfundenen Mangel öfters mit dem damaligen zweiten Leiter dieses Instituts, dem jetzigen Professor für Statistik an der Universität Uppsala, meinem Freunde J. Linders. Er war unter den Mathematikern und Statistikern Europas wohl einer der wenigen, die selbst biologischen Stoff, insbesondere rassenkundlichen und vererbungswissenschaftlichen, bearbeiteten und die damit ermessen konnten, wie viel oder wie wenig Brauchbares und für den Mathematiker Stichhaltiges und Zweckmäßiges diejenigen mathematischen Ausführungen enthielten, die in verschiedenen Lehrbüchern von Anthropologen oder Erblichkeitsforschern selbst verfaßt oder übernommen worden waren. Daß hier noch manches mangelhaft oder unzweckmäßig war, hatte ich zwar vermutet, durfte ich aber von meinen mathematischen Kenntnissen aus nicht aussprechen; wohl aber gab in Unterhaltungen darüber ein Sachkenner wie J. Linders manchen meiner Vermutungen recht.

Später bei meiner Lehrtätigkeit an der Universität Jena lag mir daran, Studierenden des von mir vertretenen Faches eine Unterweisung in den statistischen Verfahren zu verschaffen, und ich bat den Verfasser dieses Buches, der an der Universität Jena lehrte, für Naturwissenschafter eine entsprechende Vorlesung zu halten.

Herr Dr. Ringleb sagte mir das zu, besprach mit mir diejenigen rassenkundlichen und vererbungswissenschaftlichen Arbeiten, die Statistisches enthielten, auf die ich ihn noch hatte verweisen können, und so wurde die Vorlesung „Einführung in die Wahrscheinlichkeits- und Fehlerrechnung insbesondere für Biologen" im Winter-Semester 1933/34 gehalten. Der Besuch der Vorlesung durch eine große Anzahl von Studierenden außer denen, die ich auf diese Vorlesung verwiesen hatte, bewies, wie erwünscht vielen dieser Lehrgegenstand war.

Als ich, selbst Besucher der Vorlesung und nunmehr von des Vortragenden Lehr- und Darstellungsfähigkeiten überzeugt, später von Herrn Dr. Ringleb erfuhr, daß er eine Ausarbeitung dieses Stoffes zu einem Buche plante, begrüßte ich diesen Gedanken sehr und konnte zur Aus-

a*

gestaltung wieder einige Vorschläge machen und auf neueres Schrifttum aus biologischen Fächern verweisen. Sollte dieser oder jener Fachmann der Mathematik vermeinen, das Buch sei zu sehr an die niedrigeren Stufen mathematischen Verständnisses angepaßt, so hätte ich zu entgegnen, daß ich seinem Verfasser immer wieder zu möglichster Leichtfaßlichkeit riet und zur Anfügung zahlreicher Beispiele.

Nachdem ich den Mangel an solchen Darstellungen, wie sie der Verfasser unternommen hat, empfunden hatte, war meine Freude um so größer, als ich Verfasser und Verlag zur Herausgabe des Buches einig wußte, und so begleiten meine Wünsche dieses Buch und meine Hoffnung, daß es recht vielen Studierenden und Forschern in gleichem Maße willkommen sein werde.

Berlin, im April 1937.

Hans F. K. Günther.

Vorwort.

Das vorliegende Lehrbuch, das aus Vorlesungen und Vorträgen des Verfassers an den Universitäten Jena und Würzburg hervorgegangen ist, wendet sich einerseits an alle wissenschaftlich arbeitenden Biologen, und zwar nicht nur an den Botaniker oder Zoologen, sondern auch an den Mediziner, den Anthropologen, den Landwirt und Forstmann, ferner an den Studierenden dieser Fächer und nicht zuletzt an den Lehrer einer höheren Schule. Andererseits soll es aber auch für den Mathematiker bestimmt sein und ihm neue wichtige Anwendungsmöglichkeiten seiner Wissenschaft aufzeigen.

Diesem weiten, zum größeren Teile aus Nichtmathematikern zusammengesetzten Leserkreise entsprechend beginnt das Buch mit einfachsten Dingen. Nach und nach soll der Leser in die für ihn wichtigen mathematischen Gedankengänge hineinwachsen und die Anwendung mathematischer Methoden nicht nur technisch beherrschen, sondern auch ihren Sinn verstehen lernen. An Vorkenntnissen werden lediglich die grundlegendsten Dinge der Schulmathematik und nur in den letzten drei Abschnitten überdies einige Grundbegriffe der Differential- und Integralrechnung verlangt.

Die Aufgaben, die soweit als nötig mit Lösungen versehen sind, sollte gerade der Biologe nicht übergehen. Sie werden sein mathematisches Selbstvertrauen stärken und außerdem mancherlei den Text ergänzende Kenntnisse vermitteln.

Da es sich um ein Lehrbuch handelt, ist es selbstverständlich, daß der Verfasser fast überall von der vorhandenen umfangreichen Literatur Gebrauch gemacht hat, ohne sie immer zu zitieren. Der Kenner wird mancherlei Neues und vor allem erhebliche Vereinfachungen gegenüber anderen Darstellungen entdecken, wie sich das Buch ja überhaupt in der Stoffauswahl und Gestaltung von den wenigen anderen deutschen Werken gleicher Richtung unterscheidet.

Der Verfasser spricht allen, die ihn mit Rat und Tat unterstützt und das Buch gefördert haben, seinen wärmsten Dank aus, ganz besonders aber den Herren Prof. Dr. Hans F. K. Günther (Berlin) und Dozent Dr. Ahrens (Jena) sowie dem Verlage B. G. Teubner.

Stadtroda (Thür.), den 25. April 1937.

Friedrich Ringleb.

Inhaltsverzeichnis.

Einleitung.

Der Erfolg, welchen die Mathematik auf den Wissensgebieten brachte, die man gewöhnlich als exakte Naturwissenschaften bezeichnet, führte bald zu Versuchen, sie auch auf die biologischen Wissenschaften anzuwenden. Zunächst handelte es sich meist nur um mittelbare Anwendungen der Mathematik. So führte die Untersuchung mechanischer, optischer oder elektrischer Vorgänge in der Biologie auch zu mathematischen Überlegungen, die aber weniger für die Biologie als vielmehr für jene physikalischen Gebiete charakteristisch sind. Das Fechnersche Gesetz, daß die Empfindung proportional dem *Logarithmus* des Reizes wächst, oder der Zusammenhang der Stellung der Blätter an den Sprossen einer Pflanze mit der Theorie der *Kettenbrüche* waren schon eher Ergebnisse, die durch eine direkte Anwendung der Mathematik auf die Biologie erzielt wurden. Bei allen diesen Dingen handelt es sich aber durchweg um Anwendungen verschiedenster, meist zusammenhangsloser mathematischer Begriffe, Sätze und Methoden auf verschiedenste biologische Probleme. Im vorliegenden Buche soll von solchen Einzelfragen nicht die Rede sein. Sie sind in anderen Büchern ausführlich dargestellt worden.[1]

Nur *ein* Problem ist es, um das sich die im folgenden dargestellten mathematischen Methoden gruppieren, aber ein *Hauptproblem*, das heute nicht nur im Vordergrund der biologischen Forschung steht, sondern darüber hinaus von allgemeinem Interesse ist, nämlich das Problem, festzustellen, *ob ein bestimmtes Merkmal eines Lebewesens ein geerbtes oder ein durch Umwelteinflüsse erworbenes ist, oder ob beide Vorgänge gleichzeitig gewirkt haben.* Diese Aufgabe, die noch im einzelnen genauer erklärt werden muß, soll sich als roter Faden durch unser Buch ziehen.

Auch der Nichtbiologe kennt den Wert der Fragestellung, zu deren Erforschung hier die grundlegenden mathematischen Hilfsmittel geliefert werden. Seit dem Erscheinen der Werke Hans F. K. Günthers sind ja die Fragen der Vererbungs- und Rassenkunde in ihrer Bedeutung für Wohlergehen oder Verfall eines Volkes Allgemeingut geworden. Es weiß jetzt jeder, daß die Schizophrenie eine Erbkrankheit ist, oder daß die Mischung zweier entfernter Rassen für die Nachkommen gefährliche leibliche und geistige Störungen mit sich bringen kann. Es ist bekannt, daß das Gesetz zur Verhütung erbkranken Nachwuchses und die Rassengesetzgebung die Verbreitung solcher schwerer Krankheiten oder minderwertiger Eigenschaften, die ohne jeden Zweifel als erblich erkannt worden sind, verhindern sollen. Aber es

---

1) Vgl. z. B. M. Schips, Mathematik und Biologie, Math.-phys. Bibl. I, 42. Leipzig und Berlin 1922.

gibt Merkmale, bei denen es schwer zu entscheiden ist, ob es sich um eine erbliche oder eine erworbene Eigenschaft handelt. So ist z. B. die Frage, ob eine Anlage zur Lungentuberkulose erblich ist, oder ob diese Krankheit stets nur zufällig erworben wird, keineswegs leicht zu beantworten. Hier liefert die Mathematik hervorragende Methoden, die zwar, da es sich ja nicht um rein mathematische Fragen handelt, im allgemeinen für sich allein keine letzte Entscheidung bringen, die aber die bestehenden Möglichkeiten so weit einschränken, daß unter Hinzunahme der biologischen Befunde zumeist exakte Lösungen der Probleme möglich werden. Der Biologe möge aus diesem Buche erkennen, daß er auf mathematische Methoden nicht verzichten kann. Dem Mathematiker stellt die Biologie eine Fülle neuer Aufgaben.

Graphische Darstellungen in der Biologie.

Dieser Abschnitt soll Beispiele für verschiedene biologische *Merkmale* und ihre *Variabilität* bringen. Wir wollen an ihnen die Art des Gegenstandes kennenlernen, auf den die späteren mathematischen Methoden angewendet werden. Zugleich wollen wir einfachste Methoden entwickeln, die dazu dienen, von dem zu untersuchenden Gegenstand ein möglichst klares geometrisches Bild (eine graphische Darstellung) zu erhalten. Im Zusammenhang hiermit werden wir auch einige rein mathematische graphische Darstellungen behandeln, an die sich eine Erklärung des für die Rechnungen eines Biologen wichtigsten Handwerkszeugs, des Rechenstabes, anschließen wird.

§ 1. Die Samenzahlen in den Hülsen von *Indigofera australis*.

Man kann z. B. die Frage aufwerfen, wieviele Samen sich in den Hülsen eines bestimmten Hülsenfrüchtlers befinden. Die Prüfung von 178 Hülsen von *Indigofera australis* ergab, daß die Samenzahl zwischen 3 und 11 schwankte. Das genaue Ergebnis der Zählung ist in der folgenden Tabelle wiedergegeben, wobei in der oberen Reihe die gefundenen Samenzahlen stehen und darunter die Anzahlen der Hülsen, welche die darüber stehende Samenzahl aufwiesen:

Samenzahl	3	4	5	6	7	8	9	10	11
Anzahl der Hülsen	1	2	8	13	22	45	63	23	1

Wie auf vielen anderen Wissenschaftsgebieten wird ein solches Ergebnis durch eine graphische Darstellung bei weitem anschaulicher.

Im vorliegenden Falle gelangt man zu einem anschaulichen Bilde, indem man zunächst auf einer horizontalen Geraden (Abb. 1) die Samenzahlen 3 bis 11 (die *Varianten*) in gleichen Abständen, etwa in Abständen von 1 cm, aufträgt und in den erhaltenen Punkten Lote auf der Geraden errichtet. Auf den Loten werden von den Punkten 3 bis 11 aus die zugehörigen Hülsenzahlen nach oben abgetragen. Damit die Lote nicht zu lang werden und aus der

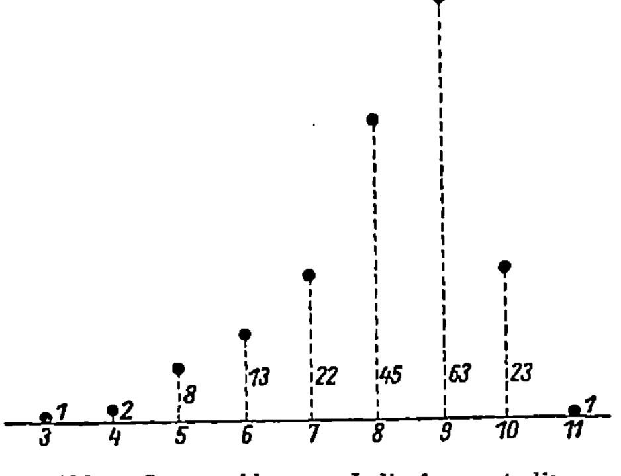

Abb. 1. Samenzahlen von *Indigofera australis*.

Zeichenebene herausfallen, wird man dabei als Maßeinheit nicht mehr 1 cm, sondern besser 1 mm wählen. Markiert man die Endpunkte der Lote wie in der Abbildung, so gibt deren Gesamtheit ein anschauliches Bild für die *Häufigkeit* der Hülsen zu den verschiedenen Samenzahlen.

Mit wachsender Samenzahl von 3 bis 9 nimmt die Häufigkeit der Hülsen zunächst wenig und dann stärker zu, um in dem kurzen Intervall von 9 bis 11 stark abzufallen. Die graphische Darstellung zeigt auch auf den ersten Blick, daß der Anstieg von 4 bis 5 und von 7 bis 8 ein etwas stärkerer als in den darauffolgenden Intervallen ist.

Die Wahl zweier verschiedener Maßstäbe ist hier ohne Bedeutung. Eine Vergrößerung oder Verkleinerung des zweiten Maßstabes bedeutet ja nur eine proportionale Vergrößerung oder Verkleinerung der Lote, die so lange ohne Schaden für die Anschaulichkeit des Bildes sein wird, als man zu extreme Maßstäbe vermeidet.

Unser Beispiel führt sofort zu der grundlegenden Frage nach den *Ursachen* einer solchen Verteilung. Man wird ohne weiteres erwarten, daß die extrem niedrigen oder hohen Samenzahlen verhältnismäßig selten, die mittleren Zahlen dagegen am häufigsten auftreten werden. Hier aber liegt das Maximum bei 9, also von der Mitte ziemlich weit entfernt. Man wird diese Verteilung nicht als normale ansehen können. Was aber hat man überhaupt unter einer normalen Verteilung zu verstehen? Welches sind die Ursachen einer solchen Verteilung und welches die Ursachen einer Abweichung von ihr, wie sie im vorliegenden Falle zweifellos stattfindet? Alle diese Fragen lassen sich ohne tiefergehende mathematische Überlegungen nicht entscheiden.

Oft wird ein Vordringen bis zur genauen Erforschung der Ursachen einer Verteilung nicht möglich oder auch nicht notwendig sein. Die Kenntnis des *Verteilungsgesetzes* wird genügen. Aber auch in diesem Falle muß noch eine mathematische Aufgabe gelöst werden. Es ist eine möglichst einfache arithmetische Beschreibung der Verteilung erforderlich.

Aufgaben: 1. Es wurden 703 Exemplare einer Buttenart *(Pleuronectes)* auf die Anzahl der Strahlen in den Schwanzflossen untersucht mit dem Ergebnis:

Strahlenzahl	47	48	49	50	51	52	53	54	55	56	57	58	59	60	61
Anzahl der Butten	5	2	13	23	58	96	134	127	111	74	37	16	4	2	1

Dieses Ergebnis ist graphisch darzustellen.

2. Die Samenzahlen in 60 536 Erbsenhülsen zeigten folgende Verteilung:

Samenzahl	1	2	3	4	5	6	7	8	9	10
Anzahl der Hülsen	3792	8567	12 150	12 742	10 388	7083	4225	1473	115	1

Das Ergebnis ist durch geeignete Wahl der Maßstäbe derart graphisch darzustellen, daß die Ziffern 1 und 10 auf die Ziffern 3 und 11 der Figur von Indigofera australis fallen und die Summen der Lote in beiden Beispielen gleich werden.

3. Für die Fiederblättchenzahlen von 8554 Eschenblättern fand man folgende Verteilung:

Blättchenzahl	3	4	5	6	7	8	9	10	11	12	13	14	15	16
Anzahl der Blätter	8	5	142	75	876	237	2674	527	2947	223	753	26	59	2

Das Ergebnis ist graphisch darzustellen. Die Endpunkte benachbarter Lote sind geradlinig miteinander zu verbinden, so daß ein Polygonzug entsteht, der zur Verdeutlichung des Resultates beiträgt.

Ferner sind die ungeraden und die geraden Blättchenzahlen, welche zu Blättern mit bzw. ohne Spitzblättchen gehören, getrennt zu betrachten und wiederum die Endpunkte benachbarter Lote miteinander zu verbinden.

Lösung: Abb. 2.

Bemerkungen: Die Zahl der Varianten kann sehr gering sein. Für die Kelchblätterzahlen von 1000 Blüten von *Ranunculus repens* ergab sich z. B.

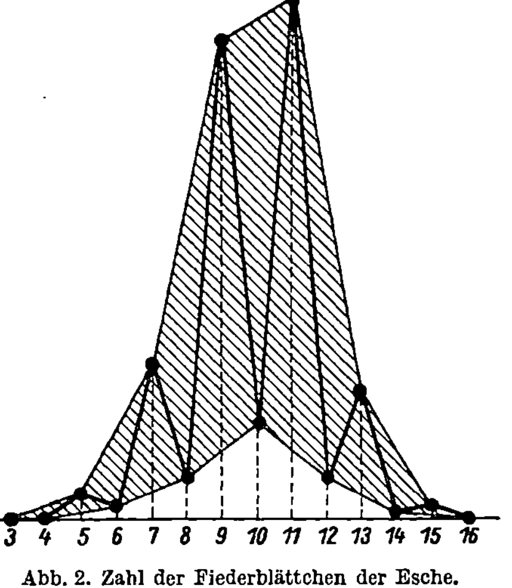

Abb. 2. Zahl der Fiederblättchen der Esche.

Kelchblätterzahl	3	4	5	6	7
Anzahl der Blüten	1	20	959	18	2

Für die Zahl der inneren Hüllblätter der Köpfe von *Taraxacum erythrospermum* erhielt man sogar nur zwei Varianten:

Hüllblätterzahl	13	14
Anzahl der Köpfe	99	1

Solche *alternierende* Variabilitäten spielen eine wichtige Rolle. Mendel erhielt z. B. durch Kreuzung einer gelbkörnigen mit einer grünkernigen Erbsenrasse Pflanzen, deren direkte Nachkommen hinsichtlich ihrer Samen folgende Verteilung zeigten:

Samenfarbe	gelb	grün
Häufigkeit	6022	2001

Dieses Beispiel ist insofern hier für uns von Bedeutung, als es zeigt, daß die Varianten *keine Zahlen* zu sein brauchen. Wir könnten ihnen aber Zahlen zuordnen, etwa gelb die Zahl 0 und grün die Zahl 1. Das Beispiel läßt uns überdies besonders die Bedeutung der Frage nach den Ursachen einer Verteilung voraussehen.

§ 2. Die Durchmesser der roten Blutkörperchen des Menschen. Das Häufigkeitspolygon und die Häufigkeitskurve.

Als weiteres Beispiel wählen wir eine Untersuchung der *Durchmesser von 2000 roten Blutkörperchen* einer bestimmten Person, welche zeigt, daß die Durchmesser zwischen 5,4 μ und 9,4 μ ($\mu = \dfrac{1}{1000}$ mm) schwanken.[1])

Gegenüber dem Beispiel des vorigen Paragraphen liegt hier ein Unterschied vor. Die Samenzahlen waren stets ganze Zahlen. An ihre Stelle treten jetzt die Durchmesser der Blutkörperchen, deren Werte sich stetig aneinander anschließen, d. h. hat man für ein Blutkörperchen etwa den Wert 7,3 μ gefunden, so wird man erwarten, daß es ein Blutkörperchen gibt, dessen Durchmesser um eine beliebig kleine Größe (z. B. um 0,002 μ) von 7,3 μ abweicht. Der Meßbarkeit sind dabei natürlich praktische Grenzen gesetzt. Während also im vorigen Beispiel nur ganze Zahlen (als Samenzahlen) einen Sinn hatten, kommen jetzt alle nur denkbaren Zahlen zwischen den Grenzen 5,4 μ und 9,4 μ als sinnvoll in Betracht. Man hat es im vorigen Beispiel mit einer *diskreten* oder *unstetigen*, in diesem Beispiel aber mit einer *stetigen Verteilung* zu tun.

Der Fall einer stetigen Verteilung wird stets auf den vorigen Fall der diskreten Verteilung zurückgeführt, indem man eine *Klassen-* oder *Intervalleinteilung* vornimmt. In unserem Beispiel kann man z. B. folgendermaßen vorgehen. Als erstes Intervall wählt man das Intervall von 5,4 μ bis 5,8 μ, als zweites das Intervall von 5,8 μ bis 6,2 μ usf. Die Intervalle werden meist gleich groß gewählt, im vorliegenden Falle also von der Größe 0,4 μ. Für jedes Intervall wird alsdann die Anzahl (die *Häufigkeit*) der Blutkörperchen bestimmt, deren Größe in das Intervall fällt. Das Intervall selbst wird am besten durch seinen *Mittelpunkt* bezeichnet, also das Intervall von 5,4 μ bis 5,8 μ mit 5,6 μ, das nächste mit 6,0 μ usf. In dieser Weise ergibt sich das in der folgenden Tabelle enthaltene Resultat:

Intervall	5,6	6,0	6,4	6,8	7,2	7,6	8,0	8,4	8,8	9,2 μ
Häufigkeit der Blutkörperchen	5	78	144	479	542	358	279	99	15	1

Im allgemeinen ist noch eine Festsetzung darüber zu treffen, welcher Klasse ein Individuum (ein Blutkörperchen) zugeteilt werden soll, wenn seine Größe den Wert eines *Intervallendpunktes* hat. In der Praxis spielt diese Frage keine wesentliche Rolle, weil man durch genauere Messung (durch Bestimmung weiterer Dezimalen) zumeist wieder Werte erhalten wird, die dem Innern eines der benachbarten Intervalle angehören. Sollte aber eine genauere Messung nicht möglich sein oder zu demselben Resultat führen, so werden die zu dem Intervallendpunkt gehörenden Exemplare zu *gleichen Teilen* auf die beiden Nachbarintervalle verteilt. Ist dabei die Anzahl der in Betracht kommenden Exemplare ungerade, so erhält man *halbe Häufigkeiten*.

---

1) H. Günther (Leipzig), Die Variabilität der Organismen. Leipzig 1935.

Die graphische Darstellung erfolgt in dem jetzigen Beispiel nunmehr wie bei *Indigofera*. Auf einer horizontalen Geraden werden die Zahlen 5,6, 6,0, ..., 9,2, welche die Intervallmitten angeben, in gleichen Abständen (etwa von 1 cm, Abb. 3) abgetragen und die Lote auf der Geraden gleich den zugehörigen Häufigkeiten gemacht, wobei als Maßstab etwa $\frac{1}{10}$ mm gewählt wird. Die Endpunkte der Lote werden jetzt geradlinig miteinander verbunden. Man erhält das *Häufigkeitspolygon*.

Die Darstellung durch ein Polygon ist deshalb angebracht, weil die Durchmesser der Blutkörperchen sich stetig ändern. Errichtet man jetzt weitere Lote, z. B. an den Stellen 5,8, 6,2, ..., so werden deren Längen, bis zum Polygon gemessen, *annähernd* die zugehörigen Häufigkeiten in den halben Intervallen angeben, wenn man die Gesamtzahl der Blutkörperchen sich um die Maßzahlen der hinzugefügten Lote vermehrt denkt. Es liegt aber nur eine Annäherung vor, weil bei wirklicher Untersuchung einer größeren Zahl

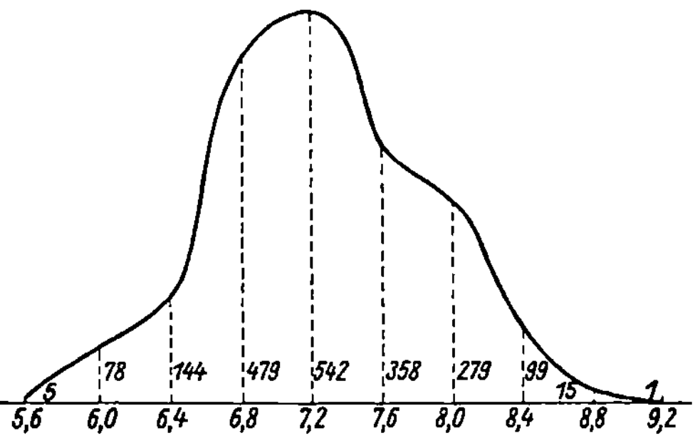

Abb. 3. Durchmesser roter Blutkörperchen.

von Blutkörperchen mit halben Intervallängen das Polygon im allgemeinen sich ändern wird. Die Änderung wird aber um so geringer ausfallen, je größer die Zahl der untersuchten Blutkörperchen bereits war. Durch fortgesetzte Intervallverkleinerung und entsprechende Vergrößerung der untersuchten Blutkörperzahl wird das Häufigkeitspolygon einer *Grenzkurve*, der *Häufigkeitskurve*, zustreben. Diesem Sachverhalt pflegt man oft von vornherein Rechnung zu tragen, indem man die Endpunkte der Lote nicht gradlinig durch ein Polygon, sondern mit Hilfe des Kurvenlineals durch eine Kurve verbindet (Abb. 3), die eine bessere Annäherung an die Häufigkeitskurve liefert als das Polygon. Wie im vorigen Paragraphen drängen sich auch hier interessante Fragen auf, deren Wesen mathematischer Natur ist. Kann man aus einfachen Annahmen über die Ursachen der Verteilung die Gestalt einer *normalen Häufigkeitskurve* erklären? Kann man vorhandene Abweichungen von der normalen Kurve auf ihre möglichen Ursachen zurückführen?

Aufgaben: 1. Die Längen von 558 Feuerbohnen zeigten bei einer Klassengröße von 1 mm die Verteilung:

Länge	17,5	18,5	19,5	20,5	21,5	22,5	23,5	24,5	25,5	26,5	27,5
Häufigkeit	3	7	21	23	53	69	85	75	72	56	39

Länge	28,5	29,5	30,5	31,5	32,5
Häufigkeit	25	21	4	4	1

wobei die Zahlen 17,5, 18,5, ... die Mittelpunkte der Intervalle bedeuten. Das Ergebnis ist graphisch darzustellen (Abb. 7).

2. Die Gewichte von 1506 erwachsenen männlichen Turnern in Kilogramm waren so verteilt:

Gewicht	43	44	45	46	47	48	49	50	51	52	53	54	55	56	57
Häufigkeit	1	1	1	5	6	7	10	16	31	32	59	54	81	81	99

Gewicht	58	59	60	61	62	63	64	65	66	67	68	69	70	71	72
Häufigkeit	97	90	111	116	92	73	95	69	64	47	38	37	28	17	14

Gewicht	73	74	75	76	77	78	79	80	81	82	83
Häufigkeit	11	9	3	5	2	0	0	1	1	0	2

a) Das Ergebnis ist graphisch darzustellen, wobei die Zahlen 43, 44, ... als Klassenmitten zu nehmen sind.

b) Aus der gegebenen Tabelle sind zwei weitere für die Klassengröße 2 kg abzuleiten, wobei einmal als Klassenmitten die Zahlen 43,5, 45,5, ... und zweitens die Zahlen 42,5, 44,5, ... zu wählen sind. Beide Ergebnisse sind graphisch darzustellen.

c) Ferner sind aus der gegebenen Tabelle drei weitere für die Klassengröße 3 kg abzuleiten, indem als erste Intervallmitten bzw. die Zahlen 42, 43, 44 zu nehmen sind. Auch diese Ergebnisse sind graphisch darzustellen.

Bemerkung: Die gegebene Tabelle stellt das zunächst gefundene und geordnete Messungsergebnis dar und heißt die *primäre* Verteilungstafel. Die aus dieser abgeleiteten Verteilungstafeln heißen *reduzierte* Tafeln. Die vorstehende Aufgabe zeigt, daß die Reduktionen in verschiedener Weise möglich sind. Man beachte die mit fortschreitender Reduktion erfolgende Änderung der Verteilungskurve.

3. Die Kreuzung zweier Hühnerrassen mit weißen bzw. braunen Eiern lieferte Hühner, deren Eier eine gleichmäßige mittlere Farbe hatten. Die Nachkommen dieser Hühner aber lieferten Farbenabstufungen von weiß bis braun, die mit 1 bis 11 bezeichnet wurden, so daß 1 weiß und 11 das dunkelste Braun bedeutete. Dann ergab sich die folgende Verteilung, die graphisch dargestellt werden soll:

Farbe	1	2	3	4	5	6	7	8	9	10	11
Häufigkeit	3	5	4	2	1	10	7	7	7	4	1

§ 3. Darstellung einer Funktion in rechtwinkligen Koordinaten.

Gegeben seien zwei aufeinander senkrechte Geraden, die *Achsen*, von denen die eine horizontal liegt und Abszissenachse heißt. Die andere, vertikale Gerade ist die Ordinatenachse. Der Schnittpunkt O beider Geraden heißt *Anfangspunkt*. Jede der Geraden wird mit einem *Einheitspunkt*, der von O verschieden sei, versehen. Die Richtungen auf den Geraden von O nach den Einheitspunkten heißen die positiven Richtungen der Achsen, die entgegengesetzten die negativen. Sind E_1, E_2 die Einheitspunkte, so sind die Strecken OE_1, OE_2 die Maßeinheiten auf den Achsen (Abb. 4).

Durch einen beliebigen Punkt P der Ebene werden die Parallelen zu den Achsen gezogen, welche die Abszissenachse in P_1, die Ordinatenachse in P_2

treffen mögen. Die Maßzahl x der Strecke OP_1, gemessen in der Einheit OE_1, werde positiv oder negativ genommen, je nachdem P_1, von O aus gerechnet, auf derselben Seite der Abszissenachse liegt wie der Punkt E_1 oder auf der entgegengesetzten Seite. Entsprechendes gelte für die Maßzahl y der Strecke OP_2.

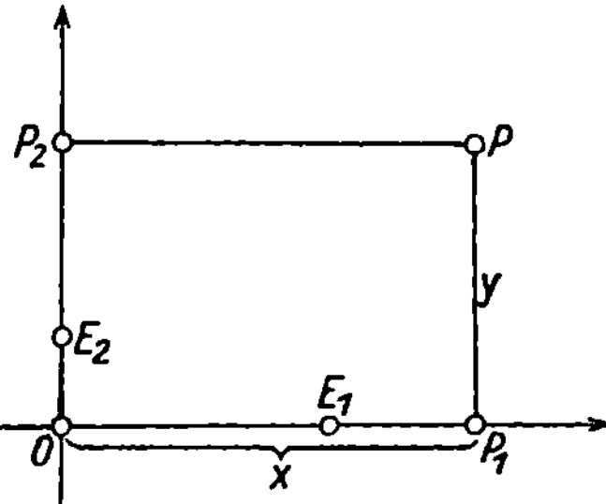
Abb. 4. Rechtwinklige Koordinaten.

Definition 1: *Die Zahlen x, y heißen Abszisse bzw. Ordinate und zusammen die rechtwinkligen Koordinaten des Punktes P.*

Jeder im Endlichen gelegene Punkt der Ebene besitzt genau ein Koordinatenpaar, und umgekehrt gehört zu jedem Zahlenpaar x, y genau ein Punkt der Ebene, dessen Koordinaten diese Zahlen sind.

Auf der Abszissenachse denken wir uns eine Menge $\mathfrak{M}$ von Punkten irgendwie markiert. Da jedem dieser Punkte ein x-Wert entspricht, können wir auch sagen, es sei eine Menge $\mathfrak{M}$ von verschiedenen x-Werten gegeben.

Definition 2: *Wird jedem x-Wert der Menge $\mathfrak{M}$ genau ein y-Wert in bestimmter Weise zugeordnet, so heißt y eine (eindeutige) Funktion von x über der Menge $\mathfrak{M}$, in Zeichen*

$$y = f(x).$$

x heißt die unabhängige, y die abhängige Variable.

Konstruiert man im rechtwinkligen Koordinatensystem alle Punkte mit den Koordinaten x, y, wobei diese Zahlen die zusammengehörenden Werte einer gegebenen Funktion sind, so erhält man eine graphische (geometrische) Darstellung dieser Funktion.

Als Beispiel zu diesen allgemeinen Definitionen betrachten wir nochmals das Beispiel von § 1 *(Indigofera)*. Dort hatten wir bereits eine Funktion im rechtwinkligen Koordinatensystem dargestellt, nur war die Ordinatenachse fortgelassen worden. Um dieses Beispiel mit unseren jetzigen Betrachtungen in Einklang zu bringen, haben wir lediglich auf der horizontalen Geraden nach links zu die Punkte 2, 1, 0 hinzuzufügen und im Punkt $O = 0$ die Senkrechte zu errichten. Diese ist dann die Ordinatenachse, während die horizontale Gerade die Abszissenachse darstellt. Der Einheitspunkt auf der Abszissenachse ist der um 1 cm von O nach rechts entfernte Punkt 1. Auf der Ordinatenachse liegt der Einheitspunkt um $\frac{1}{10}$ cm von O nach oben entfernt. Die positiven Richtungen sind die nach rechts bzw. nach oben. Die in der Abb. 1 markierten Punkte stellen eine Funktion dar. Die Menge $\mathfrak{M}$, über der diese erklärt ist, besteht aus den Punkten 3, 4, . . ., 11. Dem Werte $x = 8$ ist z. B. der Funktionswert $y = 45$ zugeordnet.

Bemerkung: Die hier gegebene Einführung des rechtwinkligen Koordinatensystems ist allgemeiner als die gewöhnlich in den Schulen im Rahmen der analytischen Geometrie gegebene, da wir auf den Koordinatenachsen verschiedene

Maßeinheiten benutzen. Diese Verallgemeinerung des rechtwinkligen Cartesischen Koordinatensystems ist, wie schon unsere Beispiele zeigen, aus praktischen Gründen in den meisten Fällen notwendig.

Die Menge $\mathfrak{M}$ der Punkte, über der eine Funktion erklärt ist, braucht nicht aus endlich vielen Punkten zu bestehen, es können auch unendlich viele sein, z. B. die Punkte eines *Intervalles*. Beispielsweise stellt die in Abb. 3 gezeichnete Kurve eine Funktion von x im Intervall $5,6 \leqq x \leqq 9,2$ dar.

Aufgaben: 1. Man konstruiere die graphische Darstellung der Funktion $y = 2^x$ im Koordinatensystem mit $OE_1 = 1$, $OE_2 = \frac{1}{10}$.

Lösung: Für x-Werte, die nicht ganzzahlig sind, berechnet man die zugehörigen y-Werte, indem man die Gleichung logarithmiert, also $\lg y = x \lg 2$ bildet, und eine Logarithmentafel benutzt.

2. Zu beweisen, daß die Gleichung einer Geraden im rechtwinkligen Koordinatensystem mit beliebigen Einheitspunkten von der Form $A x + B y + C = 0$ ist.

3. Man untersuche die Gestalt der durch eine Gleichung von der Form $y = a x^2 + b x + c$ dargestellten Kurve, z. B. $y = x^2 + 1$.

Lösung: Die Kurve ist im Falle $a \neq 0$ eine Parabel.

§ 4. Darstellung einer Funktion durch eine Skala.

Aus der Darstellung einer Funktion in rechtwinkligen Koordinaten kann man leicht eine andere, für die Praxis oft sehr nützliche Darstellung, nämlich die Darstellung durch eine Skala ableiten. Sie werde am Beispiel der Funktion

$$y = \ln x,$$

dem natürlichen Logarithmus (mit der Basis $e = 2{,}718\,28 \ldots$), erklärt.

An Hand einer Tafel für die natürlichen Logarithmen werde die Funktion in rechtwinkligen Koordinaten durch eine Kurve dargestellt. Wir wählen (Abb. 5) als Einheit auf der x-Achse 1 mm, auf der y-Achse 1 cm. In der Abbildung sind die Kurvenpunkte zu den Abszissen 1, 2, 5, 10, 20, 30, . . ., 100 konstruiert. Diese Kurvenpunkte haben wir auf die y-Achse projiziert und die Projektionspunkte wieder mit den zugehörigen x-Werten, also *nicht* durch die Werte ln x, bezeichnet. Außerdem ist auf der y-Achse die natürliche Zahlenskala angebracht. Die auf der y-Achse stehenden Zahlen bilden die *Darstellung der Funktion durch eine Skala*. Wir können aus ihr den natürlichen Logarithmus einer gegebenen Zahl, aber auch umgekehrt zu einem gegebenen Logarithmus den zugehörigen Numerus ablesen, selbstverständlich nur innerhalb der durch die Zeichnung gegebenen Grenzen und Genauigkeit. Die Kurve, deren Konstruktion zur Aufstellung der Skala gar nicht notwendig ist, die wir aber wegen ihres Zusammenhanges mit der Darstellung in rechtwinkligen Koordinaten benutzten, bleibt dabei unbeachtet.

Um z. B. den ln 30 zu bestimmen, suchen wir auf der mit x bezeichneten Seite der y-Achse, also rechts, die Zahl 30 auf und lesen auf der linken Seite der y-Achse die nebenstehende Zahl, also 3,4 ab. Sie ist der gesuchte natürliche Logarithmus. Durch Interpolation kann man aber auch die Logarithmen der Zahlen x, wenigstens in grober Annäherung, bestimmen, welche nicht auf der Skala vermerkt sind. So liest man z. B. den ln 15 zu 2,7 ab. Ist umgekehrt z. B. ln $x = 2$, so ist $x = 7,5$.

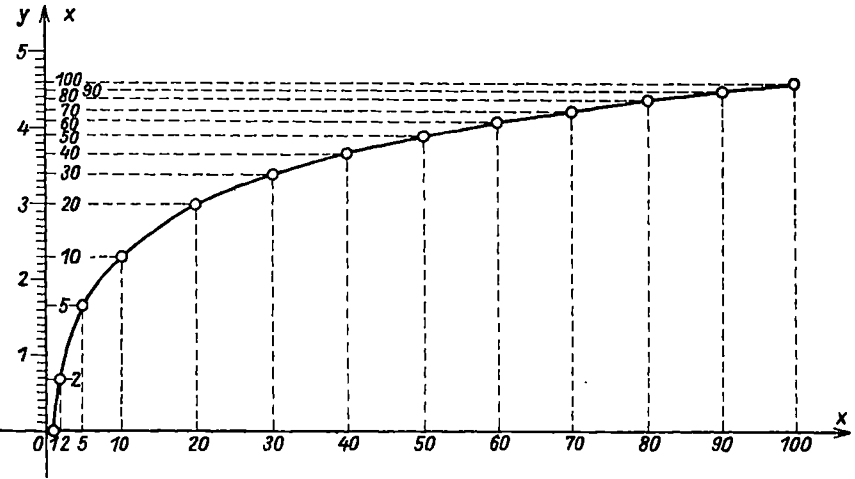

Abb. 5. Die Funktion $y = \ln x$.

Aufgaben: 1. Man konstruiere eine Skala für den gewöhnlichen Logarithmus $y = \lg x$.

2. Im folgenden wird die Funktion

$$y = \frac{h}{\sqrt{\pi}} e^{-h^2 x^2}$$

eine wichtige Rolle spielen. Durch Wahl geeigneter Maßstäbe auf den Achsen ist eine graphische Darstellung und eine möglichst genaue Skala für den Wert $h = 1$ herzustellen. Eine Tabelle für die Funktionswerte y findet man auf S. 114.

§ 5. Das Prinzip des Rechenstabes.

Der Rechenstab, dessen sich der Biologe ebenso wie der Techniker in erster Linie bei seinen Rechnungen bedienen wird, ist eine Anwendung der im vorigen Paragraphen behandelten Skala.

In Abb. 6 bedeutet A die Schiene des Rechenstabes, in welcher der Schieber B gleitet. Die oberen Ziffern von A stehen an Stelle ihrer gewöhnlichen Logarithmen, sie entsprechen also den Ziffern, welche auf der rechten Seite der y-Achse von Abb. 5 stehen. Bei einer gleichförmigen Skala würde somit z. B. an Stelle der Ziffer 6 der gewöhnliche $\lg 6$ stehen. Die obere Zahlenreihe von B ist mit der von A völlig identisch. In beiden Zahlenreihen ist in der rechten Hälfte statt 10, 20, ... nur 1, 2, ... und ebenso statt 100 wieder 1 geschrieben worden.

Um zwei Zahlen a und b, welche beide größer als 1 seien, miteinander zu *multiplizieren*, wird B so verschoben, daß die 1 von B auf die Zahl a von A fällt. Man sucht dann auf B die Zahl b. Die darüberstehende Zahl von A ist das gesuchte Produkt $a \cdot b$. In der Tat stehen ja an Stelle von a und b deren Logarithmen, und es ist

$$\lg a + \lg b = \lg a \cdot b.$$

In der Abb. 6 ist B so eingestellt, daß die 1 von B mit der 5 von A zusammenfällt. Der Faktor a ist jetzt also 5, und man findet nach dem Vorstehenden z. B. bestätigt, daß $5 \cdot 2 = 10$, $5 \cdot 4 = 20$, $5 \cdot 20 = 100$ ist.

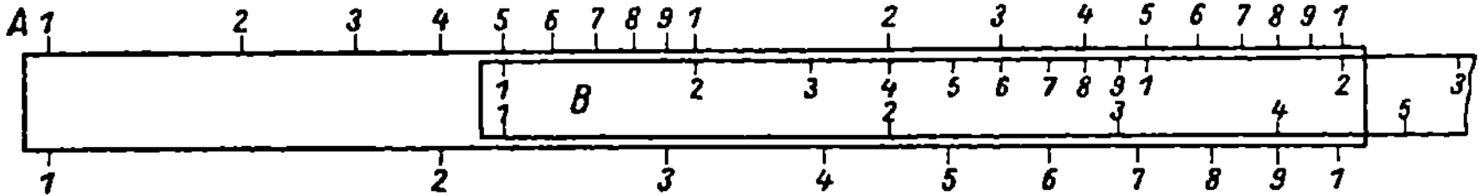

Abb. 6. Prinzip des Rechenstabes.

Wollte man $5 \cdot 40$ bilden, so würde man über die Skala von A hinausgelangen. Man hilft sich, indem man $5 \cdot 4$ bildet und mit 10 multipliziert.

Die *Division* erfolgt umgekehrt gemäß der Formel

$$\lg a - \lg b = \lg \frac{a}{b}.$$

Die unteren Skalen von A und B sind wie die oberen gebaut, nur in doppeltem Maßstabe. Man kann daher unten ebenso wie oben rechnen, zunächst jedoch nur mit den Zahlen von 1 bis 10. Aber sogar schon die Berechnung des Produktes $5 \cdot 6$ würde über die Skala von A hinausführen. In diesem Falle verfährt man so, daß man die am Ende von B stehende 1 auf die 5 von A einstellt. Die Zahl 6 von B steht dann der 3 gegenüber. Man muß dieses Resultat also noch mit 10 multiplizieren, um das richtige Ergebnis zu erhalten. In der Tat hat man ja jetzt den Schieber um 10 Einheiten nach links verschoben, und das bedeutet eine Division mit 10, die man rückgängig zu machen hat. Beim Rechnen mit dem Rechenstabe werden *immer* die aus den Skalen hinausfallenden Zahlen durch Multiplikation oder Division mit Potenzen von 10 auf das Intervall von 1 bis 10 reduziert. Die untere Skala wird wegen ihrer größeren Genauigkeit vornehmlich zum Rechnen benutzt.

An dem Rechenstab ist meist ein Rahmen mit einem (vertikalen) Einstellfaden angebracht, der sich über die ganze Skala verschieben läßt und es z. B. gestattet, diejenigen Zahlen festzustellen, die auf A oben und unten genau gegenüberstehen. Die Zahlen der oberen Skala von A sind die Quadratzahlen der unten stehenden Zahlen. Man kann daher diese beiden Skalen zum *Quadrieren* und *Wurzelziehen* verwenden.

Hiermit sind die Anwendungsmöglichkeiten des Rechenstabes keineswegs erschöpft. Eine weitergehende Einführung in die Praxis dieses hervorragenden Rechenhilfsmittels, die hier zu weit führen würde, findet man in den Anleitungen, welche den käuflichen Rechenstäben beigegeben werden.[1])

§ 6. Treppenpolygon und Summenpolygon.

In der Aufgabe 1 des § 2 war verlangt worden, die Verteilung von 558 Feuerbohnen hinsichtlich ihrer Länge graphisch darzustellen. Das Ergebnis ist die Abb. 7, in der die Ordinaten (die punktierten Linien) an den Stellen 17,5, 18,5, ... errichtet sind, welche die Klassenmitten angeben. Nach den Ausführungen des § 2 handelt es sich um eine *stetige Verteilung*, und man wird daher die Endpunkte der Ordinaten durch das *Häufigkeitspolygon* miteinander verbinden. In solcher Weise ist Abb. 7 kon-

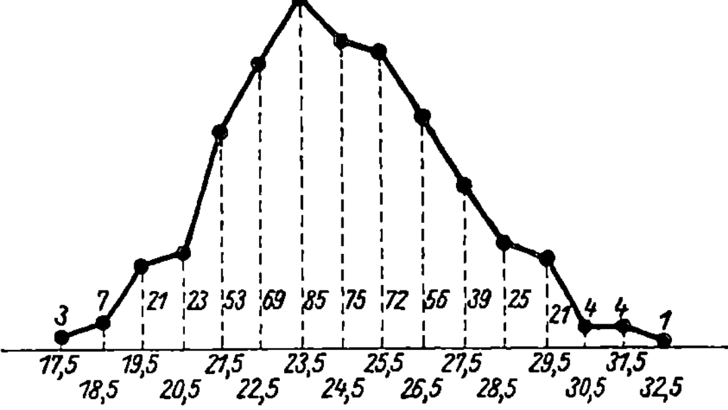

Abb. 7. Länge von Feuerbohnen (Häufigkeitspolygon).

struiert worden. Auch in § 1 Aufgabe 3 war schon die Konstruktion von Häufigkeitspolygonen verlangt worden (Abb. 2). Dort handelte es sich zwar um eine diskrete Verteilung, aber man verbindet zur Erhöhung der Anschaulichkeit auch bei diesen die Ordinatenendpunkte durch ein Polygon.

Die eben beschriebene Art des Häufigkeitspolygons ist nicht die einzig mögliche oder zweckmäßige. Für dasselbe Beispiel (Länge der Feuerbohnen) ist in Abb. 8 ein anderes Häufigkeitspolygon konstruiert worden. Über den einzelnen Klassenintervallen sind hier Rechtecke errichtet, deren Höhen gleich den Häufigkeiten der Exemplare sind, welche den betreffenden Klassen angehören. Auf diese Weise entsteht ein neues Häufigkeitspolygon, dessen Seiten der Abszissenachse bzw. der Ordinatenachse parallel sind, und das ein *Treppenpolygon* heißt.

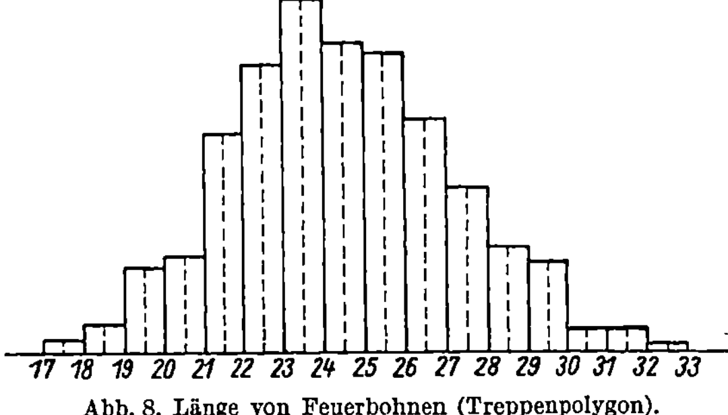

Abb. 8. Länge von Feuerbohnen (Treppenpolygon).

Schließlich leiten wir aus Abb. 7 noch ein weiteres Polygon ab, das *Summenpolygon*. Es entsteht dadurch, daß man an Stelle einer jeden

---

Ordinate y der Abb. 7 diejenige Ordinate errichtet, die man erhält, wenn man alle vorhergehenden Ordinaten bis zur Ordinate y einschließlich summiert (Abb. 9). Die letzte Ordinate gibt dann die Gesamtzahl der Exemplare (den *Umfang*) der vorliegenden Verteilungsreihe an, in unserem Beispiel also 559. Der Maßstab auf den Ordinaten der Abb. 9 ist dabei $\frac{1}{100}$ des Maßstabes der Abszissen.

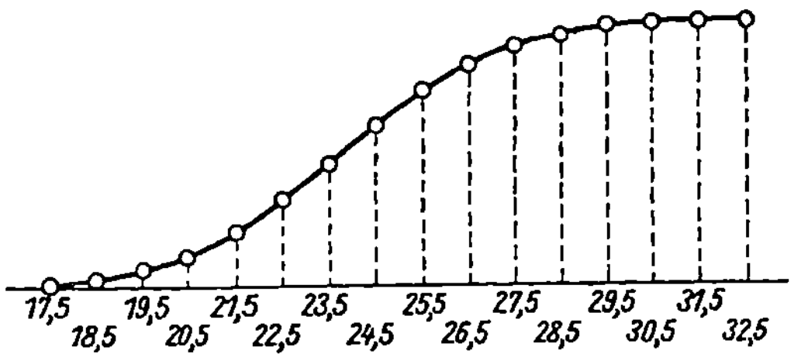

Abb. 9. Länge von Feuerbohnen (Summenpolygon).

Aufgaben: 1. Für die Längen von 2813 Koniferennadeln in mm fand man die Verteilung:

Länge	9	10	11	12	13	14	15	16	17	18	19
Häufigkeit	7	28	88	214	403	666	579	462	276	76	4

Diese Verteilung ist durch ein Treppenpolygon darzustellen. Das zugehörige Summenpolygon ist zu konstruieren.

2. Die folgende Tabelle gibt bei 40 mm Klassenbreite die Größenverteilung von 69 erwachsenen Männern in mm an. Die unter den (absoluten) Häufigkeiten stehenden Zahlen geben an, wieviel Prozent der Anzahl 69 in die betreffende Klasse fallen. Diese Zahlen heißen *relative* Häufigkeiten.

Größe	1529,5	1569,5	1609,5	1649,5	1689,5	1729,5	1769,5	1809,5	1849,5
Häufigkeit	1	5	9	15	16	10	9	1	3
in %	1,45	7,25	13,05	21,74	23,18	14,49	13,04	1,45	4,35

Treppen- und Summenpolygon sind für die prozentuale Verteilung zu konstruieren.

§ 7. Funktionen von zwei Variablen.

Die bisherigen Untersuchungen betrafen Verteilungen mit einem Merkmal. Es wurden z. B. die Durchmesser von 2000 roten Blutkörperchen gemessen, und die zu jedem Durchmesser gehörige Blutkörperchenzahl festgestellt. Das Merkmal war also der Durchmesser, die zugehörige Anzahl war die Funktion dieses Merkmals.

Ebensogut kann man aber an demselben Objekt auch mehrere Merkmale gleichzeitig betrachten. Bei stetiger Veränderlichkeit wird man dann für jedes der Merkmale eine Klasseneinteilung vornehmen und zu jeder Merkmalsgruppe die zugehörige Häufigkeit ermitteln. Als Beispiel wählen wir eine Untersuchung von 224 Haferkörnern auf ihr Gewicht in Milligramm (erstes Merkmal) und ihren Fettgehalt in Prozenten des Gewichts (zweites Merkmal). In der folgenden Tabelle bedeuten die im Inneren des Schemas angegebenen Zahlen die Häufigkeiten, welche dem links stehenden Gewicht und dem oben stehenden Fettgehalt zukommen.

Gewicht in mg	Fettgehalt in %							
	4,75	5,25	5,75	6,25	6,75	7,25	7,75	8,25
32,5	—	—	—	—	8	2	1	—
37,5	—	1	6	22	33	10	2	1
42,5	1	2	10	48	37	8	1	—
47,5	—	1	12	11	2	—	—	—
52,5	—	2	1	1	—	—	—	—
57,5	—	—	1	—	—	—	—	—

Die Zahlen oben und links geben die Klassenmitten an. Die Klassenbreiten sind 5 mg bzw. 0,5%. Man erkennt aus der Tabelle, daß z. B. 12 Körner mit dem Fettgehalt 5,75 und dem Gewicht 47,5 vorhanden sind.

Hier interessiert uns zunächst nur die Frage, in welcher Weise man ein solches Ergebnis graphisch darstellen kann. Man benutzt dazu wieder ein *rechtwinkliges Koordinatensystem*, jetzt aber ein dreiachsiges *im Raum*. Die Achsen werden als x-, y- bzw. z-Achse bezeichnet. Sie gehen durch einen Punkt, den Anfangspunkt, und tragen je einen von diesem verschiedenen Einheitspunkt. Die Richtungen vom Anfangspunkt nach den Einheitspunkten sind wieder die positiven Richtungen.

Von diesem räumlichen Koordinatensystem muß man sich nun in der Ebene ein parallel-perspektivisches Bild entwerfen. Das geschieht in der Weise, daß man sich die y-Achse (nach rechts gerichtet) und die z-Achse (nach oben gerichtet) in die Zeichenebene gelegt denkt. Die x-Achse sei dann im Raum nach vorn gerichtet. Denkt man sich den Raum durch parallele Strahlen, die nicht gerade auf der Zeichenebene senkrecht stehen oder ihr parallel sein mögen, auf die Zeichenebene projiziert, so ist das Bild der x-Achse in der Ebene eine gerichtete Gerade durch O, die gegen die y-Achse und damit gegen die z-Achse verschieden geneigt sein kann. Man wählt den Winkel von der x-Achse nach der y-Achse im positiven Drehsinn (entgegengesetzt der Uhrzeigerdrehrichtung) für gewöhnlich 135°, da man auf diese Weise im

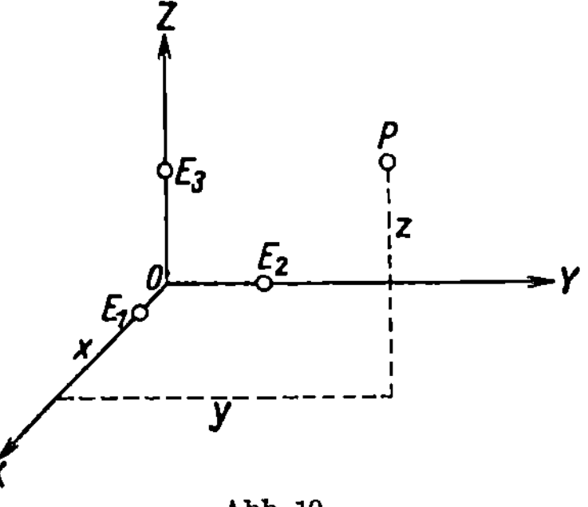

Abb. 10.
Rechtwinklige Koordinaten im Raum.

allgemeinen gute und anschauliche Bilder der im Raume gelegenen Objekte erhält. Der Maßstab auf der x-Achse erscheint im Bilde mehr oder minder verkürzt. Man wählt ihn vorteilhaft gleich $\frac{1}{2}$ des im Raume gegebenen Maßstabes.

In dem räumlichen Koordinatensystem denken wir uns nun unser Beispiel in der Weise graphisch dargestellt, daß die Gewichte auf der x-Achse, die Werte des Fettgehaltes auf der y-Achse und die Häufigkeiten auf der

z-Achse abgetragen werden und der zugehörige Raumpunkt P markiert
wird. Zu diesem gelangt man, indem man auf der x-Achse um das Stück x
(gemessen in der Einheit OE_1), dann parallel zur y-Achse um das Stück y
(gemessen in der Einheit OE_2) und schließlich parallel zur z-Achse um das
Stück z (gemessen in der Einheit OE_3) fortschreitet (Abb. 10).

Definition 3: *Diese Zahlen x, y, z, die einen Punkt P eindeutig bestimmen
und die umgekehrt durch einen gegebenen Punkt P eindeutig bestimmt sind,
heißen die rechtwinkligen Koordinaten des Punktes P.*

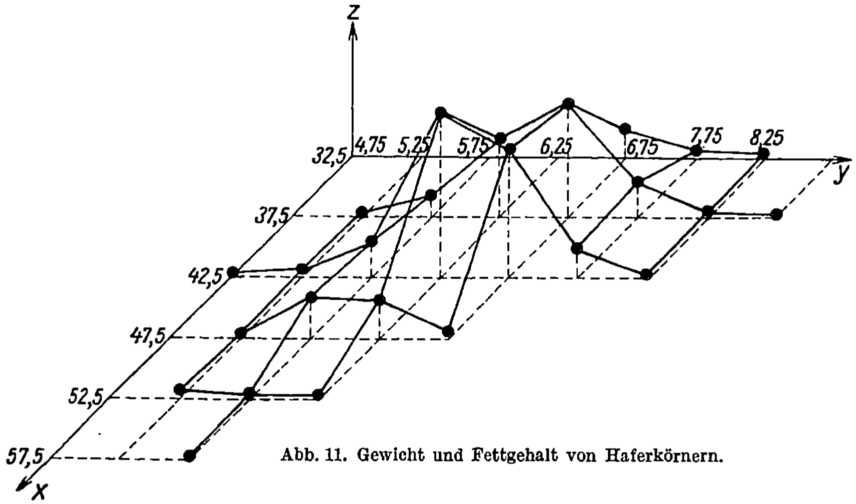

Abb. 11. Gewicht und Fettgehalt von Haferkörnern.

Aus praktischen Gründen wird das Anfangsgewicht 32,5 in den Nullpunkt auf der x-Achse gelegt, das Gewicht 37,5 in den Punkt 5 usf., und
ebenso wird der Anfangsfettgehalt nach O verlegt. Diese Abänderung
ändert an der Art der graphischen Darstellung nichts, da es sich lediglich
um eine Parallelverschiebung der x- und der y-Achse handelt. Zu jedem
Merkmalspaar erhalten wir auf diese Weise einen Raumpunkt. Die Gesamtheit der erhaltenen Raumpunkte ist die gesuchte graphische Darstellung
im Raum, die wir nun aber noch in unser parallel-perspektives Bild des
Koordinatensystems einzutragen haben. Wir haben dabei nur zu beachten,
daß der x-Maßstab um $\frac{1}{2}$ zu verkürzen ist und daß parallele Linien parallel
bleiben. Abb. 11 ist die nach diesen Regeln konstruierte graphische Darstellung für unser Beispiel. Als Maßstäbe sind dabei gewählt: auf der
x-Achse 1 cm, auf der y-Achse 4 cm, auf der z-Achse 1 mm.

Hält man x fest, betrachtet man also nur Haferkörner mit demselben
Gewicht, so weisen diese hinsichtlich ihres Fettgehaltes eine Verteilung
auf, die durch alle z-Werte bei demselben x und verschiedenen y gegeben
ist. Zu einer solchen Verteilung in bezug auf das eine Merkmal kann man
nun wieder das Häufigkeitspolygon konstruieren. Das ist in Abb. 11 für
jedes x geschehen. Umgekehrt aber kann man sich auch y fest denken

und die Verteilung hinsichtlich veränderlicher x durch ein Häufigkeitspolygon darstellen. Das ist in Abb. 11 ebenfalls für jedes y geschehen.

Durch Einzeichnung weiterer Verbindungsgeraden läßt sich unsere Abbildung noch so ergänzen, daß die verschiedenen, die gegebene Verteilung darstellenden Raumpunkte durch ein Polyeder verbunden sind, dessen Seitenflächen aus Dreiecken bestehen. Dieses *Häufigkeitspolyeder* entspricht dem Häufigkeitspolygon in der Ebene. Die Anschaulichkeit gewinnt jedoch durch Hinzufügung weiterer Linien nicht.

Die z-Werte sind Funktionen der x- und y-Werte. Der Funktionsbegriff, wie er für *eine* unabhängige Variable erklärt worden ist, überträgt sich nämlich ohne weiteres auf den Fall von *zwei* unabhängigen Variablen. Es ist jetzt in der Ebene der x- und der y-Achse, kurz gesagt, in der x, y-Ebene, eine Punktmenge $\mathfrak{M}$ gegeben oder, was dasselbe besagt, eine Menge $\mathfrak{M}$ von Wertepaaren x, y. Jedem derartigen Wertepaar ist ein z-Wert in bestimmter Weise zugeordnet. In voller Analogie zu Definition 2 gilt daher:

Definition 4: *Ist jedem Zahlenpaar x, y einer Menge $\mathfrak{M}$ von verschiedenen Zahlenpaaren eine Zahl z in bestimmter Weise zugeordnet, so heißt z eine eindeutige Funktion von x und y, in Zeichen*

$$z = f(x, y).$$

In unserem Beispiel ist demnach die Häufigkeit wieder eine Funktion der beiden Merkmale Gewicht und Fettgehalt.

In § 44 werden wir noch eine andere Art der graphischen Darstellung bei zwei Merkmalen kennen lernen.

Aufgaben: 1. Das Ergebnis der Untersuchung von Haferkörnern werde durch ein Treppenpolyeder dargestellt.

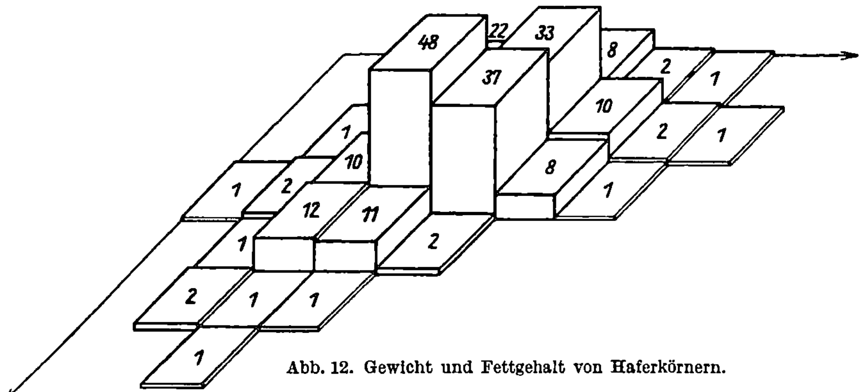

Abb. 12. Gewicht und Fettgehalt von Haferkörnern.

Lösung: Auf der x-Achse werden die Zahlen 30, 35, ..., 60, auf der y-Achse die Zahlen 4,5, 5,0, 5,5, ..., 8,5 jeweils in gleichen Abständen aufgetragen. Die Parallelen durch die erhaltenen Punkte zu den beiden Achsen liefern ein Rechtecksnetz, im Bilde der x, y-Ebene ein Parallelogrammnetz. Jedem dieser Rechtecke ist dann eine Häufigkeit entsprechend der gegebenen Tabelle zugeordnet. Über jedem der Rechtecke als Grundfläche wird ein Quader mit der Häufigkeit als Höhe errichtet (Abb. 12).

2. Es bedeute x die Note für die arithmetische, y die Note für die geometrische Begabung von Schülern, wobei x und y von — 4 bis + 4 (schlechteste Note — 4) laufen mögen. Man fand zu diesen Noten folgende Schülerzahlen:

x	$y = -4$	-3	-2	-1	0	1	2	3	4
-4	1	1	1	1	—	1	—	—	—
-3	—	3	5	2	1	—	—	—	—
-2	—	1	7	11	4	1	1	—	—
-1	—	—	3	21	14	5	1	—	—
0	—	—	—	10	22	9	5	—	—
1	—	1	—	2	9	10	7	—	—
2	—	—	—	1	2	6	2	3	—
3	—	—	—	—	—	—	1	—	1
4	—	—	—	—	—	1	—	—	—

Das Ergebnis ist nach Art der Abb. 11 graphisch darzustellen.

Zweiter Abschnitt.

Grundbegriffe der Variationsstatistik.

In den bisherigen Beispielen und Aufgaben haben wir eine größere Anzahl von *Verteilungen* kennengelernt, wie sie sich aus biologischen Fragestellungen ergeben. Das nächste Ziel ist nun die Entwicklung allgemeiner Methoden, die der *Beschreibung von Verteilungen* dienen sollen. Die graphischen Darstellungen der behandelten Beispiele zeigten ja, daß diese ganz verschieden ausfallen können. Manche Häufigkeitspolygone oder -kurven verliefen symmetrisch, andere waren ausgesprochen schief, wieder andere hatten mehrere Gipfel.

Ganz allgemein sollen jetzt einer Verteilung bestimmte Werte zugeordnet werden, welche ihre Gestalt, wenn auch nicht bis ins kleinste genau, so doch im großen und ganzen charakterisieren. Überdies werden wir darauf bedacht sein, die charakteristischen Werte nicht nur auf eine plausible Weise einzuführen, sondern auch Methoden anzugeben, nach denen man sie ohne große Rechenarbeit für gegebene Verteilungen bestimmen kann.

§ 8. Allgemeines über Verteilungen.

Das Gemeinsame der Verteilungen, die in den bisher behandelten Beispielen und Aufgaben vorliegen, ist, daß einem jeden von einer endlichen Anzahl von Werten eine Häufigkeit zugeordnet wird. Z. B. gehörte zu einer jeden der Samenzahlen von 3 bis 11 eine bestimmte Hülsenzahl von *Indigofera australis* als Häufigkeit, wobei die Gesamtzahl der Hülsen von vornherein gegeben war. Das galt zunächst nur für diskrete Verteilungen. Die stetigen Verteilungen wurden aber durch Klasseneinteilungen auf die unstetigen zurückgeführt.

Sehen wir von der speziellen biologischen Bedeutung einer Verteilung ab, so bleibt eine paarweise Zuordnung der Zahlen zweier Zahlenreihen übrig. Die eine Zahlenreihe, die wir mit

$$x_1, \; x_2, \; \ldots, \; x_r$$

bezeichnen, besteht aus den verschiedenen Werten für ein bestimmtes Merkmal. Diese Zahlen heißen die *Varianten*. Wir denken sie uns stets nach ihrer Größe geordnet, so daß x_1 die kleinste, x_r die größte der Varianten ist. Die Differenz $x_r - x_1$ heißt die *Variationsbreite* der Verteilung. Der Reihe der Varianten ist eine Zahlenreihe

$$y_1, \; y_2, \; \ldots, \; y_r$$

zugeordnet derart, daß y_i der Zahl x_i entspricht $(i = 1, 2, \ldots, r)$. Diese Zahlen heißen die *Häufigkeiten* der entsprechenden Varianten. Die Summe

$$n = y_1 + y_2 + \cdots + y_r$$

aller Häufigkeiten ist der *Umfang* der Verteilung. Die Verteilung selbst schreiben wir in der Form

$$\left\{ \begin{array}{l} x_1, \; x_2, \; \ldots, \; x_r \\ y_1, \; y_2, \; \ldots, \; y_r \end{array} \right\},$$

oder auch abgekürzt folgendermaßen:

$$\left\{ \begin{array}{l} x_i \\ y_i \end{array} \right\}.$$

Im Beispiel von *Indigofera australis* gilt also

$$\left\{ \begin{array}{l} x_1, \; x_2, \; \ldots, \; x_r \\ y_1, \; y_2, \; \ldots, \; y_r \end{array} \right\} = \left\{ \begin{array}{ccccccccc} 3 & 4 & 5 & 6 & 7 & 8 & 9 & 10 & 11 \\ 1 & 2 & 8 & 13 & 22 & 45 & 63 & 23 & 1 \end{array} \right\},$$

womit gesagt sein soll, daß $x_1 = 3$, $y_1 = 1$, $x_2 = 4$, $y_2 = 2$, $\ldots$ ist.

In unseren Beispielen waren stets die Differenzen benachbarter x-Werte einander gleich, die $x_1, \; x_2, \; \ldots, \; x_r$ bildeten demnach eine arithmetische Zahlenfolge. Diese Eigenschaft der x-Werte ist für das Folgende nicht unbedingt notwendig, doch werden wir, von einigen Ausnahmen abgesehen, an dieser Eigenschaft bei den allgemeinen Betrachtungen festhalten.

Ein *Unterschied* ist im folgenden noch zu beachten. Wir wissen, daß die Werte, die einem Merkmal zukommen, *diskret* oder *stetig* veränderlich sein können. Wenn eine Verteilung $\left\{ \begin{array}{l} x \\ y \end{array} \right\}$ sich auf diskrete Varianten bezieht, so wollen wir stets voraussetzen, daß die Zahlenreihe $x_1, \; x_2, \; \ldots, \; x_r$ *alle* überhaupt möglichen Varianten enthält. Es mögen also nicht etwa mehrere diskrete Varianten zu einer Klasse zusammengefaßt gedacht werden. Veränderlich ist dann also nur noch der Umfang der Verteilung. Bei geringem Umfang wird eventuell nicht auftretenden Varianten die Häufigkeit 0 zugeteilt. Wenn dagegen die Varianten stetig veränderlich sind, kann man die Zahlenreihe $x_1, x_2, \ldots, x_r$ mehr oder minder umfangreich gestalten, indem man die Klassenbreiten kleiner oder größer wählt. Bei konstanter Klassenbreite mögen dabei die x_i stets die Mittelpunkte der Klassen sein. Mit einer Verkleinerung der Klassenbreite wird eine Vergrößerung des Umfanges stattfinden müssen, weil sonst den einzelnen Klassen schließlich nur noch die Häufigkeiten 1 oder 0 zukommen würden.

Die im folgenden zu behandelnden Begriffe der Variationsstatistik erklären gewisse Rechenoperationen, die man an Verteilungen auszuführen hat. Der Biologe, welcher in allgemeinen mathematischen Rechnungen weniger geübt ist, wird diese Rechnungen an Zahlenbeispielen nachzuprüfen wünschen. Die aus der Praxis stammenden Verteilungen enthalten zumeist umfangreicheres Zahlenmaterial und müssen solches enthalten, wenn sie praktischen Wert besitzen sollen, da aus statistischen Untersuchungen ja Schlüsse über Massenerscheinungen gezogen werden sollen. Zur Nachprüfung und Erlernung mathematischer Beziehungen sind diese Verteilungen deshalb weniger geeignet, weil sie stets einige Rechenarbeit mit sich bringen und daher nicht den Zweck erfüllen, ein schnelles Verständnis der mathematischen Theorie zu vermitteln. Aus

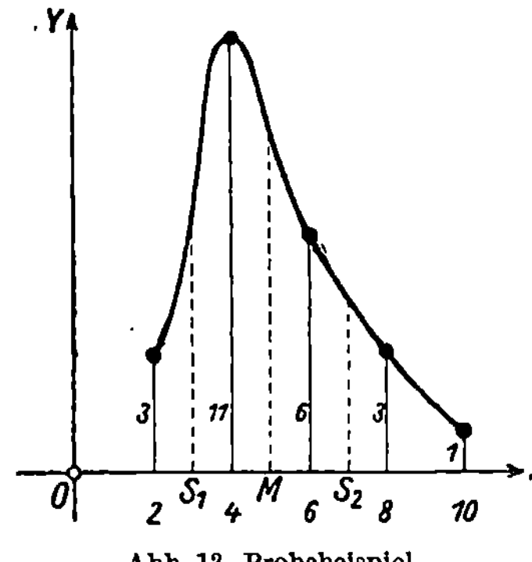

Abb. 13. Probebeispiel.

diesem Grunde bilden wir uns eine ganz einfache Verteilung, die wir als *Probebeispiel* bezeichnen wollen. Es ist so konstruiert, daß sich an ihm alle theoretischen Erörterungen ohne große Rechnung, zumeist sogar im Kopfe nachprüfen lassen. Es lautet:

$$\left\{ \begin{array}{ccccc} x_1, & x_2, & x_3, & x_4, & x_5 \\ y_1, & y_2, & y_3, & y_4, & y_5 \end{array} \right\} = \left\{ \begin{array}{ccccc} 2 & 4 & 6 & 8 & 10 \\ 3 & 11 & 6 & 3 & 1 \end{array} \right\}.$$

Die Summe der y-Werte, also der Umfang, beträgt $n = 24$. Man behalte aber im Auge, daß eine Verteilung mit einem derartig geringen Umfang in der Praxis zumeist bedeutungslos ist. Abb. 13 stellt die Häufigkeitskurve für unser Probebeispiel dar.

§ 9. Einführung in das Rechnen mit dem Summenzeichen.

Gegeben seien r Zahlen $a_1, a_2, \ldots, a_r$. Hierfür sagt man auch, es seien die r Zahlen a_i $(i = 1, 2, \ldots, r)$ gegeben. Für die Aufgabe, diese r *Zahlen* zusammen zu addieren, hat man die folgende abgekürzte Schreibweise eingeführt:

Definition 5: *An Stelle der Summenschreibweise*

$$S = a_1 + a_2 + a_3 + \cdots + a_{r-1} + a_r$$

schreibt man kürzer $\qquad S = \sum_{i=1}^{r} a_i,$

gelesen: S gleich Summe a_i von i gleich 1 bis r. Ebenso gilt, wenn $r > s$ ist,

$$a_s + a_{s+1} + \cdots + a_{r-1} + a_r = \sum_{i=s}^{r} a_i.$$

Mit dem Summensymbol wird nach einigen wenigen, sehr einfachen Regeln gerechnet, die in den folgenden Sätzen enthalten sind.

Satz 1: *Es gilt die Formel*

$$\sum_{i=1}^{r} a_i + \sum_{i=r+1}^{n} a_i = \sum_{i=1}^{n} a_i.$$

Satz 2: *Es gilt die Formel*

$$\sum_{i=1}^{r} a_i + \sum_{i=1}^{r} b_i = \sum_{i=1}^{r} (a_i + b_i).$$

Beweis: Auf Grund der Definition 5 hat man

$$\sum_{i=1}^{r} a_i + \sum_{i=1}^{r} b_i = (a_1 + a_2 + \cdots + a_r) + (b_1 + b_2 + \cdots + b_r).$$

Faßt man die mit gleichen Nummern versehenen a und b zusammen, so wird dieses gleich

$$(a_1 + b_1) + (a_2 + b_2) + \cdots + (a_r + b_r) = \sum_{i=1}^{r} (a_i + b_i).$$

Satz 3: *Ist c irgendeine Zahl, so ist*

$$c \sum_{i=1}^{r} a_i = \sum_{i=1}^{r} c\, a_i.$$

Beweis: Die Formel ist gleichbedeutend mit

$$c(a_1 + a_2 + \cdots + a_r) = ca_1 + ca_2 + \cdots + ca_r.$$

Gegeben seien $r \cdot n$ Zahlen a_{ik}, wobei i die Zahlen von 1 bis r und k die Zahlen von 1 bis n durchlaufen möge. Es liegen also doppelte Indizes vor, und die gegebenen Zahlen sind ausführlich geschrieben

$$a_{11}, \; a_{12}, \; \ldots, \; a_{1n},$$
$$a_{21}, \; a_{22}, \; \ldots, \; a_{2n},$$
$$\cdot \quad \cdot \quad \cdot \quad \cdot \quad \cdot \quad \cdot$$
$$a_{r1}, \; a_{r2}, \; \ldots, \; a_{rn}.$$

Dann ist
$$S = \sum_{i=1}^{r} \left(\sum_{k=1}^{n} a_{ik} \right)$$

die Summe aller dieser Zahlen, denn nach Definition 5 hat man

$$S = \sum_{i=1}^{r} (a_{i1} + a_{i2} + \cdots + a_{in})$$
$$= a_{11} + a_{12} + \cdots + a_{1n}$$
$$+ a_{21} + a_{22} + \cdots + a_{2n}$$
$$\cdot \quad \cdot \quad \cdot \quad \cdot \quad \cdot \quad \cdot \quad \cdot \quad \cdot$$
$$+ a_{r1} + a_{r2} + \cdots + a_{rn}.$$

Nun gilt

S a t z 4: *Bei einer Doppelsumme sind die Summenzeichen miteinander vertauschbar, man hat also*

$$\sum_{i=1}^{r} \left(\sum_{k=1}^{n} a_{ik} \right) = \sum_{k=1}^{n} \left(\sum_{i=1}^{r} a_{ik} \right).$$

B e w e i s : Die linke Doppelsumme ist bereits oben ausführlich geschrieben worden. In gleicher Weise erhält man für die rechte

$$\sum_{k=1}^{n} \left(\sum_{i=1}^{r} a_{ik} \right) = \sum_{k=1}^{n} (a_{1k} + a_{2k} + \cdots + a_{rk})$$
$$= a_{11} + a_{21} + \cdots + a_{r1}$$
$$+ a_{12} + a_{22} + \cdots + a_{r2}$$
$$\cdot \quad \cdot \quad \cdot \quad \cdot \quad \cdot \quad \cdot \quad \cdot \quad \cdot$$
$$+ a_{1n} + a_{2n} + \cdots + a_{rn}.$$

Die Glieder stehen jetzt nur in anderer Reihenfolge.

Die in Satz 4 geschriebenen Klammern können fortbleiben. Man schreibt also auch

$$\sum_{i=1}^{r} \sum_{k=1}^{n} a_{ik} = \sum_{k=1}^{n} \sum_{i=1}^{r} a_{ik}.$$

Gegeben seien jetzt zwei Summen

$$S_1 = a_1 + a_2 + \cdots + a_r,$$
$$S_2 = b_1 + b_2 + \cdots \cdots + b_n.$$

Diese Summen sollen miteinander multipliziert werden. Das Resultat ist bekanntlich eine Summe von Gliedern, die entstehen, indem man jedes Glied der einen Summe mit jedem der anderen multipliziert. Es ist also

$$S = S_1 \cdot S_2 = \begin{array}{l} a_1 b_1 + a_1 b_2 + \cdots + a_1 b_n \\ + a_2 b_1 + a_2 b_2 + \cdots + a_2 b_n \\ \cdot \quad \cdot \quad \cdot \quad \cdot \quad \cdot \quad \cdot \quad \cdot \quad \cdot \quad \cdot \quad \cdot \quad \cdot \\ + a_r b_1 + a_r b_2 + \cdots + a_r b_n. \end{array}$$

Hierfür kann man nach dem Vorhergehenden schreiben

$$S = \sum_{i=1}^{r} \sum_{k=1}^{n} a_i b_k.$$

Damit ist bewiesen

Satz 5: *Es gilt die Formel*

$$\left(\sum_{i=1}^{r} a_i \right) \left(\sum_{k=1}^{n} b_k \right) = \sum_{i=1}^{r} \sum_{k=1}^{n} a_i b_k = \sum_{k=1}^{n} \sum_{i=1}^{r} a_i b_k.$$

Man beachte, daß die Vertauschung der Summenzeichen in der Doppelsumme, die nach Satz 4 zulässig ist, mit einer Vertauschung der Faktoren S_1 und S_2 identisch ist.

Definition 6: *Sind n^2 Zahlen a_{ik} gegeben, wobei jetzt beide Indizes unabhängig voneinander die Zahlen von 1 bis n durchlaufen, so schreibt man an Stelle der Doppelsumme über diese Zahlen kürzer*

$$\sum_{i=1}^{n} \sum_{k=1}^{n} a_{ik} = \sum_{i,k=1}^{n} a_{ik}.$$

Z. B. folgt für das Produkt zweier Summen mit gleicher Gliederzahl $S_1 = a_1 + a_2 + \cdots + a_n$, $S_2 = b_1 + b_2 + \cdots + b_n$ die Formel

$$S_1 \cdot S_2 = \sum_{i,k=1}^{n} a_i b_k.$$

Wenn keine Zweifel über die Bedeutung vorliegen, bedient man sich für die Summe $\sum_{i=1}^{r} a_i$ auch kurz der Schreibweise $\sum a_i$ oder auch nur der Schreibweise $\sum a$.

Die Kenntnis und Beherrschung des Summenrechnens ist für den Biologen *unerläßlich*, da die meisten für die Biologie wichtigen Formeln das Summensymbol enthalten. Zur Übung dienen die folgenden Aufgaben.

Aufgaben: 1. Gegeben seien die Zahlen

$$x_1 = 1, \qquad x_2 = 2, \qquad x_3 = 3, \qquad x_4 = 4,$$
$$y_1 = -1, \qquad y_2 = 0, \qquad y_3 = 1, \qquad y_4 = 2.$$

Es sind folgende Summen zu berechnen:

a) $\sum\limits_{i=1}^{4} y_i$,   b) $\sum\limits_{i=1}^{4} y_i^2$,   c) $\sum\limits_{i=1}^{4} x_i y_i$,   d) $\sum\limits_{i=1}^{4} x_i y_k$,

e) $\sum\limits_{i,k=1}^{4} x_i y_k$.   f) $\sum\limits_{i=1}^{4} (x_i + y_i)$,   g) $\sum\limits_{i=1}^{4} (x_i + y_k)$,   h) $\sum\limits_{i,k=1}^{4} (x_i + y_k)$.

Lösungen: a) 2, b) 6, c) 10, d) $10\,y_k$, e) 20, f) 12, g) $10 + 4\,y_k$, h) 48.

2. Zu beweisen: $\sum\limits_{i=1}^{\varrho} i = \dfrac{\varrho\,(\varrho+1)}{2}$.

Lösung: Die Summe wird ausführlich und darunter dieselbe Summe in umgekehrter Reihenfolge geschrieben. Die Addition übereinanderstehender Glieder liefert leicht das Resultat.

§ 10. Das arithmetische Mittel.

Man unterscheidet in der Mathematik eine ganze Reihe verschiedener Arten von Mittelwerten, die mehr oder minder auch praktische Bedeutung besitzen. Unter allen Mittelwertbegriffen überragt aber der Begriff des arithmetischen Mittels die anderen bei weitem an Bedeutung.

Sind irgendwelche Zahlen gegeben, z. B. 3, 7, 2, 8, 10, so versteht man unter dem arithmetischen Mittel ihre Summe, dividiert durch die Anzahl der gegebenen Zahlen, in unserem Beispiel also $30 : 5 = 6$. Allgemein dürfen die gegebenen Zahlen auch teilweise oder sämtlich untereinander gleich sein.

Wir wollen nun zunächst eine physikalische Anwendung des arithmetischen Mittels betrachten. Man hat etwa denselben Körper 5 mal möglichst genau gewogen und dabei die Ergebnisse

$$1{,}002 \quad 1{,}001 \quad 0{,}999 \quad 1{,}001 \quad 1{,}000 \text{ g}$$

erhalten. Es liegt hier eine Verteilung vor. Das Merkmal ist das Gewicht. Jedem der gefundenen Gewichte kommt eine Häufigkeit zu, nämlich jedem der gefundenen Gewichte die Häufigkeit 1 mit Ausnahme des Gewichtes 1,001 g, das die Häufigkeit 2 besitzt. Wir stellen das Ergebnis wie früher in einer Tabelle zusammen, in deren erster Zeile die vorkommenden Gewichte ihrer Größe nach geordnet sind, während in der zweiten Zeile die zugehörigen Häufigkeiten stehen. Man hat also

Gewicht x_i	0,999	1,000	1,001	1,002
Häufigkeit y_i	1	1	2	1

Das arithmetische Mittel ist nun

$$m = \frac{0{,}999 + 1{,}000 + 2 \cdot 1{,}001 + 1{,}002}{5} = \frac{5{,}003}{5} = 1{,}0006 \, .$$

Dieses Beispiel legt sofort die folgende Verallgemeinerung nahe:

Definition 7: *Unter dem arithmetischen Mittel der Verteilung*

$$\left\{ \begin{array}{c} x_1, x_2, \ldots, x_r \\ y_1, y_2, \ldots, y_r \end{array} \right\}$$

versteht man den Wert $\quad m = \dfrac{1}{n} \sum_{i=1}^{r} x_i y_i,$

wobei $n = \sum_{i=1}^{r} y_i$ *der Umfang der Verteilung ist.*

Die Bildung des Mittelwertes wäre eine ganz willkürliche Sache, wenn man nicht zeigen könnte, daß einem solchen Werte zumeist eine reale Bedeutung zukommt, und daß er nicht nur ein mathematischer Begriff ist. Allerdings kann diese reale Bedeutung eine ganz verschiedene sein. Um das einzusehen, betrachten wir nochmals das physikalische Beispiel. Wenn die Abweichungen der verschiedenen Wägungsergebnisse voneinander *zufalls-mäßig* sind, wenn also bei den Wägungen konstante Fehlerquellen ausgeschaltet worden sind, so bezeichnet man den errechneten Mittelwert als *Resultat* der Wägung und nimmt an, daß dieser Wert *sicherer* (wahrer) ist als die Ergebnisse der einzelnen Wägungen. Diese Annahme nennt man das Axiom vom arithmetischen Mittel. Wesentlich ist nun, daß diese Hypothese von der *Erfahrung* gestützt wird, und damit kommt also dem arithmetischen Mittelwert in der Tat eine reale Bedeutung zu.

Bei diesem, der Physik entnommenen Beispiel handelt es sich um verschiedene Messungen *derselben unveränderlichen Größe*. Solche Messungen werden in der Biologie auch vorkommen, aber meist ist der Tatbestand ein ganz anderer. Um das zu erkennen, betrachten wir wieder die Hülsenzahlen zu den Samenzahlen von *Indigofera australis* (§ 1):

Samenzahl x_i	3	4	5	6	7	8	9	10	11
Anzahl der Hülsen y_i	1	2	8	13	22	45	63	23	1

Zur Bestimmung des arithmetischen Mittels berechnet man hieraus

$x_i y_i$	3	8	40	78	154	360	567	230	11

und hat demnach

$$n = \sum y_i = 178, \qquad \sum x_i y_i = 1451,$$

folglich

$$m = \frac{1451}{178} = 8{,}15 \, .$$

Der Unterschied gegenüber dem physikalischen Beispiel besteht darin, daß es sich hier um Messungen einer *veränderlichen Größe*, nämlich um die Feststellung von Samenzahlen handelt, die von 3 bis 11 variieren. Dem Mittelwert kommt hier also *nicht* etwa die Bedeutung eines Wertes zu, der wahrer ist als die gewonnenen Einzelwerte x_i, die ja jetzt von vornherein alle wahre Werte sind. Das Beispiel zeigt auch, daß der Mittelwert nicht der häufigste Wert zu sein oder diesem am nächsten zu liegen braucht, da die Samenzahl 9 häufiger ist als 8.

Die für die Biologie wichtigste Deutung des Mittelwertes wird uns erst die Wahrscheinlichkeitsrechnung liefern, doch wollen wir jetzt eine physikalische Deutung von großer Anschaulichkeit behandeln. Ein analoges Verfahren wird uns auch später bei der Ableitung der Streuungsformel nützlich sein.

Das Ergebnis der physikalischen Deutung, angewendet auf das Beispiel von *Indigofera australis,* ist folgendes: Wir denken uns die x-Achse (auf der die Samenzahlen markiert sind) als einen Stab, auf dem punktförmige Massen angebracht werden können. An Stelle der Samenzahlen werden nun die Häufigkeiten als Massen aufgetragen, also etwa an der Stelle 3 die Masse 1 g, an der Stelle 4 die Masse 2 g, an der Stelle 5 die Masse 8 g usf. Die Masse der x-Achse (des Stabes) sei so gering, daß man sie vernachlässigen kann. Gefragt wird nun nach der Stelle des Stabes, die unterstützt werden muß, damit das System der Massenpunkte im Gleichgewicht schwebt. Die Antwort lautet: Der gesuchte Punkt ist der Punkt 8,15, also das arithmetische Mittel. Der Mittelwert ist demnach der Schwerpunkt des aus der Verteilung abgeleiteten Systems von Massenpunkten. Der folgende Satz besagt, daß diese Eigenschaft stets gilt.

Satz 6: *Wird an jeder Stelle x_i der x-Achse die Häufigkeit y_i als Masse angebracht, so ist das arithmetische Mittel m die Abszisse des Schwerpunktes für das System der Massenpunkte x_i.*

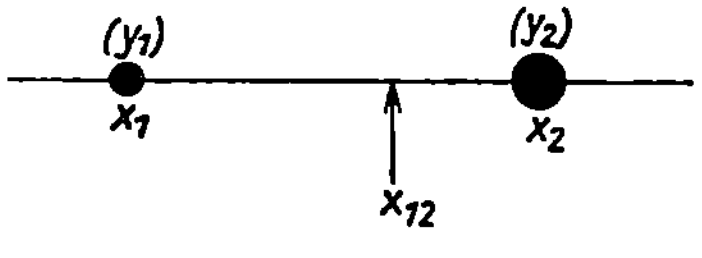

Abb. 14.
Physikalische Deutung des Mittelwertes.

Beweis: Wir bestimmen zunächst den Schwerpunkt der Massenpunkte x_1 und x_2 (Abb. 14). In x_1 befindet sich also die Masse y_1, in x_2 die Masse y_2. Der Schwerpunkt, dessen Abszisse wir mit x_{12} bezeichnen wollen, teilt die Strecke zwischen x_1 und x_2 im umgekehrten Verhältnis der Massen. Die Strecke zwischen den Punkten x_1 und x_{12} hat die Länge $x_{12} - x_1$, die Strecke zwischen x_{12} und x_2 die Länge $x_2 - x_{12}$. Somit folgt

$$\frac{x_{12} - x_1}{x_2 - x_{12}} = \frac{y_2}{y_1},$$

$$x_{12} = \frac{y_1\,x_1 + y_2\,x_2}{y_1 + y_2}.$$

Die Massenpunkte x_1 und x_2 denken wir uns jetzt gelöscht und durch ihren Schwerpunkt x_{12} ersetzt, der die Masse $y_1 + y_2$ trägt. Zu diesem Punkte wird der Punkt x_3 mit der Masse y_3 hinzugenommen und wieder der Schwerpunkt bestimmt, dessen Abszisse mit x_{123} bezeichnet werde. Man hat nun

$$\frac{x_{123} - x_{12}}{x_3 - x_{123}} = \frac{y_3}{y_1 + y_2}.$$

Hieraus folgt

$$x_{123} = \frac{(y_1 + y_2)\, x_{12} + y_3\, x_3}{y_1 + y_2 + y_3}$$

und, indem man für x_{12} den gefundenen Wert einsetzt,

$$x_{123} = \frac{y_1\, x_1 + y_2\, x_2 + y_3\, x_3}{y_1 + y_2 + y_3}.$$

So fortfahrend ergibt sich durch Schluß von k auf $k + 1$, daß m in der Tat der Schwerpunkt des Systems der Massenpunkte $x_1, \ldots, x_r$ ist.

Aufgaben: 1. Die Erbsenhülsen (vgl. § 1, Aufg. 2) zeigten hinsichtlich ihrer Samenzahl die in nebenstehender Tabelle angegebene Verteilung. Das arithmetische Mittel ist zu berechnen und in der zugehörigen graphischen Darstellung einzutragen.

Lösung: $m = 4{,}05$.

Samenzahl x_i	Anzahl der Hülsen y_i
1	3 792
2	8 567
3	12 150
4	12 742
5	10 388
6	7 083
7	4 225
8	1 473
9	115
10	1

2. Das arithmetische Mittel der Fiederblättchenzahl der Eschenblätter (§ 1, Aufg. 3) zu bestimmen und zwar a) für die Blätter mit Spitzblättchen und b) für die Blätter ohne Spitzblättchen.

Lösung: a) $m = 9{.}93$. b) $m = 9{.}78$.

3. Unter welcher Bedingung haben die beiden Verteilungen

$$\left\{ \begin{array}{cccc} 1 & 2 & 3 & 4 \\ y_1 & y_2 & y_3 & y_4 \end{array} \right\}, \quad \left\{ \begin{array}{cc} 1{,}5 & 3{,}5 \\ y_1 + y_2 & y_3 + y_4 \end{array} \right\}$$

denselben Mittelwert?

Lösung: $y_2 - y_1 + y_4 - y_3 = 0$. Der Mittelwert ist also im allgemeinen von der Art der Klasseneinteilung abhängig.

4. Zu beweisen: Die algebraische Summe der Abweichungen der x_i-Werte vom Mittelwert m ist Null.

Lösung: Die Strecke zwischen m und x_i hat die Länge $x_i - m$. Da der x_i-Wert y_i-mal auftritt, hat man als algebraische Summe der Abweichungen

$$S = \sum_{i=1}^{r} y_i(x_i - m) = \sum_{i=1}^{r} x_i\, y_i - m \sum_{i=1}^{r} y_i.$$

Wegen $\quad m = \dfrac{\displaystyle\sum_{i=1}^{r} x_i\, y_i}{\displaystyle\sum_{i=1}^{r} y_i} \quad$ erhält man die Behauptung $S = 0$.

§ 11. Praktische Methoden zur Berechnung des arithmetischen Mittels.

Die beiden ersten Aufgaben des vorigen Paragraphen werden dem Leser gezeigt haben, daß die Berechnung des Mittelwertes nur dann einigermaßen einfach wird, wenn wenigstens eine der Zahlenreihen x_i und y_i aus kleinen ganzen Zahlen besteht. Beide Aufgaben erfordern schon viel Rechnung. Da das arithmetische Mittel bei jeder statistischen Untersuchung gebildet werden muß, ist für den Biologen die Kenntnis zweier Methoden wertvoll, welche die notwendigen Rechnungen ganz bedeutend vereinfachen. Die erste der beiden Methoden werden zunächst an unserem Probebeispiel erläutert.

Der Umfang der Verteilung

$$\left\{ \begin{array}{ccccc} 2 & 4 & 6 & 8 & 10 \\ 3 & 11 & 6 & 3 & 1 \end{array} \right\}$$

ist $n = 3 + 11 + 6 + 3 + 1 = 24$. Für den Mittelwert erhält man daher bei direkter Berechnung

$$m = \frac{1}{24}(2 \cdot 3 + 4 \cdot 11 + 6 \cdot 6 + 8 \cdot 3 + 10 \cdot 1) = \frac{120}{24} = 5.$$

Die erste Methode beruht nun auf der Bildung eines *provisorischen Mittelwertes* $\bar{m}$, der durch Schätzung gewonnen wird. Man wird in unserem Probebeispiel von vornherein vermuten, daß der Mittelwert zwischen 4 und 6 liegt. Wir wollen etwa $\bar{m} = 6$ als provisorischen Mittelwert wählen. Den Ausdruck für das arithmetische Mittel schreiben wir mit Benutzung dieses Wertes etwas anders, nämlich

$$m = \frac{1}{24}[(6 - 4) \cdot 3 + (6 - 2) \cdot 11 + 6 \cdot 6 + (6 + 2) \cdot 3 + (6 + 4) \cdot 1].$$

Man hat also die Zahlen, 2, 4, 6, 8, 10 durch $6 - 4$, $6 - 2$, ... ersetzt. Jetzt werden die runden Klammern aufgelöst und alle Glieder mit dem provisorischen Mittelwert 6 zusammengefaßt. Das ergibt

$$m = \frac{1}{24}[6(3 + 11 + 6 + 3 + 1) - 4 \cdot 3 - 2 \cdot 11 + 0 \cdot 6 + 2 \cdot 3 + 4 \cdot 1].$$

Da die runde Klammer wieder der Umfang 24 ist, hat man

$$m = 6 + \frac{1}{24}(-4 \cdot 3 - 2 \cdot 11 + 0 \cdot 6 + 2 \cdot 3 + 4 \cdot 1).$$

Der genaue Mittelwert entsteht somit aus dem provisorischen durch Hinzufügung eines Korrektionsgliedes. Dieses ist genau so wie der Ausdruck für das arithmetische Mittel selbst gebildet, nur stehen an Stelle der Zahlen 2, 4, 6, 8, 10 die absolut kleineren Zahlen -4, -2, 0, 2, 4. Ehe man die Produkte $-4 \cdot 3$, $-2 \cdot 11$, ... ausrechnet, faßt man noch die Glieder mit -4 und $+4$ bzw. -2 und $+2$ zusammen, wodurch abermals eine Verkleinerung der Zahlen eintritt. Man findet auf diese Weise

$$m = 6 + \frac{1}{24}(-4 \cdot 2 - 2 \cdot 8) = 6 - \frac{24}{24} = 5.$$

Das beschriebene Verfahren läßt sich wegen der Gültigkeit des folgenden Satzes stets anwenden.

Satz 7: *Ist $\overline{m}$ ein provisorischer Mittelwert, und wird $x_i = \overline{m} + \overline{x}_i$ für alle $i = 1, 2, \ldots, r$ gesetzt, so gilt für das arithmetische Mittel die Formel*

$$m = \overline{m} + \frac{1}{n} \sum_{i=1}^{r} \overline{x}_i y_i.$$

Beweis: Es war $\qquad m = \frac{1}{n} \sum_{i=1}^{r} x_i y_i.$

Setzt man für x_i den Ausdruck $\overline{m} + \overline{x}_i$ ein, so folgt

$$m = \frac{1}{n} \sum_{i=1}^{r} (\overline{m} + \overline{x}_i) y_i = \frac{1}{n} \left(\overline{m} \sum_{i=1}^{r} y_i + \sum_{i=1}^{r} \overline{x}_i y_i \right) = \overline{m} + \frac{1}{n} \sum_{i=1}^{r} \overline{x}_i y_i,$$

womit der Satz bewiesen ist. Die rechts stehende Summe ist die an $\overline{m}$ anzubringende Korrektur.

Der große Vorteil, den diese Methode bietet, wird durch die Mittelwertsbestimmung im Falle der Strahlenzählung in den Schwanzflossen von *Pleuronectes* (§ 1, Aufg. 1) gezeigt. Die Verteilung lautet

x_i	47	48	49	50	51	52	53	54	55	56	57	58	59	60	61
y_i	5	2	13	23	58	96	134	127	111	74	37	16	4	2	1

wobei x_i die Strahlenzahlen, y_i die zugehörigen Häufigkeiten sind. Als provisorischen Mittelwert wählen wir $\overline{m} = 54$ und schreiben die Tabelle dementsprechend folgendermaßen:

x_i	54	54	54	54	54	54	54	54	54	54	54	54	54	54	54
	-7	-6	-5	-4	-3	-2	-1	0	1	2	3	4	5	6	7
y_i	5	2	13	23	58	96	134	127	111	74	37	16	4	2	1

Die zweite Zeile enthält die $\overline{x}_i$. Es war $n = \sum y_i = 703$. Die Summe des Korrektionsgliedes lautet

$$\sum \overline{x}_i y_i = -7 \cdot 5 - 6 \cdot 2 - 5 \cdot 13 - \cdots + 6 \cdot 2 + 7 \cdot 1,$$

oder nach Zusammenfassung der Glieder mit entgegengesetzten x_i-Werten

$$\sum \overline{x}_i y_i = -7 \cdot 4 - 5 \cdot 9 - 4 \cdot 7 - 3 \cdot 21 - 2 \cdot 22 - 1 \cdot 23.$$

Somit erhält man für den Mittelwert

$$m = \overline{m} + \frac{1}{n} \sum \overline{x}_i y_i = 54 - \frac{231}{703} = 54 - 0{,}33 = 53{,}67.$$

Die zweite Methode heißt das *Summenverfahren*, das in der Gestalt behandelt werde, die ihm von H. Günther (Leipzig)[1]) gegeben worden ist. Sie werde zunächst wieder an dem Probebeispiel erläutert, das, wie es sich in der Praxis meistens empfiehlt, vertikal angeordnet werde. In der ersten Spalte stehen also die x_i, in der zweiten die y_i. Die Tabelle wird nun durch zwei weitere Spalten folgendermaßen ergänzt. Man wählt unter den x_i einen provisorischen Mittelwert aus, der wie bisher mit $\bar{m}$ bezeichnet werde. In unserem Beispiel sei wieder $\bar{m} = 6$. Die dritte Spalte entsteht nun, indem man als erste Ziffer $y_1 = 3$ aufschreibt, dazu $y_2 = 11$ addiert. Bei mehr Zeilen, als hier vorliegen, würde nun y_3 hinzugefügt werden usf. bis zu dem y_i-Wert, der *oberhalb* der $\bar{m}$-Zeile steht. Da im vorliegenden Falle die dritte Zeile bereits die Zeile von $\bar{m}$ ist, ist also das Additionsverfahren mit der Hinzufügung von y_2 zu y_1 beendet. In der gleichen Weise geht man von dem letzten y_i-Wert, also von 1, aus, fügt den vorletzten hinzu, dann den vorvorletzten usf. bis zu dem y_i-Wert, der *unterhalb* der $\bar{m}$-Zeile steht. Im vorliegenden Falle hat man wieder nur eine Addition auszuführen. Damit ist die dritte Spalte gewonnen. In genau derselben Weise werden die Ziffern der vierten Spalte berechnet, indem man die Werte der dritten zugrunde legt. Man hat somit folgendes Schema:

1.	2.	3.	4.
x_i	y_i		
2	3	3	3
4	11	14	$\boxed{17}$
$\bar{m} = 6$	6		
8	3	4	$\boxed{5}$
10	1	1	1

Man erhält die umrandeten Ziffern 17 und 5 oberhalb bzw. unterhalb der $\bar{m}$-Zeile. Die Differenz $5 - 17$, dividiert durch den Umfang 24 der Verteilung, also $-\frac{1}{2}$, ist dann das an $\bar{m}$ anzubringende Korrektionsglied, jedoch gemessen in der *Intervallänge* als Einheit. Da die Intervallänge hier gleich 2 ist, muß das Korrektionsglied noch mit 2 multipliziert werden, um es in der für die x_i gültigen Einheit zu erhalten. Es lautet somit endgültig gleich $- 1$, und der Mittelwert wird wieder

$$m = 6 - 1 = 5.$$

Ehe wir die Richtigkeit des Verfahrens allgemein beweisen, werde es noch einmal an dem Beispiel von *Pleuronectes* nachgeprüft. Die Anordnung sei wieder vertikal.

---

1) H. Günther, Die Variabilität der Organismen. Leipzig, 1935. S. 20.

In der ersten Spalte stehen die Strahlenzahlen, in der zweiten die zugehörigen Häufigkeiten, in der dritten sind diese fortlaufend zueinander von oben bzw. von unten addiert bis zur Zeile von $\overline{m} = 54$, dem provisorischen Mittelwert. Die vierte Spalte ist durch dasselbe Verfahren aus der

1.	2.	3.	4.
x_i	y_i		
47	5	5	5
48	2	7	12
49	13	20	32
50	23	43	75
51	58	101	176
52	96	197	373
53	134	331	$\boxed{704}$
$\overline{m} = 54$	127		
55	111	245	$\boxed{473}$
56	74	134	228
57	37	60	94
58	16	23	34
59	4	7	11
60	2	3	4
61	1	1	1
	$\sum y_i$ $= 703 = n$		

dritten abgeleitet, wie die dritte aus der zweiten. Die Differenz der eingerahmten Zahlen $473 - 704$, dividiert durch den Umfang 703 der Verteilung, ergibt das Korrektionsglied, das zu dem provisorischen Mittelwert hinzugefügt werden muß. Da die Intervallgröße der x jetzt gleich 1 ist, liegt bereits das richtige Korrektionsglied vor. Somit wird das arithmetische Mittel

$$m = \overline{m} + \frac{473 - 704}{703} = 54 - \frac{231}{703} = 53{,}67\,.$$

Bei diesem Verfahren sind, wie man sieht, lediglich Summationen auszuführen. Es heißt daher das Summenverfahren.

Der mathematische Beweis für die Richtigkeit des Verfahrens ergibt sich sofort, wenn man die gleiche Rechnung allgemein durchführt. Wir wollen dabei zunächst die Intervallgröße der x wie in dem letzten Beispiel gleich 1 annehmen. An Stelle von x_1 wird $a + 1$, an Stelle von x_2 somit $a + 2$ usf. geschrieben. Der eben aufgestellten Tabelle entspricht dann die nächste Tabelle.

1.	2.	3.	4.
x_i	y_i		
$a+1$	y_1	y_1	y_1
$a+2$	y_2	y_1+y_2	$2\,y_1+y_2$
$a+3$	y_3	$y_1+y_2+y_3$	$3\,y_1+2\,y_2+y_3$
. . . .	. . .	. . . . . .	. . . .
$a+k-1$	y_{k-1}	$y_1+y_2+y_3+\cdots+y_{k-1}$	$\boxed{(k-1)\,y_1+(k-2)\,y_2+(k-3)\,y_3+\cdots+y_{k-1}}$
$\overline{m}=a+k$	y_k		
$a+k+1$	y_{k+1}	$y_r+y_{r-1}+y_{r-2}+\cdots+y_{k+1}$	$\boxed{(r-k)\,y_r+(r-k-1)\,y_{r-1}+(r-k-2)\,y_{r-2}+\cdots+y_{k+1}}$
. . . .	. . .	. . . .	. . . .
$a+r-2$	y_{r-2}	$y_r+y_{r-1}+y_{r-2}$	$3\,y_r+2\,y_{r-1}+y_{r-2}$
$a+r-1$	y_{r-1}	y_r+y_{r-1}	$2\,y_r+y_{r-1}$
$a+r$	y_r	y_r	y_r
	n		

An Stelle der Zahlen 704 und 473 erhält man die Ausdrücke

$$\delta_1 = (k-1)y_1 + (k-2)y_2 + (k-3)y_3 + \cdots\cdots\cdots + y_{k-1},$$

$$\delta_2 = (r-k)y_r + (r-k-1)y_{r-1} + (r-k-2)y_{r-2} + \cdots + y_{k+1}.$$

Behauptet wird, daß $\qquad \overline{m} + \dfrac{\delta_2-\delta_1}{n}$

gleich dem Mittelwert m ist. Nun ist

$$\delta_2 - \delta_1 = (r-k)y_r + (r-k-1)y_{r-1} + \cdots + y_{k+1}$$
$$- y_{k-1} - \cdots - (k-2)y_2 - (k-1)y_1.$$

Führt man an Stelle der benützten a die x_i wieder ein, setzt man also

$$x_i = a + i,$$

so folgt weiter $\qquad x_i - \overline{m} = a + i - (a+k) = i - k$

und $\qquad x_1 - \overline{m} = -(k-1), \qquad x_2 - \overline{m} = -(k-2), \ldots$

$$x_r - \overline{m} = r - k, \qquad x_{r-1} - \overline{m} = r - k - 1, \ldots$$

Führt man ferner in $\delta_2 - \delta_1$ an Stelle $r - k, r - k - 1, \ldots$ die linken Seiten dieser Gleichungen ein, so ergibt sich

$$\delta_2 - \delta_1 = (x_r - \overline{m}) y_r + (x_{r-1} - \overline{m}) y_{r-1} + \cdots + (x_{k+1} - \overline{m}) y_{k+1}$$
$$+ (x_k - \overline{m}) y_k + (x_{k-1} - \overline{m}) y_{k-1} + \cdots + (x_2 - \overline{m}) y_2 + (x_1 - \overline{m}) y_1$$
$$= \sum_{i=1}^{r} x_i y_i - n\overline{m},$$

folglich
$$\overline{m} + \frac{\delta_2 - \delta_1}{n} = \frac{1}{n} \sum_{i=1}^{r} x_i y_i = m,$$

womit der Beweis beendet ist.

Wir haben nur noch festzustellen, in welcher Weise das Summenverfahren abzuändern ist, wenn die x-Intervalle zwar gleich, aber nicht gleich der Einheit sind. Ist etwa d die Intervallbreite, so denken wir uns d als neue Maßeinheit eingeführt. Dann bleibt das Summenverfahren in der bisherigen Form gültig, nur hat man zu beachten, daß das Korrektionsglied nunmehr in d-Einheiten berechnet worden ist. In der Ausgangseinheit erhält man also das Korrektionsglied, indem man es mit d multipliziert. Es gilt somit allgemein:

Satz 8: *Mit Benutzung des provisorischen Mittelwertes $\overline{m}$ und der zugehörigen Größen δ_1 und δ_2 ist der Mittelwert*

$$m = \overline{m} + \frac{\delta_2 - \delta_1}{n} \cdot d,$$

wobei n der Umfang der Verteilung und d die Klassenbreite ist.

Als letztes Beispiel werde in der folgenden Tabelle das Beispiel von § 2, die Untersuchung der roten Blutkörperchen, behandelt. Es ist $\overline{m} = 7,2\,\mu$ der provisorische Mittelwert und $d = 0,4\,\mu$ ($\mu = \frac{1}{1000}$ mm). Man hat daher

$$\frac{\delta_2 - \delta_1}{n} = \frac{1278 - 1021}{2000}$$
$$= 0,1285,$$

$$m = \overline{m} + \frac{\delta_2 - \delta_1}{n} \cdot d$$
$$= 7,2 + 0,1285 \cdot 0,4$$
$$= 7,2 + 0,0514$$
$$= 7,251.$$

1.	2.	3.	4.
x_i	y_i		
5,6 μ	5	5	5
6,0	78	83	88
6,4	144	227	315
6,8	479	706	$\boxed{1021 = \delta_1}$
$\overline{m} = 7,2$	542		
7,6	358	752	$\boxed{1278 = \delta_2}$
8,0	279	394	526
8,4	99	115	132
8,8	15	16	17
9,2	1	1	1
	2000		

Aufgaben: 1. In $n = 178$ Hülsen von *Indigofera australis* waren folgende Samenzahlen gefunden worden (§ 1):

x_i	3	4	5	6	7	8	9	10	11
y_i	1	2	8	13	22	45	63	23	1

Es ist das arithmetische Mittel nach dem Summenverfahren zu berechnen, wobei als provisorischer Mittelwert einmal $\overline{m} = 8$ und sodann $\overline{m} = 9$ benutzt werde.

Lösung: $m = 8{,}15$.

2. Die Höhen von 125 neunjährigen Kiefern ergaben folgende Verteilung auf Klassen von 10 cm Breite, wobei x_i die Klassenmitte bedeutet:

x_i	60	70	80	90	100	110	120	130	140	150	160	cm
y_i	1	1	0	0	1	3	3	5	6	11	10	

x_i	170	180	190	200	210	220	230	240	250	260	270	cm
y_i	17	17,5	13,5	13	6	7	3	2	3	1	1	

Das arithmetische Mittel ist nach dem Summenverfahren zu berechnen.[1]

Lösung: Als provisorischer Mittelwert werde etwa $\overline{m} = 170$ genommen. Man erhält $m = 176{,}9$ cm.

3. Die Messungen von 100 Pollenkörnern der *Pinus cembra* aus Berchtesgaden lieferten folgendes Ergebnis[2]:

Teilstriche	32	33	34	35	36	37	38	39	40	41
Häufigkeit	3	3	11	16	18	18	17	10	3	1

Dabei war die Länge eines Teilstriches im Meßokular gleich $2{,}27\ \mu$. Das arithmetische Mittel ist direkt und nach dem Summenverfahren zu bestimmen.

Lösung: $m = 82{,}628\ \mu$.

4. Es ist folgender Satz zu beweisen: *Sei m der Mittelwert einer Verteilung K vom Umfang n und m' der Mittelwert einer Verteilung K' vom Umfang n'. Vereinigt man beide Verteilungen zu einer neuen K'', so ist deren Mittelwert*

$$m'' = \frac{n \cdot m + n'm'}{n + n'}.$$

Lösung: Die gegebenen Verteilungen seien

$$K = \begin{pmatrix} x_1, \ldots, x_r \\ y_1, \ldots, y_r \end{pmatrix}, \quad K' = \begin{pmatrix} x_1', \ldots, x_p' \\ y_1', \ldots, y_p' \end{pmatrix}.$$

1) Hinsichtlich halber Häufigkeiten vgl. S. 6.
2) J. Jaeschke, Zur Frage der Artdiagnose der Pinus silvestris, Pinus montana und Pinus cembra durch variationsstatistische Pollenmessungen. Beihefte zum Bot. Centralblatt **52**, 1935, Abt. B. Die dortige Berechnung S. 623 enthält infolge der umständlichen Methode Fehler.

Der Mittelwert der durch Vereinigung von K und K' entstandenen Verteilung[1]

$$K'' = \begin{pmatrix} x_1, & \ldots, & x_r, & x_1', & \ldots, & x_p' \\ y_1, & \ldots, & y_r, & y_1', & \ldots, & y_p' \end{pmatrix}$$

ist

$$m'' = \frac{y_1 x_1 + \cdots + y_r x_r + y_1' x_1' + \cdots + y_p' x_p'}{y_1 + \cdots + y_r + y_1' + \cdots + y_p'}.$$

Da die Mittelwerte von K bzw. K' gleich

$$m = \frac{y_1 x_1 + \cdots + y_r x_r}{y_1 + \cdots + y_r} \quad \text{bzw.} \quad m' = \frac{y_1' x_1' + \cdots + y_p' x_p'}{y_1' + \cdots + y_p'}$$

sind, wobei $y_1 + \cdots + y_r = n$, $y_1' + \cdots + y_p' = n'$ gilt, hat man in der Tat

$$m'' = \frac{n m + n' m'}{n + n'}.$$

Bemerkung: Dieser Satz ist insofern wichtig, weil er eine Vereinfachung der Rechnung gestattet für den Fall, daß eine Verteilung durch Hinzufügung weiterer Glieder erweitert werden soll. Z. B. hat die Verteilung

$$\begin{pmatrix} 5 & 6 & 7 & 8 & 9 \\ 2 & 3 & 5 & 4 & 1 \end{pmatrix}$$

mit dem Umfang $n = 2 + 3 + 5 + 4 + 1 = 15$ den Mittelwert

$$m = \frac{10 + 18 + 35 + 32 + 9}{15} = \frac{104}{15} = 6,93.$$

Man nehme etwa noch die Verteilung

$$\begin{pmatrix} 3 & 4 & 10 & 11 \\ 1 & 1 & 2 & 1 \end{pmatrix}$$

hinzu. Sie hat den Umfang $n' = 5$ und den Mittelwert

$$m' = \frac{3 + 4 + 20 + 11}{5} = \frac{38}{5} = 7,6.$$

Dann ist der Mittelwert der zusammengesetzten Verteilung

$$\begin{pmatrix} 3 & 4 & 5 & 6 & 7 & 8 & 9 & 10 & 11 \\ 1 & 1 & 2 & 3 & 5 & 4 & 1 & 2 & 1 \end{pmatrix}$$

nach dem Satze der Aufgabe 4 gleich

$$m'' = \frac{15 \cdot 6,93 + 5 \cdot 7,6}{20} = \frac{104 + 38}{20} = 7,1.$$

5. Gegeben seien p Verteilungen $K^{(1)}, K^{(2)}, K^{(3)}, \ldots, K^{(p)}$ mit den Umfängen $n^{(1)}, \ldots, n^{(p)}$. Sie werden zu einer einzigen Verteilung vereinigt. Es ist der Mittelwert dieser Verteilung zu berechnen, wenn die Mittelwerte der Einzelverteilungen bekannt sind.

Lösung: Es seien $m^{(1)}, \ldots, m^{(p)}$ die Mittelwerte der Einzelverteilungen $K^{(1)}, \ldots, K^{(p)}$. Der Umfang der Gesamtverteilung ist $n = n^{(1)} + \cdots + n^{(p)}$. Als gesuchter Mittelwert ergibt sich

$$m = \frac{n^{(1)} m^{(1)} + n^{(2)} m^{(2)} + \cdots + n^{(p)} m^{(p)}}{n}.$$

___

1) Eine Anordnung der Varianten nach ihrer Größe ist dabei nicht notwendig.

6. *Untersuchung der Körperhöhe schwedischer Männer von* Linders.[1])

Die folgende Tabelle gibt für 46981 Männer die Körperhöhe an. Die Untersuchung erfolgte in den Jahren 1922—1924. Alle Männer waren nicht unter 20 und nicht über 22 Jahre alt, stammten aus verschiedensten Volksschichten und Landschaften Schwedens und gehörten dem Heer oder der Marine an. Es ist das arithmetische Mittel zu bestimmen.

Körperhöhe cm	Häufigkeit	Körperhöhe cm	Häufigkeit	Körperhöhe cm	Häufigkeit
151,5	8	167,5	2337	183,5	535
152,5	7	168,5	2680	184,5	385
153,5	6	169,5	2865	185,5	277
154,5	13	170,5	3031	186,5	199
155,5	43	171,5	3115	187,5	143
156,5	69	172,5	3084	188,5	80
157,5	110	173,5	3093	189,5	56
158,5	179	174,5	2788	190,5	33
159,5	292	175,5	2732	191,5	28
160,5	450	176,5	2332	192,5	17
161,5	607	177,5	2161	193,5	13
162,5	851	178,5	1726	194,5	9
163,5	1112	179,5	1532	195,5	4
164,5	1359	180,5	1153	196,5	3
165,5	1672	181,5	926	197,5	1
166,5	2146	182,5	719		46 981

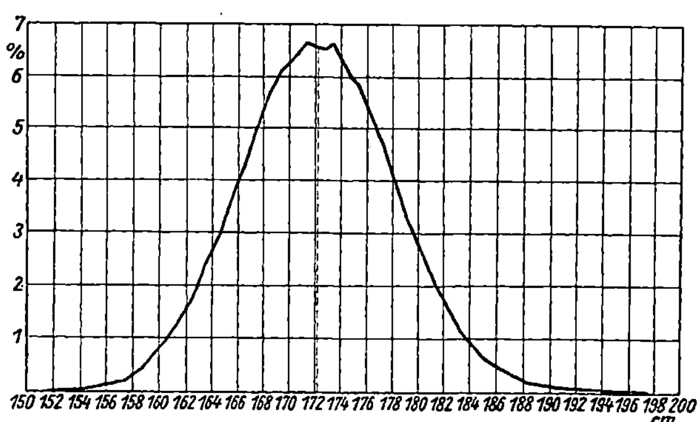

Abb. 15. Körperhöhe schwedischer Männer.

Lösung: Wegen des großen Umfanges kommt nur die Berechnung nach dem Summenverfahren in Betracht. Es wird

$$m = 172,23 \text{ cm.}$$

Die Verteilung ist in Abb. 15 graphisch dargestellt, wobei die Häufigkeiten in Prozenten des Gesamtumfanges ausgedrückt sind.

---

1) F. J. Linders, Contributions to the knowledge of the stature and its variation within different social strata in Sweden. Geografiska Annaler 1930, H. 1.

§ 12. Der Maximalwert (Dichtemittel).

Unter einem Mittelwert von n Zahlen $a_1, a_2, \ldots, a_n$ versteht man immer eine nach einem bestimmten Gesetz zu bildende Zahl, die höchstens gleich der größten und mindestens gleich der kleinsten der Zahlen a_i $(i = 1, 2, \ldots, n)$ ist. Das arithmetische Mittel hat diese Eigenschaft, aber es lassen sich natürlich auf unendlich viele Arten andere Mittelwerte definieren, denen diese Eigenschaft auch zukommt. In der Mathematik spielen z. B. das geometrische und das harmonische Mittel eine Rolle, für die statistischen Untersuchungen der Biologie kommen aber außer dem arithmetischen vor allem zwei andere Mittelwerte in Betracht, der *Maximalwert oder dichteste Wert* und der *Zentralwert.*

Für das als diskrete Verteilung gedachte Probebeispiel

$$\left\{ \begin{array}{ccccc} 2 & 4 & 6 & 8 & 10 \\ 3 & 11 & 6 & 3 & 1 \end{array} \right\}$$

ist $x_2 = 4$ der *Maximalwert*, d. h. derjenige x-Wert, für den y den größten Wert annimmt. Es sind auch mehrere Maximalwerte denkbar. Allgemein gilt

Definition 8: *Unter einem Maximalwert M einer diskreten Verteilung*

$$\left\{ \begin{array}{cccc} x_1, & x_2, & \ldots, & x_r \\ y_1, & y_2, & \ldots, & y_r \end{array} \right\}$$

versteht man einen solchen x_i-Wert M, für den das y_i am größten ist. Im Falle einer stetigen Verteilung ist M die Abszisse eines höchsten Punktes der Häufigkeitskurve, falls ein solcher existiert.[1]

Zur näherungsweisen Bestimmung von M für eine stetige Verteilung nehmen wir zunächst an, daß die gegebene Verteilung $\left\{ \begin{array}{c} x \\ y \end{array} \right\}$ nur *einen* größten y-Wert besitzt, den wir mit η_2 bezeichnen. ξ_2 sei die zugehörige Abszisse. Die beiden links und rechts von ξ_2 liegenden x-Werte seien ξ_1 und ξ_3, die zugehörigen Ordinaten η_1 und η_3 (Abb. 16). Durch die Punkte ξ_i, η_i des Häufigkeitspolygons $(i = 1, 2, 3)$ wird eine Parabel gelegt, deren Achse vertikal ist. Ihr höchster Punkt wird näherungsweise den Maximalwert M angeben, der einer Verteilung mit feinerer Klasseneinteilung zukommt. Die Parabel wird also als Näherungskurve für das einer solchen Verteilung entsprechende Häufigkeitspolygon aufgefaßt. Es mögen noch folgende Bezeichnungen gelten:

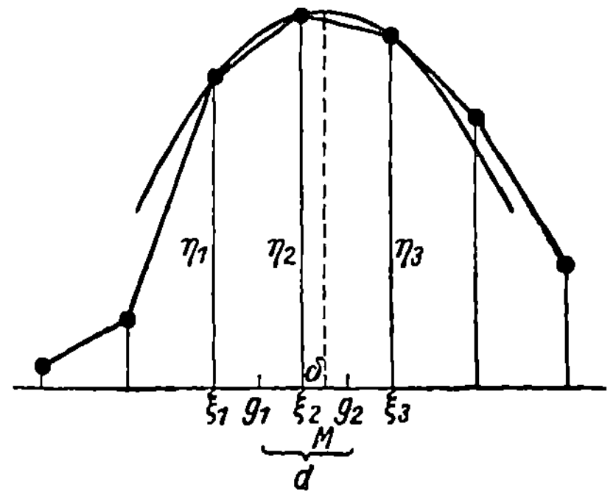

Abb. 16. Maximalwert.

$\delta = M - \xi_2$, $d = x_i - x_{i-1}$ (Klassenbreite), g_1 und g_2 Abszissen der Endpunkte des Intervalles, dessen Mittelpunkt ξ_2 ist. Dann gilt

---

[1] Man vergleiche hiezu § 31.

Satz 9: *Die Abszisse M des Maximalwertes einer stetigen Verteilung ist näherungsweise*

$$M = g_1 + \frac{\eta_1 - \eta_2}{\eta_1 + \eta_3 - 2\eta_2} \cdot d.$$

Beweis: Die Gleichung der Parabel setzen wir in der Form

$$y = ax^2 + b$$

an. Diese Gleichung stellt eine Parabel dar, deren höchster Wert bei $x = 0$ liegt, falls a negativ ist. Andernfalls wäre dies ihr kleinster Wert. Ihre Achse ist vertikal zur x-Achse, denn bei Vertauschung von x mit $-x$ ändert sich y nicht. In unserem Falle soll die höchste Stelle der Parabel bei $x = M$ liegen. Wir denken uns daher die Gleichung auf ein neues Koordinatensystem bezogen, dessen x-Achse die bisherige x-Achse ist, dessen y-Achse aber durch den Punkt mit der bisherigen Abszisse M geht und wieder nach oben gerichtet ist. Den Abszissen

$$\xi_1, \ \xi_2, \ \xi_3$$

entsprechen alsdann die Abszissen

$$-d - \delta, \ -\delta, \ d - \delta.$$

Die zugehörigen Ordinaten sind wie bisher

$$\eta_1, \ \eta_2, \ \eta_3.$$

Für diese drei Punkte muß die Gleichung der Parabel erfüllt sein, es muß also gelten

$$\eta_1 = a(d + \delta)^2 + b,$$
$$\eta_2 = a\delta^2 + b,$$
$$\eta_3 = a(d - \delta)^2 + b.$$

Hieraus folgt

$$\eta_1 - \eta_2 = \ \ \ 2a\delta d + ad^2,$$
$$\eta_3 - \eta_2 = -2a\delta d + ad^2.$$

Addition bzw. Subtraktion dieser beiden Gleichungen liefert

$$\eta_1 + \eta_3 - 2\eta_2 = 2ad^2,$$
$$\eta_1 - \ \ \ \eta_3 = 4a\delta d.$$

Hieraus folgt weiter

$$\delta = \frac{\eta_1 - \eta_3}{2(\eta_1 + \eta_3 - 2\eta_2)} \cdot d.$$

Für M ergibt sich somit

$$M = g_1 + \frac{d}{2} + \delta = g_1 + \frac{\eta_1 - \eta_2}{\eta_1 + \eta_3 - 2\eta_2} d,$$

w. z. b. w.

Auf das *Probebeispiel* angewendet, erhält man, wenn man es als stetige Verteilung betrachtet,

$$\xi_1 = 2, \ \xi_2 = 4, \ \ \xi_3 = 6,$$
$$\eta_1 = 3, \ \eta_2 = 11, \ \eta_3 = 6,$$
$$d = 2, \ g_1 = 3.$$

Folglich wird $\quad M = 3 + \dfrac{3 - 11}{3 + 6 - 22} \cdot 2 = 3 + \dfrac{16}{13} = 4{,}23.$

Aus der Ableitung des Wertes M ersieht man, daß die beiden benachbarten Häufigkeiten links und rechts von der größten Häufigkeit und nur diese auf M einen Einfluß haben. Ist die rechte Ordinate größer als die linke, so wird der Gipfelpunkt der Parabel nach rechts im umgekehrten Falle nach links verschoben sein. Man hat für M genauere Formeln aufgestellt, die M als Funktion der gesamten Verteilung liefern, doch wird im allgemeinen die oben angegebene Formel ausreichen.

Bemerkung zu Satz 9: Der Satz gilt auch dann noch, wenn zwei benachbarte Ordinaten größte Werte haben. M ist dann die Abszisse des Mittelpunktes zwischen ihren Fußpunkten.

Aufgaben: 1. Für die Körpergewichte von 71 Männern mit dem durchschnittlichen Lebensalter von 23 Jahren und einer Körpergröße von 159,5 bis 163,5 cm fand man folgende Verteilung:

Gewicht x in kg	54	59	64	69	74
Häufigkeit y	23	31	12	3	2

Der Maximalwert ist zu bestimmen.

Lösung: $M = 57,98$.

2. Für das Beispiel § 2 Aufg. 1 (Längen von Feuerbohnen) ist der Maximalwert zu bestimmen.

Lösung: $M = 23,62$.

3. Es ist die zum Maximalwert M gehörige größte Ordinate η zu berechnen.

Lösung:
$$\eta = \eta_2 - \frac{(\eta_1 - \eta_3)^2}{8\,(\eta_1 + \eta_3 - 2\,\eta_2)}.$$

Da der Nenner des Bruches negativ ist, weil η_2 die größte Ordinate ist, ist stets $\eta > \eta_2$, es sei denn, daß $\eta_1 = \eta_3$ und damit $\eta = \eta_2$, $M = \xi_2$ ist.

4. Einen anderen Näherungswert M' für den Maximalwert erhält man folgendermaßen: Man denkt sich, daß die Abnahme im Intervall von M' bis ξ_3 proportional zur Zunahme im Intervall von ξ_1 bis M' erfolgt, und daß die maximale Ordinate η' an der Stelle M' gleich η_2 ist. M' ist allgemein und speziell für das Beispiel § 2 Aufg. 1 zu bestimmen.

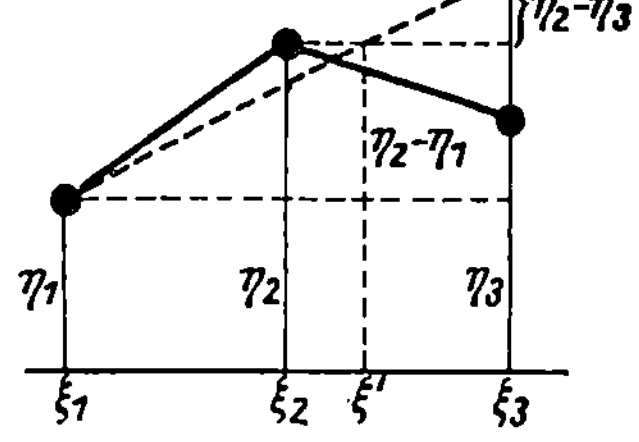

Abb. 17. Maximalwert.

Lösung (Abb. 17): Es ergibt sich M' aus der Proportion

$$\frac{\eta_2 - \eta_1}{\eta_2 - \eta_1 + \eta_2 - \eta_3} = \frac{M' - \xi_1}{2\,d}, \quad \text{also} \quad M' = \xi_1 + 2\,\frac{\eta_2 - \eta_1}{2\,\eta_2 - \eta_1 - \eta_3}\,d.$$

Für das Beispiel ist $M' = 23,73$.

§ 13. Der Zentralwert.

Gegeben sei wieder eine Verteilung, für welche das zugehörige Treppenpolygon konstruiert werde. Der *Zentralwert* der Verteilung hat eine einfache
geometrische Bedeutung. Es gilt nämlich:

Definition 9: *Unter dem Zentralwert einer Verteilung versteht man diejenige Abszisse z, für welche die zugehörige Ordinate die Fläche des Treppenpolygons in zwei gleiche Teile zerlegt.*

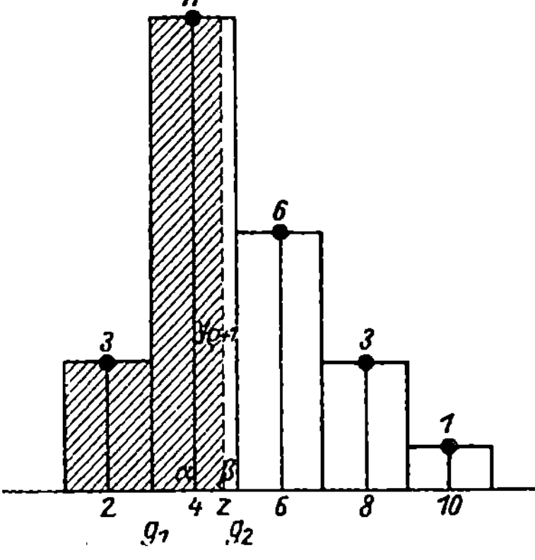

Abb. 18. Zentralwert.

In Abb. 18 ist das Treppenpolygon für
das Probebeispiel konstruiert worden. Von
links nach rechts haben die zu den Intervallen mit den Mittelpunkten

$$2 \qquad 4 \qquad 6 \qquad 8 \qquad 10$$

gehörenden Rechtecke die Flächeninhalte

$$6 \qquad 22 \qquad 12 \qquad 6 \qquad 2,$$

da die Intervallänge gleich 2 ist. Die gesuchte Ordinate muß in dem zweiten Rechteck liegen, denn die Summe der Flächen
der drei letzten Rechtecke ist 20, die
Summe der Flächen der beiden ersten
Rechtecke 28. Das zweite Rechteck ist also
derart in zwei Teilrechtecke mit den Grundlinien α und β zu zerlegen, daß

$$6 + 11\alpha = 11\beta + 20$$

wird. Da $\beta = 2 - \alpha$ ist, folgt

$$6 + 11\alpha = 22 - 11\alpha + 20,$$

$$\alpha = \frac{36}{22} = \frac{18}{11} = 1{,}64.$$

Die gesuchte Abszisse ist $\quad z = 3 + \alpha = 4{,}64.$

Damit ist der Zentralwert gewonnen. In der Abbildung ist der schraffierte
Flächenteil des Treppenpolygons gleich dem unschraffierten.

Allgemein findet man für die Verteilung

$$\left\{ \begin{array}{c} x_1, \, x_2, \, \ldots, \, x_r \\ y_1, \, y_2, \, \ldots, \, y_r \end{array} \right\}$$

den Zentralwert auf Grund des folgenden Satzes.

Satz 10: *Es sei g_1 der Anfangspunkt desjenigen Intervalls, in dem der
Zentralwert liegt, und zwar derart, daß*

$$g_1 \leqq z < g_1 + d$$

ist, wenn d die Intervallänge bedeutet. Ferner sei x_0 derjenige größte x-Wert, *der unterhalb g_1 liegt. Der Umfang der Verteilung sei n. Dann lautet der Zentralwert*

$$z = g_1 + \frac{d}{y_{\varrho+1}} \left(\frac{n}{2} - \sum_{i=1}^{\varrho} y_i \right).$$

Beweis: Es sei S_1 die Summe der Rechtecke unterhalb g_1 und S_2 die Summe der Rechtecke oberhalb $g_1 + d$. Es ist also

$$S_1 = d \sum_{i=1}^{\varrho} y_\varrho, \quad S_2 = d \sum_{i=\varrho+2}^{r} y_\varrho. \tag{1}$$

Die gesamte Fläche des Treppenpolygons ist demnach

$$S_1 + d\, y_{\varrho+1} + S_2 = nd. \tag{2}$$

Der Zentralwert z teile das Intervall von g_1 bis $g_1 + d$ in die Stücke α und β, wobei auch $\alpha = 0$ sein kann. Nach der Definition des Zentralwertes gilt dann

$$S_1 + \alpha y_{\varrho+1} = S_2 + \beta y_{\varrho+1}. \tag{3}$$

Nun ist
$$\alpha + \beta = d, \quad z - g_1 = \alpha,$$

folglich
$$\beta = d - z + g_1.$$

Setzt man die Ausdrücke für α und β in (3) ein, so wird

$$S_1 + (z - g_1)y_{\varrho+1} = S_2 + (d - z + g_1)y_{\varrho+1}.$$

Hieraus ergibt sich
$$z = g_1 + \frac{S_2 - S_1 + d\, y_{\varrho+1}}{2\, y_{\varrho+1}}. \tag{4}$$

Wegen (2) hat man
$$S_2 = nd - S_1 - d\, y_{\varrho+1}.$$

Somit nimmt (4) die Gestalt an

$$z = g_1 + \frac{\dfrac{n}{2}\,d - S_1}{y_{\varrho+1}}.$$

Setzt man für S_1 den Ausdruck (1) ein, so folgt in der Tat

$$z = g_1 + \frac{d}{y_{\varrho+1}} \left(\frac{n}{2} - \sum_{i=1}^{\varrho} y_i \right).$$

Das Intervall von g_1 bis $g_1 + d$ heißt das *Eingriffsintervall*.

Für das Beispiel der Längen von 558 Feuerbohnen soll nun der Zentralwert berechnet werden. Aus der Verteilungstabelle berechnen wir zu diesem Zwecke die Summen der Häufigkeiten.

Länge x_i in mm	17,5	18,5	19,5	20,5	21,5	22,5	23,5	24,5	25,5	26,5	27,5	28,5	29,5	30,5	31,5	32,5
Häufigkeit y_i	3	7	21	23	53	69	85	75	72	56	39	25	21	4	4	1
Summe der Häufigkeiten	3	10	31	54	107	176	261	336	408	464	503	528	549	553	557	558

Die halbe Bohnenzahl ist $\frac{n}{2} = 279$. Diese Zahl liegt zwischen den Häufigkeitssummen 261 und 336. Die erste dieser Zahlen ist die Summe der

Häufigkeiten bis zum Intervall mit dem Mittelpunkt 23,5, also dem Endpunkt 24. Es ist demnach das Intervall von 24 bis 25 das Eingriffsintervall und daher

$$g_1 = 24.$$

Ferner hat man $\quad d = 1, \quad y_{\varrho+1} = 75, \quad \sum_{i=1}^{\varrho} y_i = 261.$

Somit wird $\quad z = 24 + \dfrac{1}{75}(279 - 261) = 24 + \dfrac{18}{75} = 24,24.$

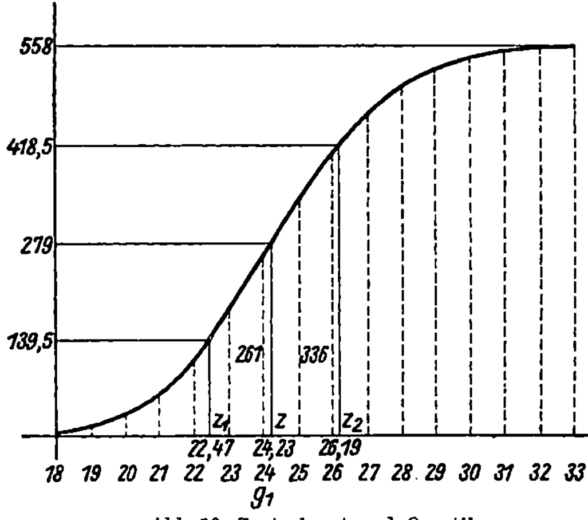

Abb. 19. Zentralwert und Quartil.

Die Formel des Satzes 10 kann man auch folgendermaßen als Proportion schreiben:

$$\frac{\dfrac{n}{2} - \sum\limits_{i=1}^{\varrho} y_i}{\sum\limits_{i=1}^{\varrho+1} y_i - \sum\limits_{i=1}^{\varrho} y_i} = \frac{z - g_1}{d},$$

denn der links stehende Nenner ist ja gleich $y_{\varrho+1}$. In dieser Gestalt hat die Formel eine einfache geometrische Bedeutung, die man aus dem Summenpolygon abliest. Abb. 19 stellt dieses Polygon für das Beispiel der Feuerbohnen dar, wobei die Häufigkeitssummen in den Intervallendpunkten 18, 19, ... als Ordinaten aufgetragen sind. Die Proportion lautet jetzt

$$\frac{279 - 261}{336 - 261} = \frac{z - 24}{1}.$$

Sie besagt nach dem Strahlensatz der ebenen Geometrie, daß z die Abszisse desjenigen Punktes des Summenpolygons ist, der die Ordinate $\dfrac{n}{2} = 279$ besitzt.

In gleicher Weise kann man die Abszissen z_1 und z_2 derjenigen Punkte aufsuchen, deren Ordinaten gleich $\dfrac{n}{4}$ bzw. $\dfrac{3n}{4}$ sind. In unserem Beispiel sind das die Werte $z_1 = 22,47$ und $z_2 = 26,19$. Damit ist dann der Umfang der Verteilung in vier gleiche Abschnitte geteilt, deren jedem 25% der Anzahl der Exemplare angehören. Die Größe

$$q = \frac{z_2 - z_1}{2}$$

wird als *Quartil* oder *wahrscheinliche Abweichung* bezeichnet. Sie spielte früher als Streuungsmaß eine Rolle.[1]) Die Zahlen z_1 und z_2 werden auch *unteres* bzw. *oberes Quartil* genannt.

Aufgaben: 1. Für die Durchmesser der roten Blutkörperchen (§ 2) ist der Zentralwert zu bestimmen.

Lösung: $z = 7{,}22$.

2. Die Gewichte von Männern im Alter von 20 bis 24 Jahren mit einer Körpergröße von 1,60 m verteilten sich folgendermaßen:

Gewicht in $\frac{1}{2}$ kg	100	105	110	115	120	125	130	135	140	145	150	155	160	165	170
Häufigkeit	3	6	23	48	56	86	78	45	30	22	11	3	3	1	1

Der Zentralwert ist zu bestimmen und in der graphischen Darstellung der Verteilung einzutragen.

Lösung: $z = 126{,}69$.

3. Zu den Varianten $x_1 = -2$, $x_2 = -1$, $x_3 = 0$, $x_4 = 1$, $x_5 = 2$ einer diskreten Verteilung sind die ganzzahligen positiven Häufigkeiten $y_1, \ldots, y_5$ so zu bestimmen, daß $n = 10$, $m = \frac{1}{2}$, $M = 1$, $z = \frac{3}{4}$ wird.

Lösung: $y_1 = 1$, $y_2 = 1$, $y_3 = 2$, $y_4 = 4$, $y_5 = 2$.

§ 14. Die Streuung (mittlere quadratische Abweichung).

Das arithmetische Mittel, der Maximalwert, der Zentralwert und der Umfang sind Größen, die zur Beschreibung einer Verteilung dienen. Bei geringer Variantenzahl können sie bereits zur vollständigen Charakterisierung einer Verteilung ausreichen, wie die letzte Aufgabe des § 13 zeigt. Im allgemeinen ist das aber keineswegs der Fall, nicht einmal näherungsweise, da, wenn nur jene vier Größen bekannt sind, die Häufigkeiten y_i um so unbestimmter werden, je größer die Zahl des Varianten x_i wird. Es können bei hinreichend großer Variantenzahl die verschiedensten Verteilungen demnach dieselben Werte m, M, z, n besitzen. Nun kommt es allerdings nicht darauf an, genau so viele Größen aus einer gegebenen Verteilung abzuleiten, daß umgekehrt durch diese Größen die y_i sämtlich berechnet werden können. Vielmehr will man die Art einer umfangreichen Verteilung gerade durch möglichst wenige Zahlen charakterisieren. Das ist auch im allgemeinen möglich, wie die Untersuchung der Ursachen einer biologischen Verteilung zeigen wird. Zu diesem Zweck aber reichen die bisher abgeleiteten Größen nicht aus. Man erkennt das aus der folgenden Betrachtung.

Wir wollen annehmen, daß zwei Verteilungen mit gleichem Umfang vorliegen, die beide vollkommen symmetrisch in bezug auf eine zur x-Achse

---

1) Vgl. § 14.

senkrechte Gerade gebaut sind. Z. B. seien die beiden folgenden Verteilungen gegeben, die in Abb. 20 in gleichen Maßstäben graphisch dargestellt sind:

$$\left\{ \begin{array}{ccccc} -2 & -1 & 0 & 1 & 2 \\ 1 & 3 & 12 & 3 & 1 \end{array} \right\},$$

$$\left\{ \begin{array}{ccccc} -2 & -1 & 0 & 1 & 2 \\ 2 & 4 & 8 & 4 & 2 \end{array} \right\}.$$

Für beide ist

$$n = 20, \quad m = M = z = 0.$$

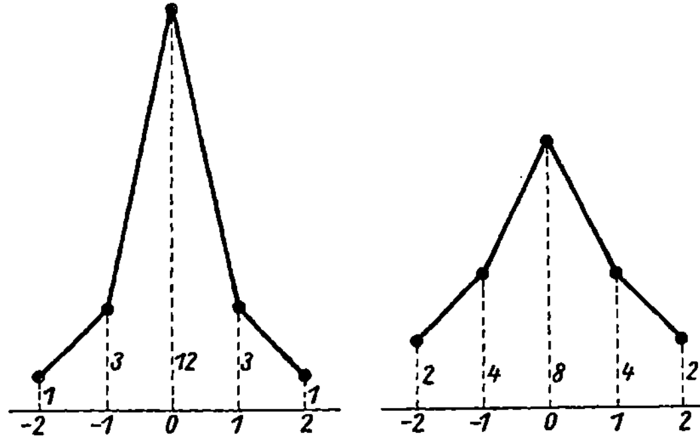

Abb. 20. Verschiedene Streuungen bei gleichem Umfang, Mittelwert, Maximalwert und Zentralwert.

Trotzdem unterscheiden sich beide wesentlich, da in der zweiten Verteilung die einzelnen Exemplare zerstreuter liegen als in der ersten. Wir suchen nun ein Maß, welches diese verschiedenen „Streuungen" bewertet. Ein früher benutztes Maß ist das bereits im vorigen Paragraphen erwähnte *Quartil*

$$q = \frac{z_2 - z_1}{2}.$$

Für die beiden Beispiele errechnet man

$$q = \frac{5}{12} \quad \text{bzw.} \quad q = \frac{3}{4}.$$

q ist also für das zweite Beispiel in der Tat größer als für das erste. Trotzdem ist das Quartil nur ein grobes Maß für die Streuung, denn auf Grund der Definition der Größen z_1 und z_2 würden sich diese nicht ändern, wenn man innerhalb oder außerhalb der Strecke $z_2 - z_1$ die y_i irgendwie so abändern würde, daß ihre Summen innerhalb bzw. außerhalb dieser Strecke unverändert bleiben. Demgegenüber ist ein Streuungsmaß erwünscht, das eine Funktion aller Glieder der Verteilung ist. Zu einem solchen werden wir durch eine einfache physikalische Überlegung geführt.

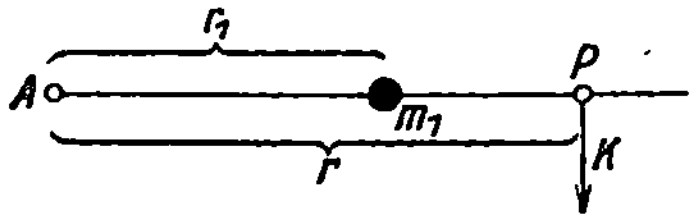

Wir denken uns (Abb. 21) im Punkte A senkrecht zur Zeichenebene eine Achse, um welche sich die starre Gerade AP drehen kann. In der Entfernung r_1 von A befinde sich auf AP ein Punkt mit der Masse m_1. In der Entfernung r von A greife im Punkte P senkrecht zu AP in der Zeichenebene die Kraft K an. K bewirkt eine beschleunigte Drehung der Geraden AP um die Achse in A. In der elementaren Mechanik wird gezeigt, daß die Winkelbeschleunigung, die durch K hervorgerufen wird,

Abb. 21.
Physikalische Deutung der Streuung.

$$\beta = \frac{K\,r}{m_1\,r_1^2}$$

ist. Die Kraft K wollen wir konstant annehmen, ebenso den Angriffspunkt und damit r. Dann wächst β mit abnehmendem m_1, und zwar ist β umgekehrt proportional zu m_1. Ferner wächst β mit abnehmendem r_1 und ist dem *Quadrat* von r_1 umgekehrt proportional. Sind auf der Geraden mehrere Massenpunkte in den Entfernungen $r_1, r_2, \ldots, r_k$ von A mit den Massen $m_1, m_2, \ldots, m_k$ angebracht, so gilt allgemeiner

$$\beta = \frac{K r}{T},$$

wobei
$$T = \sum_{i=1}^{k} m_i r_i{}^2$$

ist. T heißt das *Trägheitsmoment* der Massenpunkte in bezug auf die Rotationsachse. Bei gleichbleibender Gesamtmasse wird T um so kleiner, je näher die Massen an den Punkt A heranrücken. Damit hat T eine Eigenschaft, welche diese Größe als Streuungsmaß anwendbar macht.

Die vorstehende Überlegung wird folgendermaßen verwertet. Gegeben sei die Verteilung

$$\left\{ \begin{array}{c} x_1, x_2, \ldots, x_r \\ y_1, y_2, \ldots, y_r \end{array} \right\} .$$

mit dem Umfang n und dem arithmetischen Mittel m. In die Punkte $x_1, x_2, \ldots, x_r$ der x-Achse, welche die Gerade $A\,P$ vertritt, denken wir uns bzw. die Massen $y_1, y_2, \ldots, y_r$ gelegt. Die Rotationsachse gehe durch den Punkt mit der Abszisse m. Das Trägheitsmoment dieses Systems von Massenpunkten ist dann

$$T = \sum_{i=1}^{r} y_i (x_i - m)^2.$$

Nun wählen wir allerdings nicht T selbst als Streuungsmaß, sondern eine Größe σ, die aus T abgeleitet wird. Wir wollen nämlich dem gesuchten Streuungsmaß noch zwei wünschenswerte Bedingungen auferlegen, und zwar soll σ

1. unabhängig von der Gesamtmasse sein, und

2. soll es dieselbe Dimension wie x_i und m haben, um als Strecke gedeutet werden zu können.

Die erste Forderung erfüllt man, indem man T durch $n = \sum_{i=1}^{r} y_i$ dividiert. Dadurch werden die Massen y_i durch $\frac{y_i}{n}$ ersetzt, deren Summe 1 ist. Die zweite Forderung wird erfüllt, indem man die Quadratwurzel zieht. Somit gilt

Definition 10: *Unter der Streuung oder der mittleren quadratischen Abweichung versteht man die Größe*

$$\sigma = \sqrt{\frac{1}{n} \sum_{i=1}^{r} y_i (x_i - m)^2}.$$

Die Quadratwurzel werde positiv gewählt. Das Intervall von $m - \sigma$ bis $m + \sigma$ nennt man den Streuungsbereich.

Für σ sind auch folgende Benennungen üblich: *mittlere Abweichung, mittlerer Fehler, Schwankungsmaß* oder *Standardabweichung.*

Für das Probebeispiel

$$\left\{ \begin{array}{ccccc} 2 & 4 & 6 & 8 & 10 \\ 3 & 11 & 6 & 3 & 1 \end{array} \right\}$$

hat man $n = 24$, $m = 5$, folglich

$$\sigma = \sqrt{\frac{1}{24} [3(2-5)^2 + 11(4-5)^2 + 6(6-5)^2 + 3(8-5)^2 + 1(10-5)^2]}$$

$$= \sqrt{\frac{1}{24}(3 \cdot 9 + 11 + 6 + 3 \cdot 9 + 25)} = \sqrt{\frac{96}{24}} = 2.$$

Der Streuungsbereich reicht somit von 3 bis 7. Von den im ganzen vorhandenen 24 Exemplaren gehören ihm 17 an.

Die Größe
$$V = 100 \cdot \frac{\sigma}{m}$$

heißt nach K. Pearson *Variabilitätskoeffizient.* Für das Probebeispiel ist also $V = 40$.

Aufgaben: 1. Die Streuung für die beiden Beispiele S. 44 zu bestimmen.

Lösung: $\sigma = \sqrt{\frac{7}{10}} = 0{,}837$ bzw. $\sigma = \sqrt{\frac{6}{5}} = 1{,}095$.

2. Die Formel für die Streuung der Zweiklassenverteilung

$$\left\{ \begin{array}{cc} 0, & 1 \\ y_1, & y_2 \end{array} \right\}$$

aufzustellen.

Lösung: $\sigma = \frac{1}{n} \sqrt{y_1 y_2}$, wobei $n = y_1 + y_2$ ist.

3. Um verschiedene Verteilungen miteinander vergleichen zu können, ist es zweckmäßig, sie zu *normieren.* Das kann z. B. folgendermaßen geschehen[1]:
Anstelle der Verteilung $\left\{ \begin{array}{c} x \\ y \end{array} \right\}$ mit $\sum y_i = 100$ bildet man $\left\{ \begin{array}{c} x' \\ y' \end{array} \right\}$, wobei
$x_i' = \frac{100}{m} x_i$, $y_i' = \frac{m}{100\,d} y_i$ gesetzt ist ($m \neq o$ Mittelwert, d Klassenbreite der x_i).
Man normiere in dieser Weise das Probebeispiel und zeichne in die graphische Darstellung den neuen Streuungsbereich ein.

---

1) E. Creitinger, Vergleichbare Verteilungsbilder (Frequenzpolygone). Anthropol. Anzeiger 13, 1937, 282—291.

§ 15. Praktische Methoden zur Berechnung der Streuung.

Die direkte Berechnung der Streuung nach der im vorigen Paragraphen angegebenen Formel ist bei den in der Praxis vorkommenden Verteilungen zu umständlich. Wie beim arithmetischen Mittel kann man sie nach den beiden folgenden Methoden einfacher finden.

1. *Methode des provisorischen Mittelwertes.*

Nach Satz 7 wurde der Mittelwert m der Verteilung mit Benutzung eines provisorischen Mittelwertes $\overline{m}$ berechnet. Es war

$$m = \overline{m} + \mu,$$

wobei
$$\mu = \frac{1}{n} \sum_{i=1}^{r} (x_i - \overline{m})\, y_i$$

galt. Für die Streuung σ hat man nun

Satz 11: *Ist $m = \overline{m} + \mu$ der Mittelwert einer Verteilung vom Umfang n, so ist ihre Streuung*

$$\sigma = \sqrt{\frac{1}{n} \sum_{i=1}^{r} y_i (x_i - \overline{m})^2 - \mu^2}.$$

Beweis: Man hat

$$\frac{1}{n} \sum_{i=1}^{r} y_i (x_i - \overline{m})^2 = \frac{1}{n} \sum_{i=1}^{r} y_i (x_i - m + \mu)^2$$

$$= \frac{1}{n} \sum_{i=1}^{r} y_i \{ (x_i - m)^2 + 2\mu(x_i - m) + \mu^2 \}$$

$$= \frac{1}{n} \sum_{i=1}^{r} y_i (x_i - m)^2 + \frac{2\mu}{n} \sum_{i=1}^{r} y_i (x_i - m) + \frac{\mu^2}{n} \sum_{i=1}^{r} y_i .$$

Der letzte Ausdruck ist gleich μ^2, weil $\sum_{i=1}^{r} y_i = n$ ist. Die vorletzte Summe ist Null, denn es gilt

$$\sum_{i=1}^{r} y_i (x_i - m) = \sum_{i=1}^{r} x_i y_i - m \sum_{i=1}^{r} y_i = m \cdot n - m \cdot n = 0 .$$

Man findet somit

$$\frac{1}{n} \sum_{i=1}^{r} y_i (x_i - \overline{m})^2 = \frac{1}{n} \sum_{i=1}^{r} y_i (x_i - m)^2 + \mu^2,$$

also
$$\sigma^2 = \frac{1}{n} \sum_{i=1}^{r} y_i (x_i - \overline{m})^2 - \mu^2$$

nach Definition 10.

Das Probebeispiel $\left\{ \begin{matrix} 2 & 4 & 6 & 8 & 10 \\ 3 & 11 & 6 & 3 & 1 \end{matrix} \right\}$

zeigt, daß die Berechnung der Streuung nach diesem Satze einfacher ist. Setzt man nämlich $\overline{m} = 6$, so folgt wegen $m = 5$

$$\mu = -1.$$

Man hat also

$$\sigma^2 = \frac{1}{24}\left(3 \cdot (-4)^2 + 11\,(-2)^2 + 3 \cdot 2^2 + 1 \cdot 4^2\right) - 1$$

$$= \frac{1}{24}\,(4 \cdot 16 + 14 \cdot 4) - 1 = \frac{1}{24} \cdot 4 \cdot 30 - 1 = 4,$$

$$\sigma = 2.$$

Die vorteilhafteste Methode ist aber wie beim arithmetischen Mittel

2. *Das Summenverfahren.*

Es werde wieder am Beispiel der Strahlenzahlen von *Pleuronectes* erläutert. Die Tabelle von S. 31 wird jetzt durch eine 5. Spalte ergänzt, die wieder so berechnet wird wie die 3. aus der 2. oder die 4. aus der 3.

1.	2.	3.	4.	5.
x_i	y_i			
47	5	5	5	5
48	2	7	12	17
49	13	20	32	49
50	23	43	75	124
51	58	101	176	300
52	96	197	373	673
53	134	331	$\boxed{704 = \delta_1}$	$\boxed{1377 = \varepsilon_1}$
$\overline{m} = 54$	127			
55	111	245	$\boxed{473 = \delta_2}$	$\boxed{845 = \varepsilon_2}$
56	74	134	228	372
57	37	60	94	144
58	16	23	34	50
59	4	7	11	16
60	2	3	4	5
61	1	1	1	1
	$n = 703$			

Ebenso wie die Zahlen δ_1 und δ_2 in der 4. Spalte erhält man jetzt die Zahlen ε_1 und ε_2 in der 5. Spalte. Ist nun allgemein d die Intervallbreite, so gilt

Satz 12: *Die Streuung σ ist gegeben durch die Formel*

$$\sigma = \sqrt{\frac{2(\varepsilon_1 + \varepsilon_2) - (\delta_1 + \delta_2)}{n} - \mu^2} \cdot d,$$

wobei $\mu = \dfrac{\delta_2 - \delta_1}{n}$ *das Korrektionsglied für den provisorischen Mittelwert bedeutet.*

B e w e i s : Bildet man für die allgemeine Tabelle S. 32 mit $d = 1$ die 5. Spalte in der angegebenen Weise, so lautet sie

$$y_1$$
$$3\,y_1 + y_2$$
$$\cdot \quad \cdot \quad \cdot \quad \cdot$$
$$\frac{k(k-1)}{2}\,y_1 + \frac{(k-1)(k-2)}{2}\,y_2 + \cdots + y_{k-1} = \varepsilon_1$$
$$\frac{(r-k+1)(r-k)}{2}\,y_r + \frac{(r-k)(r-k-1)}{2}\,y_{r-1} + \cdots + y_{k+1} = \varepsilon_2$$
$$\cdot \ \cdot \ \cdot \ \cdot \ \cdot \ \cdot \ \cdot \ \cdot \ \cdot \ \cdot \ \cdot \ \cdot \ \cdot \ \cdot \ \cdot$$
$$3\,y_r + y_{r-1}$$
$$y_r,$$

denn es gilt allgemein für jede positive ganze Zahl ϱ die Beziehung (vgl. Aufg. 2, S. 24)

$$1 + 2 + \cdots + \varrho = \frac{\varrho(\varrho + 1)}{2}.$$

Ferner hatten wir

$$\delta_1 = (k-1)\,y_1 + (k-2)\,y_2 + \cdots + y_{k-1},$$
$$\delta_2 = (r-k)\,y_r + (r-k-1)\,y_{r-1} + \cdots + y_{k+1}.$$

Zu zeigen ist, daß

$$\frac{2(\varepsilon_1 + \varepsilon_2) - (\delta_1 + \delta_2)}{n} = \frac{1}{n} \sum_{i=1}^{r} (x_i - \overline{m})^2 \cdot y_i$$

ist. Wegen $x_i - \overline{m} = i - k$ (S. 32) hat man also die Formel

$$2(\varepsilon_1 + \varepsilon_2) - (\delta_1 + \delta_2) = \sum_{i=1}^{r} (i - k)^2\, y_i$$

zu beweisen. In der Tat ist

$$2\,\varepsilon_1 - \delta_1 = \sum_{i=1}^{k-1} (k-i+1)(k-i)\,y_i - \sum_{i=1}^{k-1} (k-i)\,y_i = \sum_{i=1}^{k-1} (k-i)^2\, y_i.$$

$$2\,\varepsilon_2 - \delta_2 = \sum_{i=k+1}^{r} (i-k+1)(i-k)\,y_i - \sum_{i=k+1}^{r} (i-k)\,y_i = \sum_{i=k+1}^{r} (i-k)^2\, y_i.$$

Im Falle $d \neq 1$ hat man endlich noch mit d zu multiplizieren.

Für das Beispiel gilt

$$\frac{2(\varepsilon_1 + \varepsilon_2) - (\delta_1 + \delta_2)}{n} = \frac{4444 - 1177}{703} = \frac{3267}{703} = 4{,}65,$$

$$\mu = \frac{\delta_2 - \delta_1}{n} = -\frac{231}{703} = -0{,}329, \quad \mu^2 = 0{,}108,$$

$$\sigma^2 = 4{,}54, \quad \sigma = 2{,}13.$$

Die Streuung σ ist im Falle stetiger Verteilungen von der Intervallbreite abhängig. Bei großer Klassenbreite wird σ zu groß ausfallen gegenüber einer Bestimmung von σ für dieselbe Verteilung bei kleiner Klassenbreite. Das erkennt man leicht aus der physikalischen Deutung von σ. Sheppard hat gezeigt, daß man daher bei der Intervallbreite d besser den Wert

$$\sigma' = \sqrt{\sigma^2 - \frac{d^2}{12}}$$

an Stelle von σ benutzt.

Aufgaben: 1. Nach dem Summenverfahren ist die Streuung für das Probebeispiel zu berechnen.

Lösung: $\sigma = 2$.

2. Nach dem Summenverfahren sind die Streuungen für die beiden Beispiele S. 44 zu bestimmen.

Lösung: $\sigma = 0{,}837$ bzw. $\sigma = 1{,}095$.

3. Für *Indigofera australis* (§ 1) ist die Streuung zu bestimmen.

Lösung: $\sigma = 1{,}425$.

4. Für die Körperhöhe schwedischer Männer nach Linders (S. 36) ist die Streuung zu berechnen.

Lösung: $\sigma = 5{,}93$.

§ 16. Das Verhalten des Mittelwertes und der Streuung bei Zusammensetzung mehrerer Verteilungen.

In diesem Paragraphen sollen einige rein mathematische Eigenschaften des Mittelwertes m und der Streuung σ abgeleitet werden, von denen später Gebrauch gemacht wird. Ein erster Satz betrifft das Verhalten von m, wenn der Maßstab auf der x-Achse geändert wird. Eine solche Änderung bewirkt, daß die Varianten

$$x_1, x_2, \ldots, x_r$$

in die Varianten

$$\alpha x_1, \alpha x_2, \ldots, \alpha x_r$$

übergehen, wobei α eine von Null verschiedene Zahl ist, während die zugehörigen Häufigkeiten

$$y_1, y_2, \ldots, y_r$$

natürlich ungeändert bleiben. Dann gilt

Satz 13: *Ist $m(x)$ der Mittelwert der Verteilung $\left\{ \begin{matrix} x \\ y \end{matrix} \right\}$ und $m(\alpha x)$ der Mittelwert der Verteilung $\left\{ \begin{matrix} \alpha x \\ y \end{matrix} \right\}$, so ist*

$$m(\alpha x) = \alpha m(x).$$

Beweis: Es ist
$$m(x) = \frac{1}{n}\sum_{i=1}^{r} x_i\, y_i,$$

$$m(\alpha x) = \frac{1}{n}\sum_{i=1}^{r}\alpha\, x_i\, y_i = \frac{\alpha}{n}\sum_{i=1}^{r} x_i\, y_i = \alpha\, m(x).$$

Ein entsprechender Satz gilt für die Streuung:

Satz 14: *Ist $\sigma(x)$ die Streuung der Verteilung $\left\{\begin{matrix} x \\ y \end{matrix}\right\}$ und $\sigma(\alpha x)$ die Streuung der Verteilung $\left\{\begin{matrix} \alpha x \\ y \end{matrix}\right\}$, so ist*

$$\sigma(\alpha x) = |\alpha|\,\sigma(x).$$

Beweis: Man hat $\quad \sigma^2(x) = \frac{1}{n}\sum_{i=1}^{r}(x_i - m(x))^2\, y_i,$

$$\sigma^2(\alpha x) = \frac{1}{n}\sum_{i=1}^{r}(\alpha\, x_i - m(\alpha x))^2\, y_i = \frac{\alpha^2}{n}\sum_{i=1}^{r}(x_i - m(x))^2\, y_i = \alpha^2\,\sigma(x),$$

also
$$\sigma(\alpha x) = |\alpha|\,\sigma(x),$$

da die Streuung stets ≥ 0 ist.

Bisher wurden die $x_1, x_2, \ldots, x_r$ voneinander verschieden angenommen und nach ihrer Größe geordnet. Für die Bildung des Mittelwertes und der Streuung ist das nicht notwendig. Wir können z. B. an Stelle der einen Varianten x_i mit der Häufigkeit y_i diese Variante so oft aufschreiben, als ihre Häufigkeit y_i angibt. Geschieht das für alle Varianten, so erhalten wir etwa die Reihe der Varianten $x_1, x_2, \ldots, x_k$, die jetzt teilweise einander gleich sein werden und alle die Häufigkeit 1 besitzen.

Der Mittelwert lautet dann
$$m = \frac{1}{k}\sum_{i=1}^{k} x_i,$$

und für die Streuung σ gilt
$$\sigma^2 = \frac{1}{k}\sum_{i=1}^{k}(x_i - m)^2.$$

In dieser Weise wollen wir im folgenden Mittelwert und Streuung ansetzen.

Gegeben seien jetzt an Stelle der $x_1, x_2, \ldots, x_k$ die Werte

$$z_{11}, z_{12}, \ldots, z_{1s};\ z_{21}, z_{22}, \ldots, z_{2s};\ \ldots;\ z_{n1}, z_{n2}, \ldots, z_{ns}.$$

Es sind das n Gruppen von je s Werten. Der Mittelwert der sämtlichen Werte sei μ, so daß

$$\mu = \frac{1}{ns}\sum_{i=1}^{n}\sum_{\varrho=1}^{s} z_{i\varrho}$$

gilt. Den Mittelwert der $i$ten Gruppe, nämlich $z_{i1}, z_{i2}, \ldots, z_{is}$, bezeichnen wir mit μ_i, so daß

$$\mu_i = \frac{1}{s}\sum_{\varrho=1}^{s} z_{i\varrho} \qquad\qquad (i = 1, 2, \ldots, n)$$

ist. Die Streuung der i-ten Gruppe sei σ_i, die der sämtlichen Werte sei σ. Dann gilt zunächst

Satz 15: *Der Mittelwert μ der Zahlen $z_{i\varrho}$ $(i = 1, 2, \ldots, n; \varrho = 1, 2, \ldots, s)$ hängt mit den Mittelwerten μ_i der Zahlengruppen $z_{i\varrho}$ $(\varrho = 1, 2, \ldots, s)$ vermöge der Beziehung*

$$\mu = \frac{1}{n} \sum_{i=1}^{n} \mu_i$$

zusammen.

Von diesem einfachen Satze machen wir eine Anwendung. Es seien zwei Variantenreihen

$$x_1, x_2, \ldots, x_n; \; y_1, y_2, \ldots, y_s$$

gegeben. Wir bilden aus diesen die Variantenreihe

$$x_i + y_\varrho$$
$$(i = 1, 2, \ldots, n; \varrho = 1, 2, \ldots, s),$$

also die Zahlenreihe

$$x_1 + y_1, \; x_1 + y_2, \ldots, x_1 + y_s, \; x_2 + y_1, \; x_2 + y_2, \ldots, x_n + y_s.$$

Dann gilt

Satz 16: *Ist $m(x)$ der Mittelwert der $x_1, x_2, \ldots, x_n$ und $m(y)$ der Mittelwert der $y_1, y_2, \ldots, y_s$, so ist der Mittelwert der Zahlen $x_i + y_\varrho$ $(i = 1, 2, \ldots, n; \varrho = 1, 2, \ldots, s)$*

$$m(x + y) = m(x) + m(y).$$

Beweis: Es ist im Sinne des Satzes 15 $x_i + y_\varrho$ $(\varrho = 1, 2, \ldots, s)$ die i-te Zahlengruppe. Ihr Mittelwert ist

$$\mu_i = \frac{1}{s} \sum_{\varrho=1}^{s} (x_i + y_\varrho) = x_i + \frac{1}{s} \sum_{\varrho=1}^{s} y_\varrho = x_i + m(y),$$

und nach Satz 15 gilt

$$\mu = m(x + y) = \frac{1}{n} \sum_{i=1}^{n} \mu_i = \frac{1}{n} \sum_{i=1}^{n} (x_i + m(y))$$

$$= \frac{1}{n} \sum_{i=1}^{n} x_i + m(y) = m(x) + m(y).$$

Entsprechend beweist man unter den gleichen Voraussetzungen den

Satz 17: *Der Mittelwert der Zahlen $x_i \cdot y_\varrho$ $(i = 1, 2, \ldots, n; \varrho = 1, 2, \ldots, s)$ ist*

$$m(xy) = m(x) \cdot m(y).$$

Wir suchen weiter eine *Beziehung*, welche die Streuung σ der Zahlen $z_{i\varrho}$ durch die Streuungen σ_i ausdrückt.

Es ist nach der Definition der Streuung

$$\sigma^2 = \frac{1}{ns} \sum_{i=1}^{n} \sum_{\varrho=1}^{s} (z_{i\varrho} - \mu)^2,$$

also

$$\sigma^2 = \frac{1}{ns} \left(\sum_{i=1}^{n} \sum_{\varrho=1}^{s} z_{i\varrho}^2 - 2\mu \sum_{i=1}^{n} \sum_{\varrho=1}^{s} z_{i\varrho} + \sum_{i=1}^{n} \sum_{\varrho=1}^{s} \mu^2 \right)$$

$$= \frac{1}{ns} \left(\sum_{i=1}^{n} \sum_{\varrho=1}^{s} z_{i\varrho}^2 - ns\mu^2 \right).$$

Nun formen wir die Doppelsumme folgendermaßen um:

$$\sum_{i=1}^{n} \sum_{\varrho=1}^{s} z_{i\varrho}^2 = \sum_{i=1}^{n} \sum_{\varrho=1}^{s} (z_{i\varrho} - \mu_i + \mu_i)^2$$

$$= \sum_{i=1}^{n} \sum_{\varrho=1}^{s} (z_{i\varrho} - \mu_i)^2 + 2 \sum_{i=1}^{n} \sum_{\varrho=1}^{s} \mu_i(z_{i\varrho} - \mu_i) + \sum_{i=1}^{n} \sum_{\varrho=1}^{s} \mu_i^2$$

$$= \sum_{i=1}^{n} \left(\sum_{\varrho=1}^{s} (z_{i\varrho} - \mu_i)^2 + 2 \sum_{\varrho=1}^{s} \mu_i (z_{i\varrho} - \mu_i) + \sum_{\varrho=1}^{s} \mu_i^2 \right).$$

Nach der Definition der Streuung ist

$$\sigma_i^2 = \frac{1}{s} \sum_{\varrho=1}^{s} (z_{i\varrho} - \mu_i)^2$$

und nach der Definition des Mittelwertes

$$\sum_{\varrho=1}^{s} (z_{i\varrho} - \mu_i) = 0 .$$

Daher erhält man
$$\sum_{i=1}^{n} \sum_{\varrho=1}^{s} z_{i\varrho}^2 = \sum_{i=1}^{n} (s\sigma_i^2 + s\mu_i^2)$$

und
$$\sigma^2 = \frac{1}{n} \sum_{i=1}^{n} (\sigma_i^2 + \mu_i^2) - \mu^2 .$$

Das gesuchte Ergebnis lautet somit:

S a t z 18: *Gegeben seien $n \cdot s$ Zahlen $z_{i\varrho}$ ($i = 1, 2, \ldots, n$; $\varrho = 1, 2, \ldots, s$). μ sei ihr Mittelwert. Mit μ_i und σ_i werden Mittelwert und Streuung der i-ten Zahlenserie*

$$z_{i1}, z_{i2}, \ldots, z_{is} \qquad (i = 1, 2, \ldots, n)$$

bezeichnet. Dann gilt für die Streuung σ sämtlicher Zahlen die Formel

$$\sigma^2 + \mu^2 = \frac{1}{n} \sum_{i=1}^{n} (\sigma_i^2 + \mu_i^2) .$$

Aus dieser Beziehung kann man mancherlei wichtige Folgerungen ableiten, z. B.

S a t z 19: *Ist $\sigma(x)$ die Streuung der Zahlen $x_1, x_2, \ldots, x_n$ und $\sigma(y)$ die Streuung der Zahlen $y_1, y_2, \ldots, y_s$, so besitzt die Zahlenreihe*

$$z_{i\varrho} = x_i + y_\varrho$$
$$(i = 1, 2, \ldots, n; \varrho = 1, 2, \ldots, s)$$

die Streuung $\sigma(x + y)$, wobei

$$\sigma^2(x + y) = \sigma^2(x) + \sigma^2(y) \qquad \text{ist.}$$

Beweis: Wir wenden den vorigen Satz an. Mit $m(x)$ werde der Mittelwert der x_i, mit $m(y)$ der Mittelwert der y_ϱ bezeichnet. Dann gilt

$$\sigma_i = \sigma(y), \quad \mu_i = x_i + m(y), \quad \mu = m(x) + m(y)$$

und es folgt
$$\sigma^2 = \sigma^2(y) + \frac{1}{n} \sum_{i=1}^{n} (x_i + m(y))^2 - (m(x) + m(y))^2$$

$$= \sigma^2(y) + \frac{1}{n} \sum_{i=1}^{n} (x_i - m(x))^2, \qquad \text{w. z. b. w.}$$

§17. Die durchschnittliche Abweichung.

Ein älteres Streuungsmaß ist die durchschnittliche Abweichung. Die gegebene Verteilung sei wie früher

$$\left\{ \begin{array}{l} x_1,\ x_2,\ \ldots,\ x_r \\ y_1,\ y_2,\ \ldots,\ y_r \end{array} \right\} .$$

Definition 11: *Unter der durchschnittlichen Abweichung vom arithmetischen Mittel versteht man den Wert*

$$e = \frac{1}{n} \sum_{i=1}^{r} |x_i - m|\, y_i .$$

Für das Probebeispiel $\left\{ \begin{array}{ccccc} 2 & 4 & 6 & 8 & 10 \\ 3 & 11 & 6 & 3 & 1 \end{array} \right\}$,

für das $n = 24$ und $m = 5$ ist, hat man demnach

$$|x_i - m| = 3,\ \ 1,\ \ 1,\ \ 3,\ \ 5,$$

also $\quad e = \frac{1}{24}(3 \cdot 3 + 11 \cdot 1 + 6 \cdot 1 + 3 \cdot 3 + 1 \cdot 5) = \frac{40}{24} = \frac{5}{3} = 1{,}67,$

während $\sigma = 2$ war.

Die durchschnittliche Abweichung vom arithmetischen Mittel läßt sich ebenfalls nach dem Summenverfahren berechnen. Man benutzt zu diesem Zweck wieder das Schema von S. 32:

1.	2.	3.	4.	5.
x_1	y_1	y_1		
x_2	y_2	$y_1 + y_2$		
. . . .	. . . . .	. . . .	. . . . .	. . . . .
x_{k-1}	y_{k-1}	$y_1 + y_2 + \cdots + y_{k-1} = \gamma_1$	δ_1	ε_1
$\overline{m} = x_k$	y_k			
x_{k+1}	y_{k+1}	$y_r + y_{r-1} + \cdots + y_{k+1} = \gamma_2$	δ_2	ε_2
. . . .	. . . . .	. . . .	. . . . .	. . . . .
x_{r-1}	y_{r-1}	$y_r + y_{r-1}$		
x_r	y_r	y_r		

wobei die 4. aus der 3. Spalte wie die 3. aus der 2. entsteht und ebenso die 5. aus der 4. Von Bedeutung sind lediglich die Zahlen γ_1, δ_1, ε_1 und γ_2, δ_2, ε_2 über bzw. unter der $\overline{m}$-Zeile, wobei jedoch ε_1, ε_2 nur zur Berechnung von σ benutzt werden. $\overline{m}$ sei wieder provisorischer Mittelwert, so daß

$$m = \overline{m} + \frac{\delta_2 - \delta_1}{n} \cdot d$$

ist. Eine wesentliche Voraussetzung für das Folgende ist nun die, daß $\overline{m}$ der unmittelbar unterhalb m gelegene x_k-Wert sei. *Genauer ausgedrückt sei also*

$$0 \leqq \frac{\delta_2 - \delta_1}{n} < 1 .$$

Dann gilt

S a t z 20: *Die durchschnittliche Abweichung vom arithmetischen Mittel ist*

$$e = \frac{2}{n} (\delta_2 - \mu \gamma_2) d ,$$

wobei

$$\mu = \frac{\delta_2 - \delta_1}{n}$$

das Korrektionsglied vom m, in der Klassenbreite gemessen, ist.

B e w e i s: m liegt nach Voraussetzung zwischen x_k und x_{k+1} derart, daß

$$x_k \leqq m < x_{k+1}$$

gilt. Nach Definition 11 wird dann

$$e = \frac{1}{n} \sum_{i=1}^{r} |\, x_i - m\,|\, y_i = \frac{1}{n} \Big(\sum_{i=1}^{k} - (x_i - m)\, y_i + \sum_{i=k+1}^{r} (x_i - m)\, y_i \Big)$$

$$= \frac{1}{n} \sum_{i=1}^{k} (m - x_i)\, y_i + \frac{1}{n} \sum_{i=k+1}^{r} (x_i - m)\, y_i .$$

Die Klassenbreite sei zunächst $d = 1$. Dann gilt

$$m = \overline{m} + \mu ,$$

$$x_i - \overline{m} = i - k$$

und es folgt

$$e = \frac{1}{n} \sum_{i=1}^{k} (\overline{m} + \mu - x_i)\, y_i + \frac{1}{n} \sum_{i=k+1}^{r} (x_i - \overline{m} - \mu)\, y_i$$

$$= \frac{1}{n} \Big\{ \mu \sum_{i=1}^{k} y_i + \sum_{i=1}^{k} (k - i)\, y_i - \mu \sum_{i=k+1}^{r} y_i + \sum_{i=k+1}^{r} (i - k)\, y_i \Big\}$$

$$= \frac{1}{n} \{ \mu (n - \gamma_2) + \delta_1 - \mu \gamma_2 + \delta_2 \}$$

$$= \frac{1}{n} \{ \mu n + \delta_1 + \delta_2 - 2 \mu \gamma_2 \} .$$

Nun ist die Summe der Abweichungen vom arithmetischen Mittel gleich Null (S. 27, Aufg. 4), also

$$\sum_{i=1}^{r}(x_i - m)\,y_i = \sum_{i=1}^{r}(x_i - \overline{m} - \mu)\,y_i = \sum_{i=1}^{r}(i - k - \mu)\,y_i$$

$$= \sum_{i=1}^{r}(i - k)\,y_i - n\,\mu = -\,\delta_1 + \delta_2 - n\,\mu = 0\,,$$

folglich $\qquad\qquad n\,\mu = -\,\delta_1 + \delta_2\,.$

Somit wird $\qquad\qquad e = \dfrac{2}{n}\,(\delta_2 - \mu\,\gamma_2)\,,$

w. z. b. w. Für die Intervallbreite d ist dieser Ausdruck mit d zu multiplizieren.

Wir bestimmen e nach diesem Verfahren für die Körpergewichte von $n = 1506$ erwachsenen männlichen Turnern.[1]) Die nachstehende Tabelle enthält die Verteilungstafel für die Häufigkeiten bei einer Klassenbreite von $d = 3$ kg. Als provisorischer Mittelwert ist $\overline{m} = 60$ gewählt. Für m findet man

1.	2.	3.	4.
x_i	y_i		
42	1	1	1
45	7	8	9
48	23	31	40
51	79	110	150
54	194	304	454
57	277	$581 = \gamma_1$	$1035 = \delta_1$
$\overline{m} = 60$	317		
63	260	$608 = \gamma_2$	$1224 = \delta_2$
66	180	348	616
69	103	168	268
72	42	65	100
75	17	23	35
78	2	6	12
81	2	4	6
84	2	2	2

$$m = \overline{m} + \frac{\delta_2 - \delta_1}{n} \cdot d$$

$$= 60 + \frac{189}{1506} \cdot 3$$

$$= 60 + 0{,}38 = 60{,}38\,.$$

Hier ist $\dfrac{\delta_2 - \delta_1}{n} = \dfrac{189}{1506}\,.$

Es ist die Bedingung

$$0 \leqq \frac{\delta_2 - \delta_1}{n} < 1$$

erfüllt.

Der obige Satz 20 ist daher anwendbar und man hat

$$e = \frac{2}{1506}\,(1224 - 0{,}126$$
$$\cdot\,608) \cdot 3 = 4{,}57\,.$$

Unter der durchschnittlichen Abweichung versteht man im allgemeinen die auf das arithmetische Mittel bezogene. Genau so kann man aber auch andere Bezugswerte zugrunde legen. Z. B. wäre

$$E = \frac{1}{n}\sum_{i=1}^{r}|\,x_i - M\,|\,y_i$$

die *durchschnittliche Abweichung vom Maximalwert M.*

---

1) E. Weber, Variations- und Erblichkeitsstatistik. München 1935, S. 47. Die dort angegebenen komplizierteren allgemeinen Formeln erfordern auch eine der obigen entsprechende Einschränkung, da sie sonst falsch sind.

Man hat gelegentlich die Frage aufgeworfen, welches die für die Biologie *beste* Streuungsformel ist. Die einfache physikalische Deutung von σ und seine gegenüber e einfacheren mathematischen Eigenschaften, die im folgenden noch zum Ausdruck kommen werden, lassen σ ohne jeden Zweifel als das bessere Streuungsmaß erscheinen. Dieses Ergebnis hat auch die Praxis bestätigt.[1]) Trotzdem ist e neben σ zur Charakterisierung einer Verteilung brauchbar.

Aufgaben: 1. Die durchschnittliche Abweichung ist zu bestimmen für die beiden Beispiele S. 44 auf direktem Wege und nach dem Summenverfahren.

Lösung: $e = 0{,}5$ bzw. $e = 0{,}8$. Vgl. das Ergebnis mit S. 46 Aufg. 1.

2. Die durchschnittliche Abweichung ist zu bestimmen
a) für *Indigofera australis* (§ 1),
b) für die Durchmesser der roten Blutkörperchen (§ 2).

Lösung: a) $e = 1{,}11$, b) $e = 0{,}47$.

§ 18. Maße für die Asymmetrie einer Verteilung.

Die bisher behandelten Beispiele für biologische Verteilungen zeigten zum Teil eine mehr oder minder starke Symmetrie in bezug auf eine zur x-Achse senkrechte Gerade (vgl. z. B. die Abb. 7 und 15). Wir hatten aber auch Verteilungen kennengelernt, die ausgesprochen unsymmetrisch waren (z. B. Abb. 1). Es soll jetzt ein Maß für die Stärke einer vorliegenden Asymmetrie gefunden werden.

Wenn eine Asymmetrie vorhanden ist, wird das arithmetische Mittel m mit dem Maximalwert M nicht übereinstimmen. Die Differenz $m - M$ kann daher im wesentlichen als ein Maß der Schiefe benutzt werden. Eine Abweichung beider Werte wird aber um so weniger ins Gewicht fallen, je mehr die Varianten zerstreut liegen, je größer also σ ist. Nach K. Pearson gilt daher

Definition 12: *Als Maß der Asymmetrie (Schiefe) einer Verteilung bezeichnet man den Wert*

$$S = \frac{m - M}{\sigma}.$$

Für symmetrische Verteilungen ist $S = 0$.

Das Probebeispiel
$$\left\{ \begin{array}{ccccc} 2 & 4 & 6 & 8 & 10 \\ 3 & 11 & 6 & 3 & 1 \end{array} \right\}$$

lieferte $m = 5$, $M = 4{,}23$, $\sigma = 2$, so daß

$$S = \frac{0{,}77}{2} = 0{,}385$$

wird (Abb. 13).

---

1) Vgl. E. Breitinger, Zur Beurteilung der Streuung in der anthropologischen Methodik. Anthropol. Anzeiger **12,** 1935, 180—185.

Im Beispiel der Durchmesser der roten Blutkörperchen (§2) ist $m = 7{,}251$, $M = 7{,}102$, $\sigma = 0{,}596$, so daß

$$S = \frac{0{,}149}{0{,}596} = 0{,}25$$

wird.

Das angegebene Pearsonsche Maß der Schiefe ist nicht das einzig denkbare oder brauchbare. Besonders von seiten der Biologen sind eine ganze Reihe von Maßen für die Asymmetrie angegeben worden. Es seien die folgenden genannt:

$$S_1 = \frac{z_1 + z_2 - 2z}{z_2 - z_1},$$

wobei z der Zentralwert ist und z_1, z_2 das untere bzw. obere Quartil bedeuten (S. 43).

Von Lenz stammt $\qquad S_2 = \dfrac{4(\zeta_1 - \zeta_2)}{m}.$

Dabei ist ζ_1 die durchschnittliche Abweichung in bezug auf $m - e$, wobei e die durchschnittliche Abweichung in bezug auf m ist. Entsprechend ist ζ_2 die durchschnittliche Abweichung in bezug auf $m + e$.

H. Günther (Leipzig) benutzt

$$S_3 = \frac{\sigma_2 - \sigma_1}{\sigma}.$$

Dabei ist σ_1 die Streuung derjenigen Verteilung, die man erhält, wenn man die linke Seite des Häufigkeitspolygons durch ihr Spiegelbild an der zur x-Achse senkrechten Geraden ergänzt, welche durch den Mittelpunkt derjenigen Klasse geht, in der m liegt. σ_2 ist die Streuung derjenigen Verteilung, die in entsprechender Weise durch Spiegelung der rechten Seite entsteht.[1]

Aufgaben: 1. Die Schiefe S ist für *Indigofera australis* (§ 1) zu bestimmen. Lösung: $S = -0{,}597$.

2. Für die Stachelzahl der Rückenflosse von *Acerina cernua* gilt die Verteilung:

Stachelzahl	11	12	13	14	15	16
Häufigkeit	1	2	189	1234	454	20

Es ist S und S_3 zu bestimmen.

Lösung: $S = -0{,}26$, $S_3 = 0{,}48$.

3. An der symmetrischen Verteilung

$$\left\{ \begin{array}{ccccc} -2 & -1 & 0 & 1 & 2 \\ 1 & 4 & 6 & 4 & 1 \end{array} \right\}$$

ist zu zeigen, daß eine Reduktion auf drei Klassen zu einer unsymmetrischen Verteilung führen kann (vgl. § 2, Aufg. 2).

---

[1] Zu den Ausführungen dieses Abschnitts vergleiche man: E. Czuber, Statistische Forschungsmethoden, Wien 1921, und P. Riebesell, Biometrik und Variationsstatistik in Abderhalden, Handbuch der biologischen Arbeitsmethoden 1928, **5**, II S. 759.

Dritter Abschnitt.

Wahrscheinlichkeitsrechnung und mathematische Grundlagen der Vererbungslehre.

In diesem Abschnitt soll, ausgehend von den grundlegenden Ergebnissen der biologischen Vererbungsforschung, gezeigt werden, daß jeder Vererbungsvorgang in gewissen Grenzen einem Problem der Wahrscheinlichkeitsrechnung äquivalent ist. Die Kenntnis dieses Gebietes gestattet uns umgekehrt, das *Ergebnis* eines Vererbungsvorganges *vorherzusagen*, wenn seine biologischen und damit mathematischen Voraussetzungen bekannt sind.

Die Wahrscheinlichkeitstheorie gehört daher zu den *wichtigsten* mathematischen Hilfsmitteln der Biologie.

§ 19. Biologische Grundlagen der mathematischen Vererbungstheorie.

Bei der geschlechtlichen Fortpflanzung der Lebewesen vereinigen sich zwei reife Keimzellen, die *Gameten*, zu einem neuen Organismus. Der damit entstandene entwicklungsfähige Keim heißt *Zygote*. Die Eigenschaften des vollentwickelten neuen Lebewesens sind entweder von den Eltern geerbte oder durch Umwelteinflüsse erworbene. Erbeigenschaften können im allgemeinen durch Umwelteinflüsse nicht geändert werden. Träger der Erbeigenschaften sind die im Zellkern einer jeden Zelle enthaltenen *Chromosomen*. Jede Art besitzt deren eine bestimmte *gerade* Anzahl.[1]) Die Körperzellen der Bananenfliege *(Drosophila melanogaster)* z. B. enthalten 8 Chromosomen, die der Erbse 14 und die des Menschen 48.

Beim *Wachstum*, das durch Zellteilung erfolgt, teilt sich auch jedes der Chromosomen, wobei je eine Hälfte der einen und der anderen Zelle zugeteilt wird, so daß die aus einer Zelle entstandenen beiden neuen Zellen wieder dieselbe Chromosomenzahl besitzen.

Jedes Chromosom ist Träger der Anlagen gewisser Merkmale des Lebewesens und zwar im allgemeinen mehrerer verschiedener Merkmale. Jedem Merkmal denkt man sich ein *Gen* (Erbfaktor) zugeordnet, das die Anlage zu diesem Merkmal darstellt. Das einzelne Chromosom ist also Träger von Genen in bestimmter Zahl, die im allgemeinen als voneinander verschieden gedacht werden. Aber wir werden gelegentlich auch gleiche Gene in demselben Chromosom zulassen und annehmen, daß dadurch die Quantität des zugehörigen Merkmals bestimmt wird. Zwei verschiedene Chromosomen können völlig verschiedene oder teilweise verschiedene oder völlig gleiche Gene tragen. Jedes Gen hat eine bestimmte Lage im Chromosom.

Die gerade Chromosomenzahl in jeder Zelle ist dadurch erklärt, daß jede Zelle gleich viele Chromosomen von beiden Eltern des Lebewesens besitzt,

---

1) Das gilt nicht im Falle des *XO*-Typus der Geschlechtsbestimmung.

also die Hälfte vom Vater und die andere Hälfte von der Mutter. Dabei sind die Chromosomen derart zu Paaren geordnet, daß jedes Paar ein väterliches und ein mütterliches Chromosom besitzt. Zwei zusammengehörige Chromosomen heißen *allele* oder *homologe Chromosomen.* Homologe Chromosomen sind geometrisch kongruent, inhomologe dagegen inkongruent.[1]) Zwei Gene aus homologen Chromosomen, die kongruent gelegen sind, heißen *homologe* oder *allele Gene.* In Abb. 22 ist schematisch ein Zellkern mit zwei homologen Chromosomenpaaren dargestellt. C_1 und c_1 sind homolog, ebenso C_2, c_2. Die mit A_1 und a_1 bezeichneten Gene sind homologe Gene, ebenso B_1, b_1; A_2, a_2; B_2, b_2.

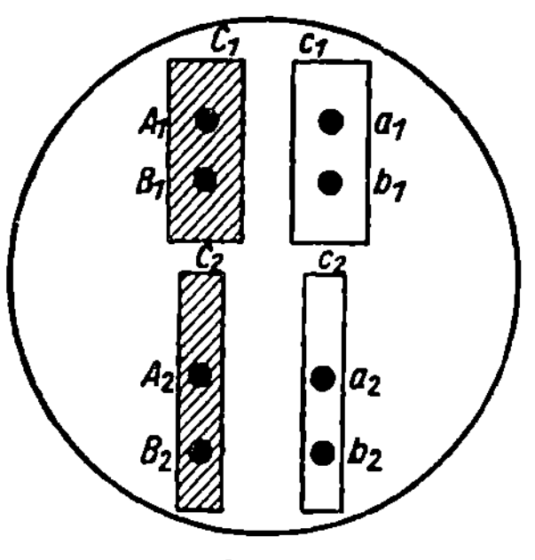
Abb. 22.
Schema homologer Chromosomen und Gene.

Die *reifen Keimzellen* nehmen gegenüber den Körperzellen insofern eine Sonderstellung ein, als bei ihnen nur die halbe Chromosomenzahl vorhanden ist. Die Reifung der Keimzellen ist nämlich mit einer Zellteilung verbunden, bei welcher jede der beiden Teilzellen zufallsmäßig die Chromosomen zu gleichen Teilen erhält, wobei aber stets homologe Chromosomen auf verschiedene Zellen verteilt werden. In obigem Beispiel können also einerseits C_1 und C_2 in die eine und c_1, c_2 in die zweite Keimzelle kommen oder andererseits C_1, c_2 in die eine und c_1, C_2 in die zweite. *Bei Anwendung unserer Bezeichnung können also niemals Chromosomen mit gleichen Indizes in dieselbe Keimzelle gelangen.*

Mit den Chromosomen gelangen die von ihnen getragenen Gene in die Keimzelle. Dabei können also niemals zwei homologe Gene (Allele) in dieselbe Keimzelle gelangen. Andererseits können Gene, welche zwar nicht homolog sind, aber die demselben Chromosom angehören, im allgemeinen nicht in verschiedene Keimzellen gelangen. In unserem Beispiel erhalten wir für die Verteilung der Gene demnach nur folgende Möglichkeiten:

Keimzelle mit den Chromosomen	$C_1 C_2$	$c_1 c_2$	$C_1 c_2$	$c_1 C_2$
Gene in dieser Keimzelle	$A_1 B_1 A_2 B_2$	$a_1 b_1 a_2 b_2$	$A_1 B_1 a_2 b_2$	$a_1 b_1 A_2 B_2$

Gene, welche demselben Chromosom angehören, heißen gekoppelt. Z. B. sind $A_1 B_1$ *gekoppelte Gene.* Wenn wir zunächst von dem Falle des Koppelungsbruches absehen, so können wir die Gesamtheit aller gekoppelten Gene eines Chromosoms als ein einziges Gen betrachten.

Bedeutet nun $\qquad (A_1 a_1, A_2 a_2, \ldots, A_r a_r)$

eine Körperzelle, wobei die $A_i a_i$ alle vorhandenen Paare homologer Gene darstellen, von denen also keine Gene gekoppelt sein mögen, so erhält man

---

1) Das gilt natürlich nicht streng mathematisch.

die Zusammensetzung aller Gameten, wenn man von *jedem* Paar $A_i a_i$ beliebig ein Gen ausschaltet. Z. B. wäre im Falle $r = 6$ ein Gamet mit den Genen A_1, a_2, A_3, A_4, a_5, A_6 möglich. Wir bezeichnen ihn mit $(A_1, a_2, A_3, A_4, a_5, A_6)$. Allgemein wird ein aus $(A_1 a_1, A_2 a_2, \ldots, A_r a_r)$ gebildeter Gamet in entsprechender Weise bezeichnet, indem man von jedem Paar $A_i a_i$ das vorkommende Gen in der Klammer stehen, das andere aber fortläßt. Auf wievielfach verschiedene Weise das möglich ist, werden wir im nächsten Paragraphen bestimmen.

Allerdings gibt es, wenn auch seltener, noch eine andere Möglichkeit der Genverteilung bei der Gametenbildung, nämlich im Falle des schon erwähnten Koppelungsbruches. Dabei tauschen sich kongruente Stücke zweier homologer Chromosomen in den vorbereitenden Stadien der Reifeteilungen aus (s. die schematische Abb. 23). Diese Möglichkeit soll aber zunächst ausgeschlossen sein.

Die *Befruchtung* besteht nun in der Vereinigung zweier Gameten. Nehmen wir zunächst an, daß beide Gameten *völlig gleich* zusammengesetzt sind, so paaren sich die Chromosomen beider Gameten in der Weise, daß sich jeweils die kongruenten, d. h. die homologen Chromosomen zusammenfinden. Damit paaren sich auch die homologen Gene. Seien A_1, A_2, $\ldots$, A_r die in jedem der beiden Gameten vorkommenden Gene. Jeder Gamet ist also durch

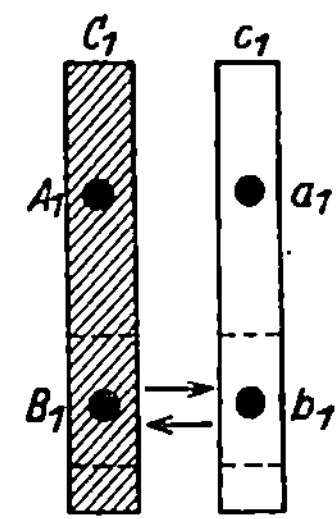

Abb. 23.
Schema für
Koppelungsbruch.

$$(A_1, A_2, \ldots, A_r)$$

gekennzeichnet. Die Reihenfolge der Gene in dieser Bezeichnung ist hierbei an sich gleichgültig. An der einmal getroffenen Anordnung soll aber nun festgehalten werden. Die beiden zu vereinigenden Gameten lauten also

$$(A_1, A_2, \ldots, A_r) \times (A_1, A_2, \ldots, A_r),$$

wobei die Forderung der zu vollziehenden Vereinigung durch ein $\times$ bezeichnet worden ist. Die gleichen und homologen Gene tragen also die gleiche Nummer und stehen in den Klammern an *derselben Stelle*. Da bei der Vereinigung sich die homologen Gene paaren, erhalten wir nach unserer bereits eingeführten Bezeichnung das Ergebnis

$$(A_1 A_1, A_2 A_2, \ldots, A_r A_r).$$

Umgekehrt bildet ein durch diese Form gekennzeichnetes Wesen nur Gameten von der Form

$$(A_1, A_2, \ldots, A_r),$$

weil die homologen Gene gleich sind. Ein solches Wesen heißt *homozygot* hinsichtlich aller Gene oder auch *reinrassig* hinsichtlich aller Gene.

Wir untersuchen weiter die Befruchtung im Falle *verschiedener* Gameten. Individuen, die aus zwei Gameten, die sich nur in einem Gen unterscheiden, entstanden sind, heißen *Monohybride* (Hybrid = Bastard). Liegen Unterschiede hinsichtlich zwei oder mehr Genen vor, so spricht man von

Dihybriden bzw. *Polyhybriden*. Wir wollen annehmen, daß zwei Gameten durch

$$(A_1, A_2, \ldots, A_r), \quad (a_1, a_2, \ldots, a_r)$$

gegeben sind. D. h. also, daß der eine Gamet die Gene $A_1, A_2, \ldots, A_r$, der andere die gleiche Anzahl Gene $a_1, a_2, \ldots, a_r$ besitzt. Wenn eine Befruchtung möglich ist, muß jedes der Gene $a_1, a_2, \ldots, a_r$ einem der Gene $A_1, A_2, \ldots, A_r$ homolog sein, d. h. sich mit einem dieser Gene paaren können. Wir wollen annehmen, daß die Numerierung der Gene a bereits so getroffen ist, daß A_i und a_i homologe Gene sind. Dann ist das Ergebnis der Befruchtung die Zygote

$$(A_1 a_1, A_2 a_2, \ldots, A_r a_r).$$

Hier war wieder vorausgesetzt, daß keine Koppelungen vorliegen. Im übrigen gilt diese Betrachtung aber auch, wenn die Gene A_i und a_i teilweise oder sämtlich einander gleich sind.

Sind in einer Zygote genau k Genpaare mit verschiedenen Genen vorhanden, so heißt sie *k-fach heterozygot*. Hat ein Merkmal lediglich in einem Gen seine Ursache, so heißt es *monomer*. Wird ein Merkmal von k Genen verursacht, so spricht man von *k-facher Polymerie*.

Die geschilderten Vererbungsvorgänge brauchen in Wirklichkeit nicht streng erfüllt zu sein, insbesondere darf man in Wirklichkeit den Begriff des Gens nicht so verstehen, als ob es sich hier etwa um ganz bestimmte diskrete Elemente handelte, denen quantitativ und qualitativ völlig bestimmte Merkmale entsprechen. Die vorstehenden Tatsachen gelten im allgemeinen aber doch mit einer so großen Annäherung, daß sie in der geschilderten Weise idealisiert werden können. Damit ist aber die Möglichkeit für eine Anwendung der Mathematik gegeben, und es zeigt sich, daß diese Anwendung durchaus erfolgreich ist.

Der mathematische Kern der bisher geschilderten Vererbungsvorgänge ist ein abstrakt algebraisches System von folgender Beschaffenheit:

Gegeben seien $2r$ Symbole

$$A_1, A_2, \ldots, A_r,$$

$$a_1, a_2, \ldots, a_r,$$

die wir (ungekoppelte) *Gene* nennen, und die auch sämtlich oder teilweise identisch (in Zeichen $A_i = A_k$ oder $A_i = a_k$ oder $a_i = a_k$) sein dürfen. Unter dem zu den Genen A_i bzw. a_i ($i = 1, 2, \ldots, r$) gehörenden *Gameten* verstehen wir das Symbol

$$A = (A_1, A_2, \ldots, A_r) \quad \text{bzw.} \quad a = (a_1, a_2, \ldots, a_r).$$

Zwei Gameten heißen identisch, wenn sie dieselben Gene enthalten. Die Reihenfolge der A_i im Gameten ist also unwesentlich. Jedem Gen A_i werde ein Gen a_i umkehrbar eindeutig zugeordnet. Die Gene mögen bereits so numeriert sein, daß diejenigen mit gleichem Index zugeordnet (homolog) sind. Die an sich beliebige Anordnung der Gene in den beiden Gameten A und a möge jetzt so getroffen sein, daß homologe Gene an entsprechenden

Stellen stehen. Die Gene mögen etwa wie oben nach ihren Indizes in den Gameten geordnet sein.

Zwischen den Gameten A und a wird eine *eindeutig* bestimmte Verknüpfung definiert, $A \times a$, die wir *Kreuzung* nennen, und die den Gameten A und a ein neues Symbol, die *Zygote,* zuordnet:

$$A \times a = (A_1, A_2, \ldots, A_r) \times (a_1, a_2, \ldots, a_r) = (A_1 a_1, A_2 a_2, \ldots, A_r a_r).$$

In der Zygote dürfen die A_i mit den a_i innerhalb der Paare sämtlich oder teilweise vertauscht werden, und ebenso dürfen die Paare unter sich beliebig vertauscht werden. Alle auf diese Weise entstehenden Anordnungen sollen dieselbe Zygote darstellen. Dann gilt

$$A \times a = a \times A.$$

Der Prozeß der Kreuzung sei folgendermaßen (im allgemeinen *mehrdeutig*) umkehrbar, wobei der Prozeß der Umkehrung *Spaltung (Reduktion)* [1] heißt: der Zygote

$$(A_1 a_1, A_2 a_2, \ldots, A_r a_r)$$

werden zwei Gameten mit je r Genen zugeordnet, wobei ein Gamet ein Gen des Paares $A_i a_i$ $(i = 1, 2, \ldots, r)$ erhält und der andere Gamet das andere Gen dieses Paares.

An Stelle von Genen können wir auch von Chromosomen sprechen, da wir uns gekoppelte Gene jeweils durch ein Gen repräsentiert dachten. [2]

§ 20. Kombinatorik.

Wir behandeln zunächst die Aufgabe, festzustellen, *auf wievielfach verschiedene Weise die Reduktion der Zygote*

$$(A_1 a_1, A_2 a_2, \ldots, A_r a_r)$$

möglich ist, wenn (vgl. S. 61) *von jedem Paare $A_i a_i$ genau ein Gen (Chromosom) ausgeschieden wird.*

Als *Beispiel* mögen drei Chromosomenpaare betrachtet werden:

$$(A_1 a_1, A_2 a_2, A_3 a_3).$$

Wenn eine Ausscheidung in der verlangten Weise durchgeführt wird, bleiben drei beliebige Chromosomen mit den Indizes

$$1, 2, 3$$

übrig.

---

1) Die Reduktion kann unmittelbar vor der Befruchtung während der Reifeteilungen, unmittelbar nach der Befruchtung bei der Keimung der Zygote oder in einem dazwischen liegenden Stadium erfolgen.

2) Man vergleiche zu diesem Paragraphen: W. J o h a n n s e n, Elemente der exakten Erblichkeitslehre, Jena 1926. B a u r - F i s c h e r - L e n z, Menschliche Erblichkeitslehre und Rassenhygiene, 1927/28. L. P l a t e, Vererbungslehre, Jena 1932/33.

Es gibt also folgende Möglichkeiten:

<table>
<tr><td>1. $A_1 A_2 A_3$</td><td>5. $a_1 a_2 A_3$</td></tr>
<tr><td>2. $a_1 A_2 A_3$</td><td>6. $a_1 A_2 a_3$</td></tr>
<tr><td>3. $A_1 a_2 A_3$</td><td>7. $A_1 a_2 a_3$</td></tr>
<tr><td>4. $A_1 A_2 a_3$</td><td>8. $a_1 a_2 a_3$.</td></tr>
</table>

1. enthält nur die A. Die Fälle 2.—4. enthalten a einmal, 5.—7. enthalten a zweimal, und schließlich kommt in 8. nur a vor. Offenbar sind damit alle Möglichkeiten erschöpft. Es sind also 8 verschiedene Reduktionen möglich. Man sieht, daß die Aufgabe lediglich eine Anordnungsfrage der A und a ist.

Zur Lösung des allgemeinen Problems müssen wir etwas weiter ausholen und erhalten dabei Hilfsmittel, die auch später noch gebraucht werden. Wir denken uns n verschiedene Dinge gegeben, die mit Buchstaben $a, b, \ldots$ oder Ziffern $1, 2, \ldots$ bezeichnet werden mögen. Diese Dinge heißen *Elemente.*

Definition 13: *Unter den Permutationen von n Elementen versteht man die verschiedenen Anordnungen, die man aus sämtlichen n Elementen bilden kann.*

Z. B. sind die Permutationen der Buchstaben a und b

$$ab, \ ba$$

und die der Buchstaben a, b, c

$$abc, \ acb, \ bac, \ bca, \ cab, \ cba.$$

Satz 21: *Die Anzahl der Permutationen aus n verschiedenen Elementen ist*

$$P(n) = 1 \cdot 2 \cdot \ldots \cdot n = n!$$

(gelesen n Fakultät).

Beweis: Die Formel stimmt offenbar für $n = 2$ und $n = 3$. Kommt ein viertes Element d hinzu, so kann dieses bei sämtlichen Permutationen von abc entweder an 1. oder 2. oder 3. oder 4. Stelle eingefügt werden. Es gibt also 4 mal soviel Permutationen von 4 Elementen als von 3 Elementen, d. h. $1 \cdot 2 \cdot 3 \cdot 4 = 24$, usf.

Satz 22: *Sind von den n Elementen je $\alpha_1, \alpha_2, \ldots, \alpha_r$ unter sich gleich, so ist die Anzahl der Permutationen*

$$P_{\alpha_1, \ldots, \alpha_r}(n) = \frac{n!}{\alpha_1! \, \alpha_2! \ldots \alpha_r!} .$$

Beweis: Denkt man sich z. B. die α_1 unter sich gleichen Elemente mit $a_1, a_2, \ldots, a_{\alpha_1}$ bezeichnet, und ist p irgendeine Permutation der sämtlichen gegebenen n Elemente, so bleibt p ungeändert, wenn man die $a_1, a_2, \ldots, a_{\alpha_1}$ irgendwie permutiert. Entsprechendes gilt für die übrigen Serien von einander gleichen Elementen. Von den $n!$ Permutationen, die bei verschiedenen Elementen vorhanden sind, sind also je $\alpha_1!, \alpha_2!, \ldots, \alpha_r!$ einander gleich.

Beispiel: Die Permutationen der drei Elemente $a_1 a_2 b$ sind

$$a_1 a_2 b, \quad a_1 b a_2, \quad a_2 a_1 b, \quad a_2 b a_1, \quad b a_1 a_2, \quad b a_2 a_1.$$

Setzt man $a_1 = a_2 = a$, so gehen diese über in

$$aab, \quad aba, \quad aab, \quad aba, \quad baa, \quad baa,$$

von denen je $2! = 2$ einander gleich sind. Die Anzahl der verschiedenen Permutationen ist also $\frac{3!}{2!} = 3$. Sie lauten

$$aab, \quad aba, \quad baa.$$

Ein Sonderfall von Satz 22 ist der, daß nur zwei von den n Elementen verschieden sind. Von den n Elementen seien etwa r gleich a und die übrigen $n - r$ gleich b. Dann ist die Anzahl der Permutationen

$$P_{r,\,n-r}(n) = \frac{n!}{r!\,(n-r)!} = \binom{n}{r},$$

wobei $\binom{n}{r}$ eine abgekürzte Schreibweise für den Bruch ist und *Binomialkoeffizient* heißt. Schreibt man den Bruch ausführlich auf und kürzt $(n-r)!$, so wird man zu einer Erweiterung der Definition von $\binom{n}{r}$ geführt, nämlich zu der

Definition 14: *Ist r eine positive ganze und n eine beliebige Zahl, so heißt der Bruch*

$$\binom{n}{r} = \frac{n(n-1)(n-2)\ldots(n-r+1)}{1 \cdot 2 \cdot 3 \ldots r}$$

(gelesen „n über r") Binomialkoeffizient.

Eine Erweiterung liegt jetzt insofern vor, als die Formel $\frac{n!}{r!\,(n-r)!} = \binom{n}{r}$ nur für positive ganze n und r, wobei noch $n > r$ sein muß, einen Sinn hat, weil die Fakultät nur für ganze positive Zahlen erklärt ist. Nach Definition 14 darf aber n auch eine beliebige reelle Zahl sein. Z. B. gilt

$$\binom{\frac{1}{2}}{3} = \frac{\frac{1}{2}\left(-\frac{1}{2}\right)\left(-\frac{3}{2}\right)}{1 \cdot 2 \cdot 3} = \frac{1}{16}.$$

Nach Definition 14 gilt $\binom{n}{r} = 0$, wenn $r > n$ und $\binom{n}{n} = 1$. Man kann die Definition der Fakultät und diese Definition noch etwas erweitern, indem man $0! = 1$ und $\binom{n}{0} = 1$ setzt. Diese Erweiterung erweist sich als nützlich. Endlich merken wir die folgende Formel an:

$$\binom{n}{r} = \binom{n}{n-r},$$

wenn $r \leqq n$ ist.

Wir brauchen später noch zwei Begriffe, den der Kombination und der Variation. Es gilt

Definition 15: *Die Kombinationen aus n Elementen zur r-ten Klasse sind die Anordnungen, die sich aus je r der n Elemente bilden lassen, wobei aber die Reihenfolge der Elemente außer Betracht bleibt.*

Die Kombinationen der vier Elemente a, b, c, d zur 2. Klasse sind

ohne Wiederholung: ab, ac, ad, bc, bd, cd;

mit Wiederholung: aa, ab, ac, ad, bb, bc, bd, cc, cd, dd.

Allgemein gilt

Satz 23: *Die Anzahl der Kombinationen aus n Elementen zur r-ten Klasse ohne bzw. mit Wiederholung ist*

$$K_r(n) = \binom{n}{r} \quad \text{bzw.} \quad K_r{}'(n) = \binom{n+r-1}{r}.$$

Beweis: Die Kombinationen zur 1. Klasse ohne Wiederholung sind die Elemente $a, b, \ldots$ selbst, deren Anzahl in der Tat $\binom{n}{1} = n$ ist. Die Kombinationen zur 2. Klasse ohne Wiederholung erhält man, indem man jedes Element mit jedem der übrigen zusammenstellt. Man erhält also $n(n-1)$ solche Zusammenstellungen. Da aber die Kombinationen ik und ki nur einmal gezählt werden, erhält man

$$K_2(n) = \frac{n(n-1)}{1 \cdot 2} = \binom{n}{2}.$$

Wählt man allgemein r Elemente irgendwie aus, so bestehen dafür $n(n-1)(n-2) \cdots (n-r+1)$ Möglichkeiten. Zu jeder Auswahl erhält man alsdann aber auch sämtliche zugehörige $r!$ Permutationen. Die gesuchte Anzahl ist daher

$$K_r(n) = \frac{n(n-1)(n-2)\cdots(n-r+1)}{r!} = \binom{n}{r}.$$

Die Kombinationen zur 2. Klasse mit Wiederholung erhält man aus denen ohne Wiederholung, indem man die n Kombinationen

$$aa, bb, \ldots$$

mitzählt. Es ist also

$$K_2{}'(n) = \binom{n}{2} + n = \frac{n(n-1)+2n}{1 \cdot 2} = \frac{n(n+1)}{1 \cdot 2} = \binom{n+1}{2}.$$

Wir verknüpfen jetzt alle Kombinationen zur $(r-1)$-ten Klasse mit Wiederholung mit jedem der gegebenen n Elemente und fügen außerdem alle Kombinationen hinzu, die man erhält, wenn jede der Kombinationen $(r-1)$-ter Klasse mit den in ihr bereits vorkommenden $r-1$ Elementen verknüpft wird. Dann erhält man jede Kombination r-ter Klasse genau r-mal. Es ist also

$$K_r{}'(n) = K_{r-1}{}'(n) \cdot \frac{n+r-1}{r}.$$

Damit ist aber auch die zweite Behauptung bewiesen.

Definition 16: *Unter den Variationen von n Elementen zur r-ten Klasse verstehen wir die Anordnungen, welche durch Permutation der Elemente aller Kombinationen von n Elementen zur r-ten Klasse entstehen.*

Die Variationen der vier Elemente $abcd$ zur 2. Klasse sind

ohne Wiederholung			mit Wiederholung			
ab	ac	ad	aa	ab	ac	ad
ba	bc	bd	ba	bb	bc	bd
ca	cb	cd	ca	cb	cc	cd
da	db	dc	da	db	dc	$dd.$

Satz 24: *Die Anzahl der Variationen aus n Elementen zur r-ten Klasse ohne Wiederholung ist*

$$V_r(n) = \binom{n}{r} r!$$

und mit Wiederholung $\qquad V_r'(n) = n^r.$

Der Beweis folgt sofort aus den Überlegungen des Beweises zu Satz 23.

Nunmehr sind wir imstande, die am Anfang dieses Paragraphen gestellte Aufgabe allgemein zu lösen. Wir hatten gefragt, auf wievielfach verschiedene Weise die Reduktion der Chromosomenpaare

$$A_1 a_1, A_2 a_2, \ldots, A_r a_r$$

auf die Hälfte möglich ist, wenn von jedem Paare $A_i a_i$ genau ein Chromosom ausgeschieden wird. Wenn eine Ausscheidung in der verlangten Weise durchgeführt ist, bleibt eine Anordnung mit den Indizes

$$1, 2, \ldots, r$$

übrig, wobei jeder Index zu einem A oder a gehört. Es fragt sich also, auf wievielfach verschiedene Weise je r der Elemente A, a angeordnet werden können. Die Reihenfolge der Buchstaben ist dabei wesentlich. Gesucht ist demnach die Anzahl der Variationen zur r-ten Klasse von zwei Elementen (mit Wiederholung). Die gesuchte Anzahl ist nach Satz 24

$$V_r(2) = 2^r.$$

Da die Potenz 2^r mit wachsendem r sehr schnell wächst, ergibt sich, daß die Zahl der möglichen Reduktionen schon bei niedrigem r eine sehr beträchtliche ist. Da z. B. beim Menschen $r = 24$ Chromosomenpaare vorhanden sind, gibt es also bei völliger Heterozygotie

$$2^{24} = 16\,777\,216$$

mögliche verschiedene Reduktionen. Bei der Befruchtung vereinigen sich zwei Zellen mit je einem solchen reduzierten Chromosomensystem. Für das kombinierte Chromosomensystem, also für die Erbbeschaffenheit des Kindes, bestehen daher

$$16\,777\,216 \cdot 16\,777\,216$$

verschiedene Möglichkeiten. Es ist somit praktisch niemals zu erwarten, daß zwei Kinder einer Ehe dieselbe Chromosomenzusammensetzung und damit genau dieselben Erbeigenschaften haben, wenn man von dem Falle eineiiger Zwillinge absieht.

Aufgaben: 1. Es sind die Permutationen von vier verschiedenen Elementen $abcd$ anzugeben.

2. Es sind die verschiedenen Permutationen der Elemente $abcc$ anzugeben.

3. Zwei Großelternpaare haben folgende erbliche Zusammensetzung:

$$(Aa), (Bb); (Cc), (Dd),$$

wobei lediglich die verschiedenen Chromosomen angedeutet sind, während die übrigen 23 Paare bei allen Großeltern gleich seien.
Wieviele verschiedene Erbbilder sind für ein Enkelkind möglich?

Lösung: 16.

4. Dieselbe Aufgabe zu lösen, wenn allgemein die Zahl der verschiedenen Chromosomenpaare k ist, wenn also die Großeltern die Erbformen

$$(A_1a_1, A_2a_2, \ldots, A_ka_k), \quad (B_1b_1, B_2b_2, \ldots, B_kb_k);$$

$$(C_1c_1, C_2c_2, \ldots, C_kc_k), \quad (D_1d_1, D_2d_2, \ldots, D_kd_k)$$

besitzen.

Lösung: 2^{4k}.

§ 21. Der Wahrscheinlichkeitsbegriff.

Wenn für Systeme von je 24 Chromosomen 16 777 216 verschiedene Möglichkeiten bestehen, wie im letzten Beispiel, so sagt man auch, die Wahrscheinlichkeit für *ein* solches System von Chromosomen sei $\dfrac{1}{16\,777\,216}$. Diese Ausdrucksweise soll jetzt eingehend erklärt werden.

Die am leichtesten verständliche Einführung des Wahrscheinlichkeitsbegriffs erfolgt an Hand des Urnenschemas. Man denkt sich eine Urne gegeben, in der farbige Kugeln gemischt sind. Es mögen sich etwa in der Urne U 10 Kugeln befinden, von denen eine weiß und neun schwarz sind. Aus der Urne wird, ohne hineinzusehen, eine Kugel gezogen und das Ergebnis schwarz oder weiß notiert. Die Kugel wird in die Urne zurückgelegt. Nach nochmaliger Mischung wird der Versuch wiederholt usf. Wenn man auf diese Weise 100 Ziehungen vorgenommen hat, findet man, daß annähernd 10 mal weiß und 90 mal schwarz gezogen wurde. Die Erfahrung zeigt, daß das Ziehungsverhältnis 1 : 9 um so genauer erfüllt ist, je größer die Zahl der Ziehungen ist, vorausgesetzt, daß beim Ziehen einer Kugel stets der „*Zufall*" allein waltet. Man sagt dann, die Wahrscheinlichkeit für das Ziehen einer weißen Kugel sei $\tfrac{1}{10}$, für das Ziehen einer schwarzen $\tfrac{9}{10}$.
Dabei ist der Nenner 10 die Anzahl der Kugeln überhaupt oder, wie man sagt, die Anzahl der möglichen Fälle. Für das Ziehen einer weißen Kugel ist 1 Fall günstig. Diese Ausdrucksweise wird folgendermaßen verallgemeinert. Befinden sich in einer Urne m Kugeln, von denen genau g weiß sind, so sagt man, die Wahrscheinlichkeit für das Ziehen einer weißen Kugel sei

$$w = \frac{g}{m}.$$

Ganz allgemein hat man folgende Definition aufgestellt:

Definition 17: *Es sei für ein Ereignis die Anzahl aller möglichen Fälle m,
die der günstigen Fälle (Treffer) g. Dann ist die Wahrscheinlichkeit für das
Eintreffen des Ereignisses*

$$w = \frac{g}{m}.$$

Die Wahrscheinlichkeit für das Nichteintreffen des Ereignisses ist

$$w' = 1 - w.$$

Diese Definition erhebt keinen Anspruch auf mathematische Exaktheit,
obwohl sie über 200 Jahre üblich war und erst in neuester Zeit durch eine
einwandfreie Definition ersetzt werden konnte. Sie ist aber für unsere
Zwecke brauchbar, wenn dabei stets an das Urnenschema gedacht wird.
Wir werden nur solche Wahrscheinlichkeitsfragen zu behandeln haben, die
sich mühelos auf eine Urnenaufgabe zurückführen lassen.

Als *Beispiel* soll die Frage beantwortet werden, wie groß die Wahrscheinlichkeit ist, mit zwei Würfeln einen geraden Pasch zu werfen. Beim Würfeln
mit zwei Würfeln I und II kann jede der Zahlen 1 bis 6 von I mit jeder
der Zahlen 1 bis 6 von II zusammentreffen. Die Anzahl der überhaupt
möglichen Fälle ist also $m = 36$. Günstig sind lediglich die Fälle

$$22, \ 44, \ 66.$$

Ihre Anzahl ist $g = 3$, die gesuchte Wahrscheinlichkeit demnach

$$w = \frac{3}{36} = \frac{1}{12}.$$

Die zugehörige Urne wird von 36 Kugeln 3 weiße enthalten.

Man drückt sich auch so aus: Jeder 12. Wurf läßt einen geraden Pasch
erwarten. Diese Ausdrucksweise darf aber nicht zu der Annahme verführen,
daß tatsächlich jeder 12. Wurf einen Pasch liefern müßte. Auch bei 36 Würfen
wird man im allgemeinen noch nicht genau 3 gerade Pasche erhalten. Die
Wahrscheinlichkeitsaussagen sind stets Aussagen über Massenerscheinungen.
Daher werden die Gesetze, welche aus dem Wahrscheinlichkeitsbegriff abgeleitet werden, wie z. B. die Mendelschen Vererbungsgesetze, immer nur
im großen gültig sein.

Wir werden zur Bestimmung von Wahrscheinlichkeiten die Definition 17
benutzen, wollen aber zur Vertiefung des Verständnisses vom Wesen der
mathematischen Wahrscheinlichkeit auch die exakte Definition kennenlernen. Sie gründet sich auf den in der höheren Mathematik führenden
Begriff des *Grenzwertes.* Gegeben sei z. B. die Zahlenfolge

$$\frac{1}{2}, \ \frac{2}{3}, \ \frac{3}{4}, \ \frac{4}{5}, \dots, \ \frac{n-1}{n}, \ \dots$$

Mit wachsendem positivem ganzzahligem n nähern sich die Zahlen dieser
Folge immer mehr dem Werte 1. Dieser Wert heißt der Grenzwert der
Zahlenfolge. Der eben benutzte Begriff des „Sichnäherns" muß im all-
gemeinen noch genauer erklärt werden. Er soll besagen, daß man die

Differenz $\dfrac{n-1}{n}-1$ dem absoluten Betrage nach dadurch beliebig klein machen kann, daß man nur n hinreichend groß wählt. Aber noch mehr: Es muß sogar ein solches $n = N$ geben, daß jene Differenz nicht nur für dieses n etwa kleiner als eine beliebig klein vorgegebene positive Größe ε wird, sondern auch noch für jedes größere n. Damit sind wir zu der folgenden Definition des Grenzwertes gelangt:

Definition 18: *Man sagt, die Folge der Zahlen*

$$a_1, a_2, \ldots, a_n, \ldots$$

strebt mit wachsendem n gegen den Grenzwert a, in Zeichen

$$\lim_{n \to \infty} a_n = a$$

(gelesen: limes a_n für n gegen ∞ gleich a), wenn nach Vorgabe eines beliebig kleinen positiven ε eine ganze positive Zahl N so bestimmt werden kann, daß für alle $n \geq N$ die Ungleichung

$$|\, a_n - a\, | < \varepsilon$$

erfüllt ist.

Beispiele: 1. Die Zahlenfolge $a_n = (-1)^n \left(1 + \dfrac{1}{n}\right)$ $(n = 1, 2, 3, \ldots)$ besitzt keinen Grenzwert, da sich diese Zahlen abwechselnd den Werten -1 und 1 nähern.

2. Die Zahlenfolge $a_n = 1 + x + x^2 + \cdots + x^n$ $(n = 1, 2, 3, \ldots)$ besitzt, wenn $|\,x\,| < 1$ ist, den Grenzwert $a = \dfrac{1}{1-x}$ (unendliche geometrische Reihe).

Als Vorbereitung der Wahrscheinlichkeitsdefinition betrachten wir ein Beispiel. Man hat mit einem homogenen Würfel n mal gewürfelt und dabei H_n mal eine 3 geworfen. Ein praktischer Versuch ergab folgendes Resultat:

n	60	120	180	240	300	360	420	480	540	600
H_n	9	23	34	43	49	63	72	78	87	98

Der Quotient $\dfrac{H_n}{n}$ hat dabei folgende Werte:

$$\frac{H_n}{n} = 0,15 \quad 0,19 \quad 0,19 \quad 0,18 \quad 0,16 \quad 0,17 \quad 0,17 \quad 0,16 \quad 0,16 \quad 0,16.$$

Nach unserer Definition 17 für die Wahrscheinlichkeit sind bei 600 Würfen für das Eintreffen der 3 100 Fälle günstig. Die Zahl der möglichen Fälle ist 600. Die Wahrscheinlichkeit für das Eintreffen der 3 ist somit

$$w = \frac{g}{m} = \frac{100}{600} = 0,166 \ldots$$

Die Versuchsreihe zeigt, daß $\dfrac{H_n}{n}$ mit wachsendem n diesem Werte in der Tat zustrebt.

Die frühere Definition der Wahrscheinlichkeit enthält eine ganze Reihe unklarer Begriffe. Vor allem wird vorausgesetzt, daß die möglichen Ereignisse gleichmöglich sein sollen. Bei der Konstruktion der Urne versucht man diese Gleichmöglichkeit u. a. durch „gutes" Mischen herzustellen. Will man aber diesen Begriff erklären, so kommt man zum Begriff „gleichwahrscheinlich" und hat damit eine Zirkeldefinition.

Die neue, einwandfreie und umfassendere Definition unterscheidet sich von der früheren insofern wesentlich, als nicht davon die Rede ist, welches die Wahrscheinlichkeit eines Ereignisses ist, das eventuell eintreten *wird*, sondern vielmehr davon, welches die Wahrscheinlichkeit eines Ereignisses ist, das bereits eingetreten *ist*. Wir denken also nicht darüber nach, wie oft die 3 beim Würfeln auftreten wird, sondern wir nehmen an, daß das Ergebnis des Würfelns bereits bekannt ist. Es gilt nämlich[1])

Definition 19: *Von n eingetretenen Ereignissen $\mathfrak{E}$ mögen H_n ein Merkmal $\mathfrak{M}$ besitzen. Dann heißt der Quotient*

$$\frac{H_n}{n}$$

die relative Häufigkeit des Merkmals $\mathfrak{M}$. Die Folge der Zahlen $\dfrac{H_n}{n}$ wird dabei als bekannt vorausgesetzt. Existiert nun der Grenzwert

$$w = \lim_{n \to \infty} \frac{H_n}{n},$$

so heißt w die Wahrscheinlichkeit des Merkmals $\mathfrak{M}$.

Bei allen praktischen Anwendungen der Wahrscheinlichkeitsrechnung, z. B. auch den Anwendungen auf die Biologie, ist es natürlich nicht möglich, die unendliche Zahlenfolge $\dfrac{H_n}{n}$ herzustellen. Man wird nur $\dfrac{H_n}{n}$ für möglichst große n bestimmen und den erhaltenen Näherungswert für die Wahrscheinlichkeit als Wahrscheinlichkeit bezeichnen. Wenn z. B. festgestellt wird, daß im Jahre 1935 von 100000 bestimmten Menschen in Deutschland 120 an Tuberkulose gestorben sind, so wird man sagen, die Wahrscheinlichkeit, in diesem Jahre an Tuberkulose zu sterben, war $\dfrac{120}{100000} = 0,0012$.

Ein anderes Beispiel: Die $n = 178$ Hülsen von *Indigofera australis* zeigten hinsichtlich ihrer Samenzahl folgende Verteilung:

Samenzahl x_i	3	4	5	6	7	8	9	10	11
Hülsenzahl y_i	1	2	8	13	22	45	63	23	1

Man folgert hieraus, daß die Wahrscheinlichkeit für eine Hülse mit 9 Samen $\dfrac{63}{178} \sim \dfrac{1}{3}$ ist. Würde eine größere Hülsenzahl als 178 untersucht werden, so würde man eventuell einen etwas anderen Wert erhalten. Man nimmt an, daß die Abweichung um so geringer ist, je größer die bereits unter-

---

1) E. Kamke, Einführung in die Wahrscheinlichkeitstheorie, Leipzig 1932.

suchte Hülsenzahl war, daß man also mit wachsendem n einen Grenzwert erhält, für den der gefundene Wert ein Näherungswert ist.

. Für die biologischen Anwendungen ist es auch gut, sich den Zusammenhang beider Definitionen zu vergegenwärtigen. Wir denken uns wieder eine Urne mit 10 Kugeln, von denen 1 weiß ist. Nach der ersten Definition ist dann die Wahrscheinlichkeit (a priori), eine weiße Kugel zu ziehen, auf Grund des uns *bekannten* Inhalts der Urne gleich $\frac{1}{10}$. Zu diesem Werte gelangt man aber auf Grund der zweiten Definition, wenn man den Inhalt der Urne als *unbekannt* ansieht. Fortgesetzte Ziehungen (mit Zurücklegung der gezogenen Kugel und Neumischung) wird uns eine Folge von relativen Häufigkeiten für die weißen Kugeln liefern, die gegen den Grenzwert $\frac{1}{10}$ strebt (Wahrscheinlichkeit a posteriori).

Die Natur ist für uns zumeist eine solche Urne mit unbekanntem Inhalt, den wir nur durch Stichproben ergründen können. Der nächste Paragraph wird das gleich genauer zeigen.

Aufgaben: 1. Wie groß ist die Wahrscheinlichkeit, mit 2 Würfeln 8 Augen zu werfen?

Lösung: $w = \dfrac{5}{36}$.

2. Wie groß ist nach dem Beispiel von Linders für die Größe schwedischer Männer (S. 36 Aufg. 6) die Wahrscheinlichkeit, daß ein willkürlich ausgewählter Mann eine Größe zwischen 172 und 174 cm besitzt?

Lösung: $w = 0{,}1315$.

3. Wie groß ist die Wahrscheinlichkeit, daß ein Mensch von jedem seiner Großeltern genau $\frac{1}{4}$ des Erbgutes besitzt?

Lösung: Für die Großeltern werden die Erbformen der Aufg. 4 von S. 68 mit $k = 24$ angenommen. Es gibt dann 2^{4k} mögliche Typen für die Enkelkinder. Die Kinder des Großelternpaares

$$(A_1 a_1, A_2 a_2, \ldots, A_k a_k), \quad (B_1 b_1, B_2 b_2, \ldots, B_k b_k)$$

haben die Form
$$(\alpha_1 \beta_1, \alpha_2 \beta_2, \ldots, \alpha_k \beta_k), \tag{1}$$

wobei die α mit A- bzw. a- und die β mit B- bzw. b-Chromosomen identisch sind und hierfür 2^{2k} Möglichkeiten bestehen. Entsprechendes gilt für die Kinder

$$(\gamma_1 \delta_1, \gamma_2 \delta_2, \ldots, \gamma_k \delta_k) \tag{2}$$

des zweiten Paares. Soll ein Enkel $\frac{1}{4}$ des Erbgutes von jedem Großelter haben, so müssen (1) und (2) Gameten mit je $\dfrac{k}{2}$ α- und β- bzw. γ- und δ-Chromosomen bilden. Die Zahl der zugehörigen Enkel ist

$$2^{2k} \binom{k}{\dfrac{k}{2}}^{2}.$$

Das sind die für die Bestimmung der gesuchten Wahrscheinlichkeit w günstigen Fälle. Folglich wird, da 2^{4k} Fälle möglich sind,

$$w = \frac{1}{2^{2k}} \binom{k}{\dfrac{k}{2}}^{2}$$

Für $k = 24$ hat man $$w = \frac{1}{2^{48}} \binom{24}{12}^2 = 0{,}026\,.$$

Das ist ein etwas paradoxes Ergebnis. Die Enkel können trotzdem allen Groß-eltern völlig gleichen, wenn es sich nämlich um eine reine Rasse handelt. Die Wahrscheinlichkeit aber, daß ein Enkel von jedem Großelter genau $\frac{1}{4}$ seiner Chromosomen besitzt, ist sehr gering.

4. Zu beweisen: Die Wahrscheinlichkeit dafür, daß ein Enkel von einem be-stimmten Großelternpaar i bzw. $k-i$ und von dem anderen j bzw. $k-j$ Chromosomen geerbt hat, ist

$$w = \frac{1}{2^{2k}} \binom{k}{i} \binom{k}{j}\,.$$

§ 22. Die Vererbungsgesetze von Mendel bei einpaarigem Erbgang.

Die Mendelschen Vererbungsgesetze wurden bei Kreuzungsversuchen entdeckt. Das erste dieser Gesetze, die Mendelsche Spaltungsregel, tritt z. B. bei einer Kreuzung der weiß- und rotblühenden *Mirabilis Jalapa* deutlich in Erscheinung (Correns). Die Ausgangsgeneration (Parental-generation $= P$) besteht aus Elternpaaren, von denen der eine Partner rot, der andere weiß blüht. Ihre Nachkommen, die I. Generation $(=F_1)$, haben nur rosa Blüten. Die Nachkommen zweier Exemplare der I. Generation liefern alle drei Blütenarten, nämlich Pflanzen, die rot blühen, solche mit rosa und endlich solche mit weißen Blüten. Die verschiedenen Anzahlen dieser Pflanzen II. Generation $(= F_2)$ zeigen bei großer Gesamtzahl sehr genau das Verhältnis $1:2:1$. Die relativen Häufigkeiten sind also in der zweiten Generation

rot	rosa	weiß
$\frac{1}{4}$	$\frac{1}{2}$	$\frac{1}{4}$

Dieser Erbgang ist in Abb. 24 schematisch dargestellt. Seine Erklärung ist folgende. Der eine Elter der Parentalgeneration enthält von väterlicher und mütterlicher Seite die (homozygoten) Anlagen rot — rot, der andere die Anlagen weiß — weiß. Wir bezeichnen die erste An-lage mit A, die zweite mit a, so daß wir die beiden Eltern hinsichtlich der Blütenfarbe durch die Symbole

$$(A\,A),\quad (a\,a)$$

darstellen können. Beide Eltern sind also hinsichtlich der Blütenfarbe reinerbig, d. h. von $(A\,A)$ kann nur A, von $(a\,a)$ nur a ver-erbt werden. Die Befruchtung vollzieht sich nach § 19 so, daß zunächst bei der Reifung der Keimzellen die Reduktion auf die halbe Chromo-somenzahl stattfindet. Dabei können die verbleibenden Chromosomen von $(A\,A)$ wieder nur die Eigenschaft A hinsichtlich der Blütenfarbe tragen,

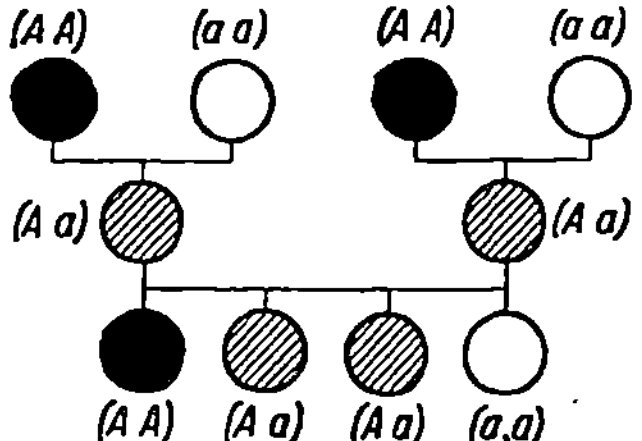

Abb. 24.
Mendelsche Spaltungsregel.

die von (aa) nur die Eigenschaft a. Die Nachkommen, welche rosa blühen, sind also durch

$$(Aa)$$

charakterisiert. Die Individuen dieser I. Generation liefern jetzt aber Keimzellen, die infolge der Reduktion entweder A oder a tragen. Bei der Vereinigung der Keimzellen zweier Individuen dieser Generation können also die Typen

$$(AA), \quad (Aa), \quad (aa)$$

entstehen. Da die Aufspaltung von (Aa) in A-Keimzellen und a-Keimzellen zufallsmäßig erfolgt, werden wir von beiden Sorten gleich viele anzunehmen haben. Wir denken uns daher zwei Urnen mit je gleichvielen A- und a-Kugeln. Der Vereinigung zweier Keimzellen entsprechen dann die Ziehungen je einer Kugel aus jeder Urne. Wir fragen nach den Wahrscheinlichkeiten für die Zusammenstellungen (AA), (Aa) und (aa). Ist $2\,m$ die Kugelzahl in jeder Urne, so befinden sich in jeder m A-Kugeln und m a-Kugeln. Die Zahl der möglichen Kombinationen ist $(2\,m)^2$, da jede Kugel der einen Urne mit jeder der anderen zusammentreffen kann. Günstig für (AA) sind m^2 Fälle, für (Aa) $2\,m^2$ und für (aa) wieder m^2. Die gesuchten Wahrscheinlichkeiten sind demnach

$$\text{für} \quad (AA) \qquad w = \frac{1}{4},$$

$$\text{,,} \quad (Aa) \qquad w = \frac{1}{2},$$

$$\text{,,} \quad (aa) \qquad w = \frac{1}{4},$$

womit das Züchtungsergebnis in der II. Generation seine Erklärung gefunden hat. Damit gilt die

Mendelsche Spaltungsregel: *Bei Kreuzung der Bastard-Nachkommen (Aa) reinrassiger Eltern $(AA) \times (aa)$ untereinander verhalten sich die Wahrscheinlichkeiten der Anzahlen der entstehenden Individuen*

$$(AA) : (Aa) : (aa) = 1 : 2 : 1.$$

Es kommt nun häufig vor, daß eine Anlage A neben a die Anlage a nicht sichtbar in Erscheinung treten läßt. Dann heißt A *dominant* gegenüber a und dieses *rezessiv* gegenüber A. Ein Individuum (Aa) trägt dann das Merkmal A, aber nicht a, verhält sich erblich jedoch wie ein Mischling. Aus der Mendelschen Spaltungsregel ergibt sich in diesem Falle sofort die

Mendelsche Dominanzregel: *Dominiert A über a, so entstehen bei Kreuzung der Bastard-Nachkommen (Aa) reinrassiger Eltern $(AA) \times (aa)$ untereinander nur Individuen mit dem sichtbaren Merkmal A und solche mit dem sichtbaren Merkmal a, und die Wahrscheinlichkeiten ihrer Anzahlen verhalten sich wie $3 : 1$.*

Ein beliebtes Beispiel für die Dominanzregel bilden die Mischlinge der *Urtica pilulifera* mit scharf gesägten Blättern und der *Urtica Dodartii* mit schwach gesägtem Blattrand. Die scharfe Zähnung ist dominant, die schwache rezessiv. Denken wir uns die scharfe Zähnung durch Schwarz, die schwache durch Weiß dargestellt, so gibt Abb. 25 eine schematische Übersicht des Erbganges. Dabei ist zu beachten, daß von den vier (unteren) Exemplaren (II. Generation) nur zwei reinerbig sind, ein scharfgezähntes und das schwachgezähnte, während die beiden übrigen scharfgezähnten sich wieder so verhalten wie die Exemplare der I. Generation.

Mendel erhielt bei Kreuzung gelbkörniger und grünkerniger Erbsenrassen in der II. Generation $\frac{3}{4}$ gelbe und $\frac{1}{4}$ grüne. Gelb ist also dominant.

Lock fand bei Kreuzung einer stärkehaltigen und einer zuckerhaltigen *Zea Mays*-Art in der II. Generation $\frac{3}{4}$ stärkehaltige und $\frac{1}{4}$ zuckerhaltige Arten. Die erste Eigenschaft ist wieder dominant.

Auf der häufigen Existenz dominanter Erbeigenschaften beruht die Tatsache, daß das Erscheinungsbild (der *Phänotypus*) eines Lebewesens mit seinem Erbbild (dem *Genotypus*) nicht übereinstimmt. Der Genotypus wird durch die Gesamtheit der vorhandenen

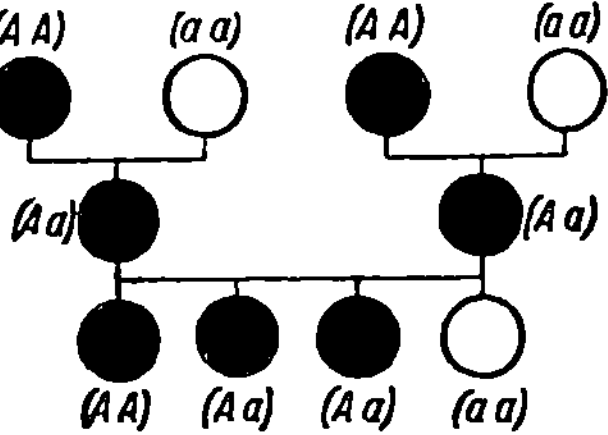

Abb. 25.
Mendelsche Dominanzregel.

Erbfaktoren dargestellt, der Phänotypus ergibt sich aus den dominanten Erbeigenschaften und den Umwelteinflüssen, wobei durch besondere Kombinationen von Erbfaktoren andere Erbfaktoren in ihrer Entwicklung noch beeinflußt werden können. Es ist auch zu bedenken, daß dasselbe Merkmal gegenüber einem zweiten dominant, gegenüber einem dritten rezessiv und gegenüber einem vierten intermediär oder mosaikartig auftreten, d. h. ein Zwischenmerkmal (wie rosa im ersten Beispiel) oder ein Nebeneinander beider Merkmale bestehen kann. Damit erkennt man, wie kompliziert die Vererbungsvorgänge in ihrer Gesamtheit sind.

Die Mendelschen Regeln betreffen zunächst besonders einfache Tatbestände, indem sie lediglich Aussagen über die Nachkommen zweier Individuen vom Typus $(A\,a)$ machen. Sie geben aber auch über komplizierte Vorgänge Aufschluß, die im folgenden noch zu behandeln sein werden.

§ 23. Der Additionssatz.

In einer Urne mögen sich m_1 Kugeln mit der Nummer 1, m_2 Kugeln mit der Nummer 2 usf., m_t Kugeln mit der Nummer t befinden. Gesucht ist die Wahrscheinlichkeit dafür, daß eine Kugel mit der Nummer 1 *oder* 2 oder 3 usf. oder r $(r \leq t)$ gezogen wird.

Die Anzahl der möglichen Fälle ist

$$m = m_1 + m_2 + \cdots + m_t,$$

die Anzahl der günstigen $\quad g = m_1 + m_2 + \cdots + m_r,$

also ist die gesuchte Wahrscheinlichkeit

$$w = \frac{m_1 + m_2 + \cdots + m_r}{m}.$$

Die Wahrscheinlichkeit, aus der Urne eine Kugel mit der Nummer i zu ziehen, werde mit w_i bezeichnet. Es ist

$$w_i = \frac{m_i}{m}.$$

Unser Resultat kann daher auch folgendermaßen geschrieben werden:

$$w = w_1 + w_2 + \cdots + w_r.$$

Allgemein wird dieses Ergebnis so formuliert:

Satz 25: *Ist w_i die Wahrscheinlichkeit für das Eintreffen eines Ereignisses E_i ($i = 1, 2, \ldots, t$) und sind $E_1, E_2, \ldots, E_t$ einander ausschließende Ereignisse, so ist die Wahrscheinlichkeit dafür, daß entweder E_1 oder E_2 usf. oder E_r ($r \leq t$) eintrifft,*

$$w = w_1 + w_2 + \cdots + w_r.$$

Beispiel: Wie groß ist die Wahrscheinlichkeit, mit einem Würfel entweder 2 oder 5 zu werfen? Die Wahrscheinlichkeit, eine 2 zu werfen, ist $w_1 = \frac{1}{6}$, ebenso groß ist auch die Wahrscheinlichkeit w_2, eine 5 zu werfen. Die gesuchte Wahrscheinlichkeit ist also

$$w = w_1 + w_2 = \frac{1}{3}.$$

Aufgabe: Wie groß ist die Wahrscheinlichkeit, daß ein Enkel von jedem seiner Großeltern 8 bis 16 Chromosomen geerbt hat (bei Ausschluß von Koppelungsbruch)?

Lösung: $w = 0{,}77534$ (vgl. S. 73, Aufg. 4).

§ 24. Der Multiplikationssatz.

In einer I. Urne befinden sich m_1 Kugeln, von denen s_1 schwarz sind, in einer II. Urne m_2 Kugeln, von denen s_2 schwarz sind usf., schließlich in einer r-ten Urne m_r Kugeln, von denen s_r schwarz sind. Aus jeder Urne werde eine Kugel gezogen. Wie groß ist die Wahrscheinlichkeit, daß alle gezogenen Kugeln schwarz sind?

Da jede Kugel der I. Urne mit jeder Kugel der II. usf. und mit jeder der r-ten Urne zusammentreffen kann, ist die Anzahl der möglichen Fälle

$$m = m_1 \cdot m_2 \cdot \ldots \cdot m_r.$$

Die Zahl der günstigen Fälle ist entsprechend

$$g = s_1 \cdot s_2 \cdot \ldots \cdot s_r,$$

also ist die gesuchte Wahrscheinlichkeit

$$w = \frac{s_1 \cdot s_2 \ldots s_r}{m_1 \cdot m_2 \ldots m_r}.$$

Die Wahrscheinlichkeit, aus der i-ten Urne eine schwarze Kugel zu ziehen, werde mit w_i bezeichnet. Es ist

$$w_i = \frac{s_i}{m_i}.$$

Somit lautet unser Ergebnis

$$w = w_1 \cdot w_2 \cdot \ldots \cdot w_r,$$

oder allgemein:

Satz 26: *Die Wahrscheinlichkeit, daß mehrere unabhängige Ereignisse E_i mit den Wahrscheinlichkeiten w_i ($i = 1, 2, \ldots, r$) gleichzeitig (oder nacheinander) eintreffen, ist*

$$w = w_1 \cdot w_2 \cdot \ldots \cdot w_r.$$

Der Zusatz „oder nacheinander" ist ohne weiteres verständlich, da es offenbar gleichgültig ist, ob man die Kugeln gleichzeitig zieht oder nacheinander.

Bei der logischen Ableitung der Mendelschen Spaltungsregel wurde von einem Spezialfall dieses Satzes bereits Gebrauch gemacht. Wir hatten uns dort zwei Urnen mit je 2 m Kugeln gedacht, von denen je m das Merkmal A und die übrigen m das Merkmal a tragen sollten:

<table>
<tr><td>I. Urne:</td><td>II. Urne:</td></tr>
<tr><td>m Kugeln A</td><td>m Kugeln A</td></tr>
<tr><td>m ,, a</td><td>m ,, a.</td></tr>
</table>

Es wurde aus jeder Urne eine Kugel gezogen und nach den Wahrscheinlichkeiten für die Zusammenstellungen

$$(A\,A), \ (A\,a), \ (a\,a)$$

gefragt. Jetzt ist die Wahrscheinlichkeit, aus I eine Kugel A zu ziehen, $w_1 = \frac{1}{2}$, und eine Kugel a zu ziehen, ebenfalls $w_1' = \frac{1}{2}$. Gleiches gilt wegen derselben Zusammensetzung der Urne für II: $w_2 = \frac{1}{2}$, $w_2' = \frac{1}{2}$. Die Wahrscheinlichkeit für die Kombination $(A\,A)$ ist nach dem Multiplikationssatz also

$$w = w_1 \cdot w_2 = \frac{1}{4}$$

und ebenso für $(a\,a)$ $$w' = w_1' \cdot w_2' = \frac{1}{4}.$$

Bei den Ziehungen trifft nun stets eine der Kombinationen $(A\,A)$, $(A\,a)$, $(a\,a)$ ein. Die Wahrscheinlichkeit, irgendeine dieser Kombinationen zu ziehen, ist also $W = 1$. Bezeichnen wir die Wahrscheinlichkeit, $(A\,a)$ zu ziehen, mit w'', so können wir jetzt zu dessen Bestimmung den *Additionssatz* anwenden. Nach diesem ist die Wahrscheinlichkeit W dafür, daß entweder $(A\,A)$ oder $(a\,a)$ oder $(A\,a)$ eintrifft,

$$W = w + w' + w''.$$

Wegen $W = 1$, $w = w' = \frac{1}{4}$ folgt also

$$w'' = \frac{1}{2}.$$

Damit haben wir die Mendelsche Spaltungsregel von neuem gewonnen.

Aufgaben: 1. Ein Würfel wird 12 mal geworfen. Wie groß ist die Wahrscheinlichkeit w, daß die Seite, welche 4 Augen trägt, zweimal erscheint?

Lösung: $w = 0,296$.

2. In einer Bevölkerung sei p die Wahrscheinlichkeit für das Vorhandensein der Anlage A, ferner q die Wahrscheinlichkeit für die Anlage a, und es sei $p + q = 1$. Die Anlagen A und a mögen sich zufallsmäßig bei der Zygotenbildung vereinigen. Es bestehe also keine Auslese (wie z. B. bei Verbot von Geschwisterehen), sondern *Panmixie*. Wie groß sind dann die Wahrscheinlichkeiten für die Zygoten (AA), (Aa), (aa)?

Lösung: Nach dem Multiplikationssatz gilt für das (gleichzeitige) Zusammentreffen von A mit A die Wahrscheinlichkeit p^2, entsprechend für a mit a die Wahrscheinlichkeit q^2, also nach dem Additionssatz für A mit a die Wahrscheinlichkeit $1 - p^2 - q^2 = 2pq$, da $p + q = 1$ ist. Hieraus schließt man: *Sind α, β, γ die Häufigkeiten der Zygoten (AA), (Aa), (aa) in einer Bevölkerung, so muß im Falle von Panmixie die Beziehung*

$$4\alpha\gamma = \beta^2$$

gelten. Ist ϱ^2 die Gesamthäufigkeit, so folgt

$$\alpha = \varrho^2 p^2, \quad \beta = 2\varrho^2 pq, \quad \gamma = \varrho^2 q^2,$$

oder, wenn man $\varrho p = p'$, $\varrho q = q'$ setzt:

$$\alpha = p'^2, \quad \beta = 2p'q', \quad \gamma = q'^2.$$

Für $\varrho^2 = 100$ ergibt sich folgende Tabelle, wobei $p' + q' = 10$ ist. Aus dieser Tabelle erkennt man bereits, daß die größte Anzahl der Heterozygoten für $p = q = \frac{1}{2}$ eintritt. Das läßt sich auch leicht allgemein beweisen. Ist eine dominante Anlage, etwa A, selten (z. B. $p = \frac{1}{10}$), so sind die meisten Merkmalsträger Heterozygote (im Beispiel von 19 Merkmalsträgern 18).

p'	q'	AA p'^2	Aa $2p'q'$	aa q'^2
1	9	1	18	81
2	8	4	32	64
3	7	9	42	49
4	6	16	48	36
5	5	25	50	25
6	4	36	48	16
7	3	49	42	9
8	2	64	32	4
9	1	81	18	1

3. Unter den Voraussetzungen der vorigen Aufgabe ist zu beweisen, *daß die erbliche Struktur einer Bevölkerung von Generation zu Generation konstant bleibt.*

Lösung: In der ersten Generation sind die Wahrscheinlichkeiten der Typen AA, Aa, aa gleich
$$p^2, \; 2pq, \; q^2.$$

Nach dem Multiplikationssatz ergeben sich daher die Wahrscheinlichkeiten der verschiedenen Kreuzungen aus der folgenden Tabelle:

	AA	Aa	aa
AA	p^4	$2p^3q$	p^2q^2
Aa	$2p^3q$	$4p^2q^2$	$2pq^3$
aa	p^2q^2	$2pq^3$	q^4

Z. B. ist die Wahrscheinlichkeit der Kreuzung $(AA) \times (AA)$ gleich p^4 und die Wahrscheinlichkeit von $(AA \times Aa)$ nach dem Additionssatz gleich $4p^3q$. In der nächsten Tabelle sind nun die Wahrscheinlichkeiten der Zygoten angegeben, die bei den Kreuzungen entstehen:

Wahrscheinlichkeit der Zygoten	AA	Aa	aa
$AA \times AA$	1	—	—
$AA \times Aa$	$\dfrac{1}{2}$	$\dfrac{1}{2}$	—
$AA \times aa$	—	1	—
$Aa \times Aa$	$\dfrac{1}{4}$	$\dfrac{1}{2}$	$\dfrac{1}{4}$
$Aa \times aa$	—	$\dfrac{1}{2}$	$\dfrac{1}{2}$
$aa \times aa$	—	—	1

Nach dem Additionssatz ergeben sich daher insgesamt folgende Wahrscheinlichkeiten für die entstehenden Zygoten:

$$AA: \qquad p^4 + \frac{1}{2} \cdot 4p^3q + \frac{1}{4} \cdot 4p^2q^2 = p^2,$$

$$Aa: \qquad \frac{1}{2} \cdot 4p^3q + 2p^2q^2 + \frac{1}{2} \cdot 4p^2q^2 + \frac{1}{2} \cdot 4pq^3 = 2pq,$$

$$aa: \qquad \frac{1}{4} \cdot 4p^2q^2 + \frac{1}{2} \cdot 4pq^3 + q^4 = q^2,$$

womit die Behauptung bewiesen ist.

4. Unter sonst gleichen Voraussetzungen wie bei den Aufgaben 2. und 3. sind die Wahrscheinlichkeiten für die Zygoten (AA), (Aa), (aa) in der n-ten Generation zu bestimmen, wenn die Zygoten (aa) in jeder vorhergehenden Generation von der Fortpflanzung ausgeschlossen werden.

Lösung: Wenn die Individuen (aa) mit der Wahrscheinlichkeit q^2 in der ersten Generation ausgemerzt werden, erhält man in der zweiten Generation die Wahrscheinlichkeiten:

$$\text{für } (AA): \qquad p_2^2 = \frac{1}{(1+q)^2},$$

$$\text{,, } (Aa): \qquad 2p_2q_2 = 2\frac{q}{(1+q)^2},$$

$$\text{,, } (aa): \qquad q_2^2 = \frac{q^2}{(1+q)^2},$$

und allgemein in der n-ten Generation

$$\text{für } (AA): \qquad p_n^2 = \left(\frac{1+(n-2)q}{1+(n-1)q}\right)^2,$$

$$\text{,, } (Aa): \qquad 2p_nq_n = 2\frac{q(1+(n-2)q)}{(1+(n-1)q)^2},$$

$$\text{,, } (aa): \qquad q_n^2 = \frac{q^2}{(1+(n-1)q)^2}$$

Hieraus folgt, daß mit wachsendem n die Wahrscheinlichkeit der (aa)-Zygoten schnell abnimmt, daß aber die Abnahme der (Aa)-Zygoten eine wesentlich geringere ist. Wenn damit auch die Anlage a (etwa die Anlage zu einer rezessiven Erbkrankheit) nicht sehr schnell vermindert werden kann, so wird doch die Zahl der Merkmalsträger (aa) (also der Kranken) verhältnismäßig rasch beseitigt.[1])

§ 25. Binomiale Wahrscheinlichkeiten.

Aus dem Multiplikations- und dem Additionssatz leiten wir die Lösungen dreier Wahrscheinlichkeitsaufgaben ab, von denen besonders die zweite und dritte von grundlegender Bedeutung für unsere biologischen Anwendungen sind.

1. In einer Urne befinden sich u. a. weiße und schwarze Kugeln. Die Wahrscheinlichkeit für das Ziehen einer weißen sei w_1, diejenige für das Ziehen einer schwarzen w_2. Es werden n Ziehungen ausgeführt. Nach jeder Ziehung wird die Kugel in die Urne zurückgelegt. Wie groß ist die Wahrscheinlichkeit, daß *in bestimmter Reihenfolge x mal eine weiße und y mal eine schwarze Kugel gezogen wird?*

Lösung: Es ist also $n = x + y$. Hier handelt es sich um ein n maliges Nacheinandereintreffen zweier Ereignisse mit den Wahrscheinlichkeiten w_1 und w_2. Nach dem Multiplikationssatz ist also die gesuchte Wahrscheinlichkeit

$$w = w_1{}^x \cdot w_2{}^y.$$

2. Die Aufgabe laute wie die Aufgabe 1., *nur bleibe die Forderung der bestimmten Reihenfolge fort.*

Lösung: Bei bestimmter Reihenfolge, gleichgültig wie sie beschaffen ist, hat man jedesmal die Wahrscheinlichkeit $w_1{}^x \cdot w_2{}^y$. Jetzt ist die Wahrscheinlichkeit dafür gesucht, daß entweder die eine oder die andere oder die dritte Reihenfolge usf. eintrifft, wobei sämtliche Reihenfolgen in Betracht kommen. Nach dem Additionssatz ist also $w_1{}^x \cdot w_2{}^y$ so oft zu sich selbst zu addieren, als es verschiedene Anordnungen der x weißen und y schwarzen Kugeln gibt. Bezeichnen wir eine weiße Kugel mit α, eine schwarze mit β, so haben wir alle Permutationen der Elemente

$$\underbrace{\alpha\ \alpha \ldots \alpha}_{x\,\text{mal}} \qquad \underbrace{\beta\ \beta \ldots \beta}_{y\,\text{mal}}$$

zu zählen. Nach Satz 22 (S. 64) ist diese Anzahl, da von den $n = x + y$ Elementen je x und je y gleich sind,

$$\frac{(x+y)!}{x!\,y!}.$$

<hr>

[1]) In diesem Zusammenhang sei auf die Arbeiten von O. Mittmann, Zur Austilgung einer vererbbaren Eigenschaft bei Merkmalen mit übergreifenden Erscheinungsformen, Deutsche Mathematik, 1. Jahrg., 2. H., 1936, Ausmerze und Gattenwahl im Falle eines einpaarigen Erbgangs, ebenda, 1. Jahrg., 3. H., 1936, und: Die Erfolgsaussichten von Auslesemaßnahmen im Kampf gegen die Erbkrankheiten, ebenda, 2. Jahrg., 1. H., 1937, verwiesen.

Die gesuchte Wahrscheinlichkeit ist also

$$w = \frac{(x+y)!}{x!\,y!}\,w_1{}^x \cdot w_2{}^y.$$

Damit gilt allgemein

Satz 27: *Die Wahrscheinlichkeit dafür, daß von zwei unabhängigen Ereignissen E_1 und E_2 mit den Wahrscheinlichkeiten w_1 und w_2 das Ereignis E_1 x mal und das Ereignis E_2 y mal in beliebiger Reihenfolge eintrifft, ist*

$$w = \frac{(x+y)!}{x!\,y!}\,w_1{}^x \cdot w_2{}^y.$$

Der Koeffizient $\frac{(x+y)!}{x!\,y!}$ ist ein Binomialkoeffizient (S. 65). Denn setzt man $x + y = n$ und $y = n - x$ oder $x = n - y$, so hat man

$$\frac{(x+y)!}{x!\,y!} = \frac{n!}{x!\,(n-x)!} = \frac{n!}{y!\,(n-y)!} = \binom{n}{x} = \binom{n}{y} = \binom{n}{n-x}.$$

Satz 28: *Für positive ganze n und beliebige a, b ist*

$$(a+b)^n = \binom{n}{0} a^n + \binom{n}{1} a^{n-1}b + \binom{n}{2} a^{n-2}b^2 + \cdots$$
$$+ \binom{n}{y} a^{n-y} b^y + \cdots + \binom{n}{n-1} a b^{n-1} + \binom{n}{n} b^n$$

(Binomischer Lehrsatz).

Beweis: Der Satz ist z. B. für $n = 1, 2, 3$ richtig, denn es ist

$$a + b \;= a + b = \binom{1}{0} a + \binom{1}{1} b,$$

$$(a+b)^2 = a^2 + 2ab + b^2 = \binom{2}{0} a^2 + \binom{2}{1} ab + \binom{2}{2} b^2,$$

$$(a+b)^3 = a^3 + 3a^2 b + 3a b^2 + b^3 = \binom{3}{0} a^3 + \binom{3}{1} a^2 b + \binom{3}{2} a b^2 + \binom{3}{3} b^3.$$

Um den Satz allgemein zu beweisen, schließt man von $n - 1$ auf n, d. h. man nimmt an, daß die Formel für einen nicht näher bestimmten Exponenten $n - 1$ richtig ist, und zeigt, daß sie dann auch für den Exponenten n gilt. Sei also

$$(a+b)^{n-1} = \binom{n-1}{0} a^{n-1} + \binom{n-1}{1} a^{n-2}b + \cdots$$
$$+ \binom{n-1}{y} a^{n-1-y} b^y + \cdots + \binom{n-1}{n-1} b^{n-1}$$

richtig. Durch Multiplikation mit $a + b$ folgt dann

$$(a+b)^n = \binom{n-1}{0} a^n$$
$$+ \binom{n-1}{1} a^{n-1}b + \cdots + \binom{n-1}{y} a^{n-y}b^y + \cdots + \binom{n-1}{n-1} a b^{n-1}$$
$$+ \binom{n-1}{0} a^{n-1}b + \cdots + \binom{n-1}{y-1} a^{n-y}b^y + \cdots + \binom{n-1}{n-2} a b^{n-1} + \binom{n-1}{n-1} b^n.$$

Auf Grund der Definition des Binomialkoeffizienten ist jetzt

$$\binom{n-1}{y} + \binom{n-1}{y-1} = \frac{(n-1)(n-2)\cdots(n-y)}{1\cdot 2\ldots y} + \frac{(n-1)(n-2)\cdots(n-y+1)}{1\cdot 2\ldots(y-1)}\cdot\frac{y}{y}$$

$$= \frac{(n-1)(n-2)\cdots(n-y+1)}{1\cdot 2\ldots y}(n-y+y) = \frac{n(n-1)(n-2)\cdots(n-y+1)}{1\cdot 2\ldots y}$$

$$= \binom{n}{y}.$$

Folglich wird

$$(a+b)^n = \binom{n}{0}a^n + \binom{n}{1}a^{n-1}b + \cdots + \binom{n}{y}a^{n-y}b^y + \cdots + \binom{n}{n-1}a b^{n-1} + \binom{n}{n}b^n,$$

und damit ist der Satz bewiesen, denn da er z. B. für den Exponenten 3 richtig ist, gilt er nun auch für $n = 4$ und daher auch für $n = 5$ usf.

Die Koeffizienten $\binom{n}{0}$, $\binom{n}{1}$, $\binom{n}{2}$, ..., $\binom{n}{n}$ ergeben sich aus der $(n+1)$-ten Zeile des folgenden Pascalschen Dreiecks:

$$
\begin{array}{ccccccccccc}
 & & & & & 1 & & & & & \\
 & & & & 1 & & 1 & & & & \\
 & & & 1 & & 2 & & 1 & & & \\
 & & 1 & & 3 & & 3 & & 1 & & \\
 & 1 & & 4 & & 6 & & 4 & & 1 & \\
1 & & 5 & & 10 & & 10 & & 5 & & 1 \\
\end{array}
$$

$$
\begin{array}{ccccccccccccc}
1 & 6 & 15 & 20 & 15 & 6 & 1 \\
1 & 7 & 21 & 35 & 35 & 21 & 7 & 1 \\
1 & 8 & 28 & 56 & 70 & 56 & 28 & 8 & 1 \\
1 & 9 & 36 & 84 & 126 & 126 & 84 & 36 & 9 & 1 \\
1 & 10 & 45 & 120 & 210 & 252 & 210 & 120 & 45 & 10 & 1 \\
\end{array}
$$

$$\cdots\cdots\cdots\cdots\cdots\cdots\cdots\cdots\cdots\cdots$$

Jede Zahl im Inneren dieses Schemas ist gleich der Summe der beiden Zahlen rechts und links über ihr.

Man sieht nun, daß nach dem binomischen Lehrsatz die Wahrscheinlichkeit

$$w = \frac{(x+y)!}{x!\,y!}\,w_1{}^x w_2{}^y = \binom{n}{x}w_1{}^x w_2{}^{n-x} = \binom{n}{y}w_1{}^{n-y}w_2{}^y$$

alle Glieder der binomischen Entwicklung von $(w_1 + w_2)^n$ durchläuft, wenn man für y die Zahlen von 0 bis n annimmt. Wir nennen daher kurz w die *binomiale Wahrscheinlichkeit.*

Beispiel: In einer Urne befinden sich 3 weiße und 7 schwarze Kugeln. Die Wahrscheinlichkeit, eine weiße zu ziehen, ist $w_1 = \frac{3}{10}$, die Wahrscheinlichkeit, eine schwarze zu ziehen, ist $w_2 = \frac{7}{10}$. Wie groß ist die Wahrscheinlichkeit, mit 5 Ziehungen 2 weiße und 3 schwarze Kugeln zu erhalten (wenn nach jeder Ziehung die gezogene Kugel zurückgelegt wird)?

Es ist
$$w = \frac{5!}{2!\,3!}\left(\frac{3}{10}\right)^2\left(\frac{7}{10}\right)^3.$$

Aus dem Pascalschen Dreieck ergibt sich $\dfrac{5!}{2!\cdot 3!} = \dbinom{5}{2} = 10$. Es wird also

$$w = \frac{3^2 \cdot 7^3}{10^4} = 0,309\,.$$

3. In einer I. Urne mögen sich Kugeln mit der Nummer a_1, ferner solche mit der Nummer a_2 usf., endlich solche mit der Nummer a_r befinden. Die Wahrscheinlichkeit, eine Kugel a_i zu ziehen, sei w_i. In einer II. Urne mögen sich entsprechend Kugeln mit den Nummern $b_1, b_2, \ldots, b_r$ befinden. Die Wahrscheinlichkeit, eine Kugel b_i zu ziehen, sei dieselbe wie die für die Ziehung einer Kugel a_i, also ebenfalls w_i. Eine dritte, vierte Urne usw. sei entsprechend zusammengesetzt. Schließlich enthalte eine k-te Urne die Kugeln $k_1, k_2, \ldots, k_r$ wieder mit den Wahrscheinlichkeiten $w_1, w_2, \ldots, w_r$.

Wir fragen nach der Wahrscheinlichkeit, aus der I. Urne eine bestimmte Kugel a_α, alsdann aus der II. Urne eine bestimmte Kugel b_β usw., schließlich aus der k-ten Urne eine bestimmte Kugel $k_\varkappa$ zu ziehen. Die k Ziehungen liefern also das Ergebnis

$$a_\alpha\, b_\beta \ldots k_\varkappa.$$

Wir können demnach auch fragen, *wie groß die Wahrscheinlichkeit einer solchen Anordnung ist, wobei die $\alpha, \beta, \ldots, \varkappa$ bestimmte Zahlen aus der Zahlenreihe $1, 2, \ldots, r$ bedeuten.*

Die *Lösung* liefert der Multiplikationssatz. Es handelt sich um das gleichzeitige Eintreffen von $a_\alpha, b_\beta, \ldots, k_\varkappa$, wobei die Einzelwahrscheinlichkeiten für die Ereignisse $w_\alpha, w_\beta, \ldots, w_\varkappa$ sind. Die gesuchte Wahrscheinlichkeit ist also

$$w = w_\alpha \cdot w_\beta \cdot \ldots \cdot w_\varkappa.$$

Befinden sich z. B.

in einer I. Urne die Kugeln a_1 und a_2 mit den Wahrscheinlichkeiten w_1 und w_2,

in einer II. Urne die Kugeln b_1 und b_2 ebenfalls mit den Wahrscheinlichkeiten w_1 und w_2,

so liefern uns die Ziehungen je einer Kugel aus jeder der beiden Urnen folgende Ergebnisse:

$$
\begin{array}{llll}
a_1 b_1 & \text{mit der Wahrscheinlichkeit} & & w_1^2,\\
a_1 b_2 & \text{,,} \quad \text{,,} & \text{,,} & w_1 w_2,\\
a_2 b_1 & \text{,,} \quad \text{,,} & \text{,,} & w_2 w_1,\\
a_2 b_2 & \text{,,} \quad \text{,,} & \text{,,} & w_2^2.
\end{array}
$$

Man kann das Ergebnis wieder mit dem binomischen Lehrsatz in Verbindung bringen. Denn es ist ja

$$(w_1 + w_2)^2 = w_1^2 + w_1 w_2 + w_2 w_1 + w_2^2.$$

Die gesuchten Wahrscheinlichkeiten sind also die einzeln genommenen Glieder der Entwicklung $(w_1 + w_2)^2$.

Nehmen wir eine III. Urne mit den Kugeln c_1 und c_2 hinzu, für die ebenfalls die Wahrscheinlichkeiten w_1 und w_2 bestehen mögen, so erhalten wir für die Anordnung $a_i b_j c_l$ die Wahrscheinlichkeit $w_i w_j w_l$, oder ausführlich

$$\text{für } a_1 b_1 c_1 \text{ die Wahrscheinlichkeit } w_1^3,$$

„ $a_1 b_1 c_2$ „	„	$w_1^2 w_2,$
„ $a_1 b_2 c_1$ „	„	$w_1^2 w_2,$
„ $a_1 b_2 c_2$ „	„	$w_1 w_2^2,$
„ $a_2 b_1 c_1$ „	„	$w_1^2 w_2,$
„ $a_2 b_1 c_2$ „	„	$w_1 w_2^2,$
„ $a_2 b_2 c_1$ „	„	$w_1 w_2^2,$
„ $a_2 b_2 c_2$ „	„	$w_2^3.$

Es ergibt sich also die Wahrscheinlichkeit

$$
\begin{array}{ll}
w_1^3 & 1 \text{ mal} \\
w_1^2 w_2 & 3 \text{ „} \\
w_1 w_2^2 & 3 \text{ „} \\
w_2^3 & 1 \text{ „}
\end{array}
$$

Diese Wahrscheinlichkeiten sind die Glieder der Entwicklung

$$(w_1 + w_2)^2 = w_1^3 + 3 w_1^2 w_2 + 3 w_1 w_2^2 + w_2^3.$$

Bei n Urnen entsprechender Zusammensetzung würden wir die Entwicklung von $(w_1 + w_2)^n$ zu bilden haben.

Aufgaben: 1. Mit einem Würfel werde 10 mal gewürfelt. Wie groß ist die Wahrscheinlichkeit w, daß abwechselnd eine ungerade und eine gerade Zahl geworfen wird, und wie groß ist die Wahrscheinlichkeit w', daß 3 mal eine ungerade und 7 mal eine gerade Zahl erscheint ohne Rücksicht auf die Reihenfolge?

Lösung: $w = \dfrac{1}{2^{10}} = 0{,}000977$, $\quad w' = \dfrac{120}{2^{10}} = 0{,}117$.

2. Wie groß ist die Wahrscheinlichkeit a) für eine Zweikindehe, b) für eine Dreikindehe, bei der 2, 1, 0 bzw. 3, 2, 1, 0 Kinder mit dem rezessiven Erbmerkmal a behaftet sind, wenn die Eltern beide vom Typus $(A\,a)$, also Heterozygote sind?

Lösung: Die Wahrscheinlichkeit dafür, daß ein Kind vom Typus $(a\,a)$, also Merkmalsträger ist, ist $w_1 = \tfrac{1}{4}$. Die Wahrscheinlichkeit eines Nichtmerkmalsträgers ist $w_2 = \tfrac{3}{4}$. Die Wahrscheinlichkeit, daß von n Kindern x Merkmalsträger und y Nichtmerkmalsträger $(x + y = n)$ sind, folgt daher aus der Entwicklung von $(w_1 + w_2)^n$. Man erhält

a) $n = 2$:

2	1	0	Merkmalsträger
$\dfrac{1}{16}$	$\dfrac{6}{16}$	$\dfrac{9}{16}$	Wahrscheinlichkeit

b) $n = 3$:

3	2	1	0	Merkmalsträger
$\dfrac{1}{64}$	$\dfrac{9}{64}$	$\dfrac{27}{64}$	$\dfrac{27}{64}$	Wahrscheinlichkeit

3. Wie groß ist die Wahrscheinlichkeit,

a) daß erbgleiche (eineiige) Zwillinge Merkmals- bzw. Nichtmerkmalsträger sind,

b) daß erbverschiedene (zweieiige) Zwillinge beide Merkmalsträger bzw. Nichtmerkmalsträger sind oder einer Merkmalsträger und der andere Nichtmerkmalsträger ist,

wenn die Eltern entweder vom Typus (Aa), (aa) oder vom Typus (Aa), (Aa) sind? Dabei sei A dominant gegenüber a.

Lösung: Bezeichnen wir einen Merkmalsträger mit 1 und einen Nichtmerkmalsträger mit 0, so ergeben sich folgende Werte:

a) *Erbgleiche Zwillinge.*

$(Aa) \times (aa)$:

$$00:\frac{1}{2}, \quad 11:\frac{1}{2}.$$

$(Aa) \times (Aa)$:

$$00:\frac{3}{4}, \quad 11:\frac{1}{4}.$$

b) *Erbverschiedene Zwillinge.*

$(Aa) \times (aa)$:

$$00:\frac{1}{4}, \quad 01:\frac{1}{2}, \quad 11:\frac{1}{4}.$$

$(Aa) \times (Aa)$:

$$00:\frac{9}{16}, \quad 01:\frac{6}{16}, \quad 11:\frac{1}{16}.$$

4. Es ist der polynomische Lehrsatz

$$(a_1 + a_2 + \cdots + a_k)^n = \sum \frac{n!}{\alpha_1! \, \alpha_2! \cdots \alpha_k!} \, a_1^{\alpha_1} a_2^{\alpha_2} \ldots a_k^{\alpha_k}$$

zu beweisen, wobei $\alpha_1 + \alpha_2 + \cdots + \alpha_k = n$ ist.

§ 26. Mehrpaariger Erbgang.

Während bei der Besprechung der Mendelschen Regeln von einem Genpaar Aa ausgegangen wurde, wollen wir jetzt den zweipaarigen Erbgang behandeln.

Ein hinsichtlich zweier Gene A_1, A_2 reinrassiges (homozygotes) Wesen hat nach § 19 die Erbform

$$(A_1 A_1, \; A_2 A_2).$$

Seine Gameten sind nur von der Gestalt $A_1 A_2$. Kreuzt man zwei solche Gameten $(A_1, A_2) \times (A_1, A_2)$, so ergibt sich wieder $(A_1 A_1, \; A_2 A_2)$. Wir wollen nun zwei in zwei Merkmalen verschiedene homozygote Wesen kreuzen, also etwa $(A_1 A_1, \; A_2 A_2)$ mit $(a_1 a_1, \; a_2 a_2)$. Die Gameten sind $(A_1, \; A_2)$ und $(a_1, \; a_2)$. Man erhält also

$$(A_1, A_2) \times (a_1, a_2) = (A_1 a_1, \; A_2 a_2),$$

d. h. ein *zweifach heterozygotes* Wesen. Nimmt man jetzt umgekehrt die Spaltung vor, so ergeben sich die Gameten

$$A_1, A_2; \; a_1, A_2; \; A_1, a_2; \; a_1, a_2.$$

Die Kreuzung zweier Wesen vom Typus $(A_1 a_1, A_2 a_2)$ liefert daher $4 \cdot 4 = 16$ Möglichkeiten, die sich aus dem Schema ablesen lassen:

	A_1, A_2	a_1, A_2	A_1, a_2	a_1, a_2
A_1, A_2	$A_1 A_1, A_2 A_2$	$A_1 a_1, A_2 A_2$	$A_1 A_1, A_2 a_2$	$A_1 a_1, A_2 a_2$
a_1, A_2	$a_1 A_1, A_2 A_2$	$a_1 a_1, A_2 A_2$	$a_1 A_1, A_2 a_2$	$a_1 a_1, A_2 a_2$
A_1, a_2	$A_1 A_1, a_2 A_2$	$A_1 a_1, a_2 A_2$	$A_1 A_1, a_2 a_2$	$A_1 a_1, a_2 a_2$
a_1, a_2	$a_1 A_1, a_2 A_2$	$a_1 a_1, a_2 A_2$	$a_1 A_1, a_2 a_2$	$a_1 a_1, a_2 a_2$

In der Diagonale von links oben nach rechts unten stehen die vier verschiedenen Zygoten mit gleichen Genpaaren, also Homozygote. Von den übrigen Zygoten sind je zwei gleich, nämlich immer diejenigen, welche symmetrisch zur Diagonale liegen, z. B. $(a_1 A_1, A_2 A_2)$ und $(A_1 a_1, A_2 A_2)$, da eine Vertauschung der Gene eines Paares belanglos ist. Im ganzen sind also von den 16 Zygoten höchstens 10 verschieden. Es fällt aber noch eins fort, da alle Zygoten in der Diagonale von links unten nach rechts oben gleich sind. Es bleiben also 9 verschiedene übrig.

Wir denken uns durch A_1 die Eigenschaft *schwarz*, durch a_1 die Eigenschaft *weiß*, durch A_2 die Eigenschaft *rund*, durch a_2 die Eigenschaft *quadratisch* dargestellt. Das Zusammentreten von A_1 und a_1 ergebe grau, das Zusammentreten von A_2 und a_2 die Eigenschaft spindelförmig. Dann ergibt sich aus dem obigen Schema ein anschauliches Bild für den besprochenen Erbgang (Abb. 26). In der ersten Reihe stehen zwei reinrassige Elternpaare, wobei ein Partner durch schwarz-rund und der andere durch weiß-quadratisch ausgezeichnet ist. Die erste Generation (zweite Reihe) ist dann grau-spindelförmig. Das sind die Wesen vom Typus $(A_1 a_1, A_2 a_2)$. Die zweite Generation (dritte Reihe) enthält die sämtlichen 16 Zygoten des obigen Schemas, von denen 9 verschieden sind. Ihr Aussehen ist jeweils durch die aus dem Schema abzulesende Buchstabenkombination gegeben. Jedes der Merkmale schwarz, grau, weiß tritt mit jedem der Merkmale rund, spindelförmig, quadratisch zusammen. Die Anzahl der zugehörigen Wesen ergibt sich aus der folgenden Tabelle:

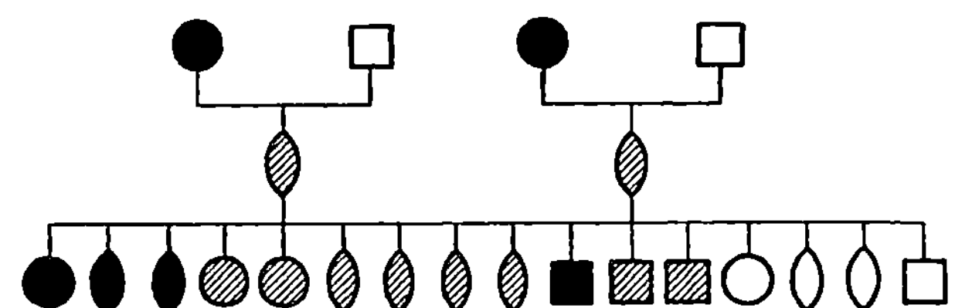

Abb. 26. Zweipaariger Erbgang, intermediär-intermediär.

	schwarz	grau	weiß
rund	1	2	1
spindelförmig	2	4	2
quadratisch	1	2	1

Dominiert jetzt A_2 über a_2, so geht die schematische Darstellung Abb. 26 in Abb. 27 über, indem alle spindelförmigen Gebilde rund werden. Dominiert schließlich überdies noch A_1 über a_1, so ergibt sich Abb. 28, indem alle grauen Gebilde in schwarz übergehen.

Der letzte Fall ist der wichtigste und häufigste. In der zweiten Generation liefert er das Spaltungsverhältnis

9 : 3 : 3 : 1.

Würde in dem letzten Falle wie bisher schwarz über weiß, jedoch umgekehrt quadratisch über rund dominieren, so würde nur quadratisch und rund in der ersten und zweiten Generation zu vertauschen sein, und man erhielte wieder in der zweiten Generation

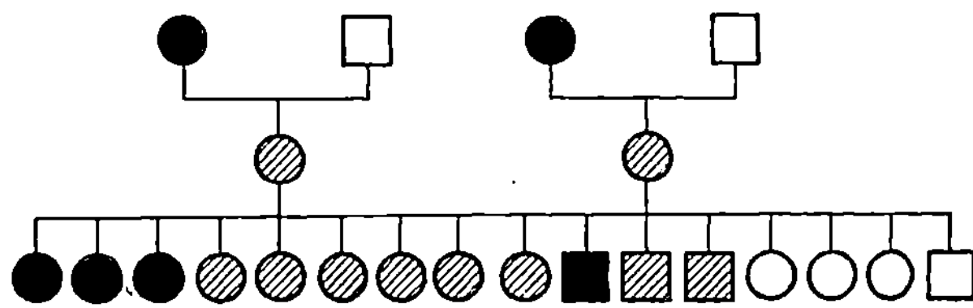

Abb. 27. Zweipaariger Erbgang, dominant-intermediär.

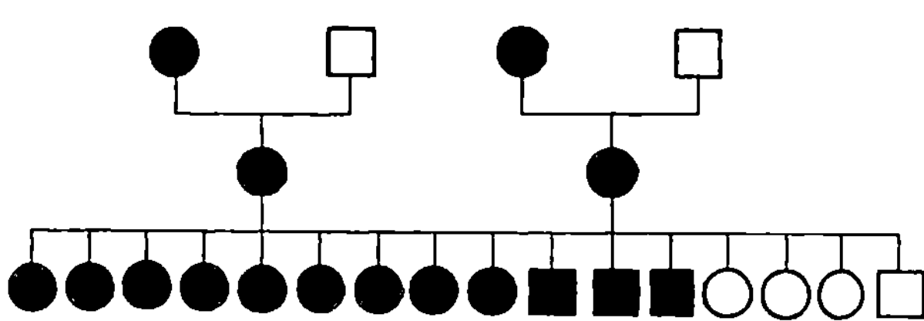

Abb. 28. Zweipaariger Erbgang, dominant-dominant.

schwarz quadratisch : schwarz rund : weiß quadratisch : weiß rund

$$= \quad 9 \quad : \quad 3 \quad : \quad 3 \quad : \quad 1$$

Ein *Beispiel* hierfür bildet die Kreuzung von zwei Mais-Sorten. Es ergibt die Kreuzung

blaukörniger runzliger × gelbkörnigem glatten Mais

die Mischlinge

blaukörnig glatt.

Diese miteinander gekreuzt liefern

blau glatt : blau runzlig : gelb glatt : gelb runzlig

wie 9 : 3 : 3 : 1, entsprechend dem eben behandelten Schema.

Die bisher direkt abgeleiteten Gesetze kann man nach den Regeln der Wahrscheinlichkeitsrechnung anders und einfacher ableiten. Sehen wir uns zu diesem Zweck nochmals die Abb. 26 oder die gleichbedeutende Tabelle von S. 86 an, so erkennen wir, daß die Farben schwarz, grau, weiß für jede Gestalt, gleichgültig ob diese rund, spindelförmig oder quadratisch ist, immer im Verhältnis 1 : 2 : 1 auftreten. Aber auch die Gestalten haben bei derselben Farbe, gleichgültig ob diese schwarz, grau oder weiß ist, das Verhältnis 1 : 2 : 1. Das ist nun nicht wunderbar, denn wir können ja unabhängig von der Gestalt einmal nur das Merkmalpaar schwarz-weiß, also $A_1 a_1$, für sich betrachten, und dann muß sich ja nach der *Mendelschen Spaltungsregel* für intermediären Erbgang das Spaltungsverhältnis $1:2:1$ ergeben. Genau so können wir das Merkmalpaar $A_2 a_2$ für sich betrachten.

Denken wir uns jetzt 2 Urnen. In der einen mögen sich schwarze, graue und weiße Kugeln mit den Wahrscheinlichkeiten $\frac{1}{4}$, $\frac{1}{2}$, $\frac{1}{4}$ befinden, in der anderen Kugeln mit dem Aufdruck rund, spindelförmig und weiß ebenfalls mit den Wahrscheinlichkeiten $\frac{1}{4}$, $\frac{1}{2}$, $\frac{1}{4}$. Zieht man aus jeder Urne eine Kugel, so ist die Wahrscheinlichkeit der Kombination gleich dem Produkt der Wahrscheinlichkeiten der einzelnen gezogenen Kugeln. Z. B. ist also die Wahrscheinlichkeit für quadratisch-grau gleich $\frac{1}{4} \cdot \frac{1}{2} = \frac{1}{8}$. Bei 16 Kombinationen ist daher die Kombination quadratisch-grau 2 mal zu erwarten, wie es in der Tabelle angegeben ist.

Dominiert jetzt rund über quadratisch, so geht unsere Tabelle von S. 86 über in die folgende:

	schwarz	grau	weiß
rund	3	6	3
quadratisch	1	2	1

entsprechend Abb. 27. Dieser Sachverhalt läßt eine ähnliche Erklärung zu, indem jetzt für die Gestalten die *Mendelsche Dominanzregel*, für die Farben aber die *Spaltungsregel* gilt. Das Urnenschema würde aus einer Urne mit schwarzen, grauen und weißen Kugeln mit den Wahrscheinlichkeiten $\frac{1}{4}$, $\frac{1}{2}$, $\frac{1}{4}$ und einer Urne mit den Kugeln „rund" und „quadratisch" mit den Wahrscheinlichkeiten $\frac{3}{4}$ und $\frac{1}{4}$ bestehen. Die Wahrscheinlichkeit für die Zusammenstellung rund-grau z. B. ist dann nach dem Multiplikationssatz $\frac{3}{4} \cdot \frac{1}{2} = \frac{3}{8}$, d. h. bei 16 Fällen werden 6 von dieser Zusammensetzung sein.

Lassen wir schließlich noch schwarz über weiß dominieren, so erhält man die Tabelle:

	schwarz	weiß
rund	9	3
quadratisch	3	1

Die beiden Urnen sind jetzt von gleicher Zusammensetzung. Die eine enthält schwarz und weiß mit den Wahrscheinlichkeiten $\frac{3}{4}$ und $\frac{1}{4}$, die andere rund und quadratisch mit denselben Wahrscheinlichkeiten. Somit ergibt sich

für rund schwarz die Wahrscheinlichkeit $\dfrac{9}{16}$,

„ rund weiß „ „ $\dfrac{3}{16}$,

„ quadratisch schwarz die „ $\dfrac{3}{16}$,

„ quadratisch weiß „ „ $\dfrac{1}{16}$.

Offenbar liegt hier ein Spezialfall der 3. Aufgabe des vorigen Paragraphen vor (S. 83). Die Wahrscheinlichkeiten sind die Glieder der Entwicklung

$$\left(\frac{3}{4} + \frac{1}{4}\right)^2 = \frac{9}{16} + \frac{3}{16} + \frac{3}{16} + \frac{1}{16}.$$

Diese Betrachtung läßt sich auf Grund jener Aufgabe sofort verallgemeinern. Gegeben seien r homologe Genpaare $A_1a_1, A_2a_2, \ldots, A_ra_r$, wobei stets A_i über a_i dominiert. Wir denken uns alle Gameten von

$$(A_1a_1, A_2a_2, \ldots, A_ra_r)$$

gebildet und miteinander gekreuzt. Betrachtet man ein Genpaar A_ia_i und hält die übrigen konstant, so findet hinsichtlich dieser beiden eine Spaltung im Verhältnis der Wahrscheinlichkeiten $\frac{3}{4} : \frac{1}{4}$ statt. Wir haben uns jetzt r Urnen U_i $(i = 1, 2, \ldots, r)$ zu denken, von denen jede zwei Kugelsorten A_i, a_i mit den Wahrscheinlichkeiten $w_1 = \frac{3}{4}$ und $w_2 = \frac{1}{4}$ enthält. Die Wahrscheinlichkeiten für die Ergebnisse der Ziehungen je einer Kugel aus jeder Urne sind dann die Glieder der Entwicklung

$$\left(\frac{3}{4} + \frac{1}{4}\right)^r.$$

Z. B. erhält man für $r = 3$ Merkmalspaare die Entwicklung

$$\left(\frac{3}{4} + \frac{1}{4}\right)^3 = \frac{1}{4^3}\,(27 + 3 \cdot 9 + 3 \cdot 3 + 1).$$

Das Spaltungsverhältnis, bei den dreifach dominanten Wesen angefangen, lautet also

$$27 : 9 : 9 : 9 : 3 : 3 : 3 : 1.$$

Aufgabe: Für die Farbe von Wellensittichen bedeute F eine Gelbanlage und O eine Blauanlage, während f und o das Fehlen dieser Anlagen angeben mögen.[1] Man studiere die Kreuzungen $(FF, oo) \times (ff, OO)$ und $(Ff, Oo) \times (Ff, Oo)$.

Lösung: Im zweiten Falle erhält man z. B. grüne, gelbe, blaue und weiße Vögel im Verhältnis $9 : 3 : 3 : 1$.

§ 27. Polymerie.

Die Gesetzmäßigkeiten im Falle von Polymerie ergeben sich ohne weiteres aus den bisherigen Untersuchungen. Wir wollen z. B. *Dimerie im Falle des zweipaarigen Erbganges* betrachten. Für ein Wesen vom Typus

$$(A_1a_1, A_2a_2),$$

wobei A_i und a_i homologe Gene sind $(i = 1, 2)$, setzen wir

$$A_1 = A_2, \quad a_1 = a_2.$$

---

1) H. Duncker, Rassenmischung, biologisch gesehen, „Rasse" 1934, H. 7.

Es ist also jetzt nur ein Merkmalpaar vorhanden, das aber doppelt vererbt wird, ohne daß natürlich eine Koppelung vorliegen soll. Die Gameten

$$A_1 A_2, \quad a_1 A_2, \quad A_1 a_2, \quad a_1 a_2$$

gehen in

$$A_1 A_1, \quad a_1 A_1, \quad A_1 a_1, \quad a_1 a_1$$

über. Infolgedessen tritt an die Stelle der Tabelle S. 86 das folgende Schema:

	A_1, A_1	a_1, A_1	A_1, a_1	a_1, a_1
A_1, A_1	$A_1 A_1, A_1 A_1$	$A_1 a_1, A_1 A_1$	$A_1 A_1, A_1 a_1$	$A_1 a_1, A_1 a_1$
a_1, A_1	$a_1 A_1, A_1 A_1$	$a_1 a_1, A_1 A_1$	$a_1 A_1, A_1 a_1$	$a_1 a_1, A_1 a_1$
A_1, a_1	$A_1 A_1, a_1 A_1$	$A_1 a_1, a_1 A_1$	$A_1 A_1, a_1 a_1$	$A_1 a_1, a_1 a_1$
a_1, a_1	$a_1 A_1, a_1 A_1$	$a_1 a_1, a_1 A_1$	$a_1 A_1, a_1 a_1$	$a_1 a_1, a_1 a_1$

Die bisher vorhandenen 9 verschiedenen Typen sind auf 5 verschiedene reduziert, nämlich auf

$$A_1 A_1, A_1 A_1;\ a_1 A_1, A_1 A_1;\ A_1 a_1, a_1 A_1;\ a_1 a_1, a_1 A_1;\ a_1 a_1, a_1 a_1;$$

deren Häufigkeiten sich wie

$$1:4:6:4:1$$

verhalten. Dabei ist auf Grund der biologischen Bedeutung der Symbole zu beachten, daß $(a_1 A_1, a_1 A_1) = (a_1 a_1, A_1 A_1)$ ist.

In Abb. 29 ist dieser Erbgang schematisch wiedergegeben. Die Stammelternpaare haben die Struktur $(A_1 A_1, A_1 A_1)$, $(a_1 a_1, a_1 a_1)$ und sind durch schwarz und weiß dargestellt. Die erste Generation, welche die Struktur $(A_1 a_1, A_1 a_1)$ hat, ist durch grau bezeichnet. In der zweiten Generation sind die neu hinzukommenden Wesen

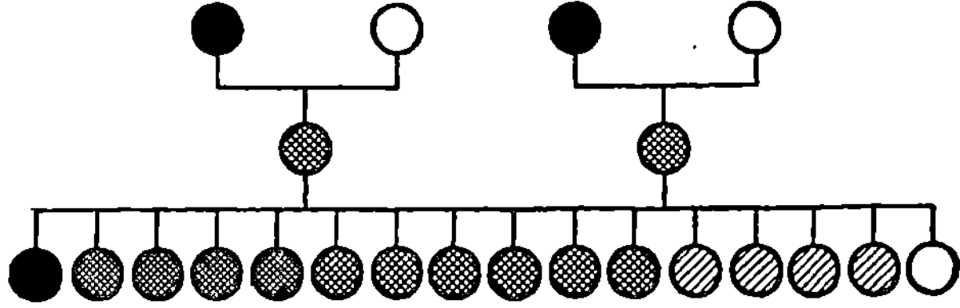

Abb. 29. Zweipaariger Erbgang, Dimerie.

mit der Struktur $(a_1 A_1, A_1 A_1)$ und $(a_1 a_1, a_1 A_1)$ durch dunkelgrau und hellgrau dargestellt. Mit wachsender Häufigkeit der Gene A_1 (schwarz) wird also die Farbenskala von weiß bis schwarz durchlaufen, wobei das Spaltungsverhältnis $1:4:6:4:1$ zutage tritt.

Dominiert jetzt A_1 über a_1, so werden alle Wesen, welche das Gen A_1 enthalten, in schwarz übergehen, und es ergibt sich für das Spaltungsverhältnis von schwarz zu weiß der Wert $15:1$.

Das Urnenschema für *Dimerie bei zweipaarigem Erbgang* hat folgende Gestalt: Von vier Urnen möge eine jede Kugeln A_1 und a_1 mit den Wahrscheinlichkeiten w_1 und w_2 enthalten. Die Ziehung je einer Kugel aus jeder Urne bestimmt eindeutig den Typus eines Wesens. Da die Reihenfolge der gezogenen Kugeln unwesentlich ist [z. B. ist ja $(A_1 a_1, A_1 a_1) = (A_1 A_1, a_1 a_1)$], ist die Wahrscheinlichkeit, daß man x-mal A_1 und y-mal a_1 $(x + y = 4)$ erhält,

$$w = \frac{4!}{x!\,y!}\, w_1{}^x w_2{}^y.$$

Die Wahrscheinlichkeiten der verschiedenen Typen sind demnach die Glieder der Entwicklung von

$$(w_1 + w_2)^4.$$

Entsprechend erhält man im Falle *n-facher Polymerie bei n-paarigem Erbgang* die entsprechenden Wahrscheinlichkeiten als Glieder der Entwicklung von

$$(w_1 + w_2)^{2n}.$$

Bei der obigen Ableitung des Spaltungsverhältnisses $1:4:6:4:1$ waren die Wahrscheinlichkeiten von A_1 und a_1 als gleich vorausgesetzt worden. Setzen wir auch jetzt wieder $w_1 = w_2 = \frac{1}{2}$, so ergibt sich dieses Spaltungsverhältnis für Dimerie von neuem aus der Entwicklung

$$(w_1 + w_2)^4 = 1 \cdot \frac{1}{2^4} + 4 \cdot \frac{1}{2^4} + 6 \cdot \frac{1}{2^4} + 4 \cdot \frac{1}{2^4} + 1 \cdot \frac{1}{2^4}.$$

Dominiert A_1 über a_1, so erhält man im Falle von n-facher Polymerie bei n-paarigem Erbgang für das Spaltungsverhältnis der Merkmalsträger A_1 zu dem der Merkmalsträger a_1 den Wert

$$2^{2n} - 1 : 1.$$

Aufgabe: In einer Bevölkerung mögen in der Parentalgeneration $\frac{1}{10}$ reinerbig blonde und $\frac{9}{10}$ reinerbig dunkle Menschen vorhanden sein. Welche Spaltungsverhältnisse ergeben sich für die reinerbigen und die spalterbigen in der zweiten Generation, und welches ist das Verhältnis der reinerbigen in dieser Generation, wenn dunkel über blond dominiert? Dabei mögen die Fälle von Monomerie, Dimerie und Trimerie in Betracht gezogen werden.

Lösung:
Monomerie: $1 : 18 : 81$ bzw. $1 : 81$.
Dimerie: $1 : 4 \cdot 9 : 6 \cdot 9^2 : 4 \cdot 9^3 : 9^4$ bzw. $1 : 6561$.
Trimerie: $1 : 6 \cdot 9 : 15 \cdot 9^2 : 20 \cdot 9^3 : 15 \cdot 9^4 : 6 \cdot 9^5 : 9^6$ bzw. $1 : 531441$.

§ 28. Koppelungsbruch.

Bisher wurde von gekoppelten Genen stets abgesehen, weil man sie sich als ein einziges Gen vorstellen konnte und daher Vererbungsvorgänge mit gekoppelten Genen ohne neue Betrachtungen auf unsere bisherigen Fragestellungen und Ergebnisse hinausliefen.

Anders wird dies, wenn ein Koppelungsbruch eintritt (vgl. § 19 und Abb. 23). Bei einem solchen tauschen sich kongruente Stücke zweier homologer Chromosomen aus. Das in einem derartigen Falle entstehende Spaltungsverhältnis wollen wir an einem einfachen Beispiel ableiten.

Wir betrachten die Kreuzung

$$\left(\overline{A_1 B_1},\ \overline{a_1 b_1}\right) \times \left(\overline{A_1 B_1},\ \overline{a_1 b_1}\right),$$

wobei der Strich über den Genpaaren andeuten soll, daß diese gekoppelt sind. Würde ein Koppelungsbruch nicht eintreten, so wären A_1 und B_1 wie ein einzelnes Gen und ebenso a_1 und b_1 wie ein einzelnes Gen zu behandeln, und das Ergebnis der Kreuzung lieferte die Zygoten

$$\left(\overline{A_1 B_1},\ \overline{A_1 B_1}\right), \quad \left(\overline{A_1 B_1},\ \overline{a_1 b_1}\right), \quad \left(\overline{a_1 b_1},\ \overline{a_1 b_1}\right)$$

im Verhältnis $1 : 2 : 1$.

Ein Koppelungsbruch tritt niemals bei allen Zygoten ein, sondern höchstens bis zur Hälfte ihrer Zahl, wie biologische Untersuchungen gezeigt haben. Es sei etwa $p \geqq \frac{1}{2}$ die Wahrscheinlichkeit dafür, daß ein Koppelungsbruch nicht eintritt, und dementsprechend $q = 1 - p$ die Wahrscheinlichkeit für einen solchen. Die Zygote $\left(\overline{A_1 B_1},\ \overline{a_1 b_1}\right)$ bildet dann

1. *ohne Koppelungsbruch*

die Gameten $\qquad\qquad\qquad \overline{A_1 B_1}, \quad \overline{a_1 b_1}$

mit den Wahrscheinlichkeiten $\dfrac{p}{2},\quad \dfrac{p}{2}$;

2. *mit Koppelungsbruch*

die Gameten $\qquad\qquad\qquad \overline{A_1 b_1}, \quad \overline{B_1 a_1}$

mit den Wahrscheinlichkeiten $\dfrac{q}{2},\quad \dfrac{q}{2}$.

Dabei haben sich also bei der Reduktionsteilung die Gene B_1 und b_1 ausgetauscht, und es ist nach diesem Vorgang A_1 mit b_1 und B_1 mit a_1 gekoppelt.

Bei der Kreuzung kann nun jeder der vier Gameten mit sich selbst oder einem der übrigen zusammentreten. Um die Wahrscheinlichkeiten der verschiedenen Kombinationen zu bestimmen, denken wir uns zwei Urnen, deren jede die vier Gameten in solchen Häufigkeiten enthält, wie es ihren oben angegebenen Wahrscheinlichkeiten entspricht. Die Ziehung je eines Gameten aus jeder Urne liefert ein Kreuzungsergebnis, und die Wahrscheinlichkeiten der verschiedenen Ergebnisse sind nach dem Multiplikationssatz die folgenden:

Kreuzung	$\left(\overline{A_1 B_1},\ \overline{A_1 B_1}\right)$	$\left(\overline{A_1 B_1},\ \overline{a_1 b_1}\right)$	$\left(\overline{a_1 b_1},\ \overline{a_1 b_1}\right)$
Wahrscheinlichkeit	$\left(\dfrac{p}{2}\right)^2$	$2\cdot\left(\dfrac{p}{2}\right)^2$	$\left(\dfrac{p}{2}\right)^2$

Kreuzung	$\left(\overline{A_1 b_1},\ \overline{A_1 b_1}\right)$	$\left(\overline{A_1 b_1},\ \overline{B_1 a_1}\right)$	$\overline{B_1 a_1} \cdot \overline{B_1 a_1}$
Wahrscheinlichkeit	$\left(\dfrac{q}{2}\right)^2$	$2\cdot\left(\dfrac{q}{2}\right)^2$	$\left(\dfrac{q}{2}\right)^2$

Kreuzung	$\left(\overline{A_1 B_1},\ \overline{A_1 b_1}\right)$	$\left(\overline{A_1 B_1},\ \overline{B_1 a_1}\right)$	$\left(\overline{a_1 b_1},\ \overline{A_1 b_1}\right)$	$\left(\overline{a_1 b_1},\ \overline{B_1 a_1}\right)$
Wahrscheinlichkeit	$\dfrac{pq}{2}$	$\dfrac{pq}{2}$	$\dfrac{pq}{2}$	$\dfrac{pq}{2}$

Es gibt also *10 verschiedene Zygoten.* In ähnlicher Weise kann man auch kompliziertere Vererbungsvorgänge mit Koppelungsbruch behandeln.[1])

Abb. 30 stellt den eben beschriebenen Erbgang schematisch dar. Jede *einzelne* Zygote ist durch *zwei* durch einen Querstrich verbundene Figuren bezeichnet, die entweder ein Kreis oder ein Quadrat und entweder schwarz oder weiß sind. Diese vier Eigenschaften kommen den obigen Genen zu, und zwar bedeute A_1 schwarz, B_1 rund, a_1 weiß, b_1 quadratisch. Für die Wahrscheinlichkeiten p und q sind die Werte $p = \frac{2}{3}$, $q = \frac{1}{3}$ gewählt worden. In der ersten Zeile der Figur steht die Zygote $(\overline{A_1 B_1}, \overline{a_1 b_1})$ zweimal als Elternpaar. Dar-

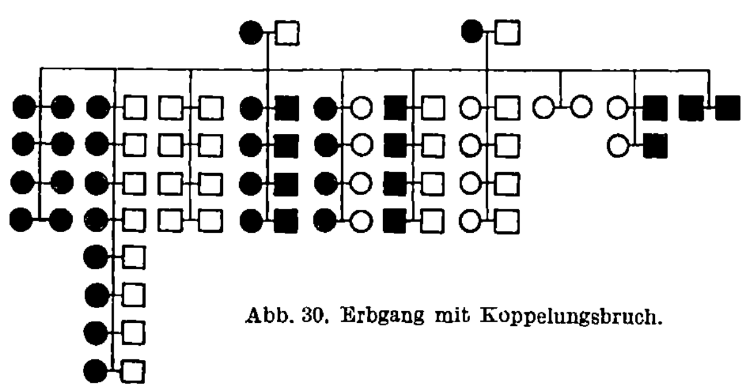

Abb. 30. Erbgang mit Koppelungsbruch.

unter befinden sich 36 Kinder, wobei die den Wahrscheinlichkeiten entsprechenden gleichen jeweils untereinander stehen. Man beachte, in welcher Weise auch hier wieder die Mendelsche Spaltungsregel in Erscheinung tritt.

Aufgabe: Es sind die zu Abb. 30 analogen Figuren zu konstruieren, wenn erstens A_1 über a_1 und zweitens überdies B_1 über b_1 dominiert.

§ 29. Die Formel von Bayes.

Die Formel von Bayes oder die Formel für die Wahrscheinlichkeit von Ursachen ist ein wichtiges Hilfsmittel für den Biologen. Wir werden mit ihrer Hilfe eine ganze Reihe biologischer Aufgaben lösen können. Zur Ableitung dieser Formel benutzen wir wieder eine Urnenaufgabe.

In der Urne U_i mögen sich m_i Kugeln befinden, von denen s_i schwarz sind $(i = 1, 2, \ldots, n)$. Von der Urne U_i seien μ_i Exemplare vorhanden. Insgesamt sei μ die Zahl der Urnen. Die Wahrscheinlichkeit, die Urne U_k zu wählen, ist dann

$$u_k = \frac{\mu_k}{\mu}.$$

Die Wahrscheinlichkeit, aus der Urne U_i eine schwarze Kugel zu ziehen, ist

$$w_i = \frac{s_i}{m_i}.$$

---

1) O. Mittmann, Ausschaltung von Merkmalsträgern von der Fortpflanzung und die Gegenwirkung des Faktorenaustauschs im Falle des zweipaarigen Erbganges, Deutsche Mathematik, 1. Jahrg. 1936, H. 1.

Diese Verhältnisse sind in dem folgenden Schema übersichtlich zusammengestellt:

Urnen	$U_1\,U_1\ldots U_1$	$U_2\ldots U_2$	$\ldots$	$U_i\ldots U_i$	$\ldots$	$U_n\ldots U_n$	
Anzahl der Urnen	μ_1	μ_2	$\ldots$	μ_i	$\ldots$	μ_n	$\displaystyle\sum_{i=1}^{n}\mu_i=\mu$
Wahrscheinlichkeit, die Urne U_i zu wählen	$u_1=\dfrac{\mu_1}{\mu}$	$u_2=\dfrac{\mu_2}{\mu}$	$\ldots$	$u_i=\dfrac{\mu_i}{\mu}$	$\ldots$	$u_n=\dfrac{\mu_n}{\mu}$	
Kugelzahl	$m_1\,m_1\ldots m_1$	$m_2\ldots m_2$	$\ldots$	$m_i\ldots m_i$	$\ldots$	$m_n\ldots m_n$	
Anzahl der schwarzen Kugeln	$s_1\,s_1\,\ldots\,s_1$	$s_2\,\ldots\,s_2$	$\ldots$	$s_i\,\ldots\,s_i$	$\ldots$	$s_n\,\ldots\,s_n$	
Wahrscheinlichkeit, aus einer Urne U_i eine schwarze Kugel zu ziehen	$w_1=\dfrac{s_1}{m_1}$	$w_2=\dfrac{s_2}{m_2}$	$\ldots$	$w_i=\dfrac{s_i}{m_i}$	$\ldots$	$w_n=\dfrac{s_n}{m_n}$	

Es sei nun aus irgendeiner Urne eine schwarze Kugel gezogen worden. Gefragt ist nach der Wahrscheinlichkeit, daß diese Kugel aus einer der Urnen U_k stammt, wobei k eine bestimmte der Zahlen $1, \ldots, n$ ist.

Zur Lösung dieser Aufgabe denkt man sich die Kugelzahlen in den Urnen proportional so vermehrt, daß jede Urne die gleiche Anzahl Kugeln enthält. Das ist stets möglich. Man multipliziert zu diesem Zweck die Kugelzahl m_1 von U_1 mit $\lambda_1 = m_2 \cdot m_3 \cdot \ldots \cdot m_n$, und zwar so, daß auch die Anzahl der schwarzen Kugeln mit λ_1 multipliziert wird. Die Wahrscheinlichkeit, eine schwarze Kugel aus U_1 zu ziehen, wird damit nicht geändert. Die Kugelzahl m_2 von U_2 wird mit $\lambda_2 = m_1 \cdot m_3 \cdot m_4 \cdot \ldots \cdot m_n$ multipliziert usf. Dann ist in der Tat

$$\lambda_1 m_1 = \lambda_2 m_2 = \cdots = \lambda_n\, m_n = m$$

die Kugelzahl in jeder Urne.

Jede schwarze Kugel kann nun gezogen worden sein. Da insgesamt

$$M = \sum_{i=1}^{n} \lambda_i s_i \mu_i = \lambda_1 s_1 \mu_1 + \lambda_2 s_2 \mu_2 + \cdots + \lambda_n s_n \mu_n$$

schwarze Kugeln vorhanden sind, ist damit die Anzahl der möglichen Fälle bekannt. Für das Ziehen einer schwarzen Kugel aus einer der Urnen U_k sind alle diejenigen schwarzen Kugeln günstig, welche sich in sämtlichen μ_k Urnen U_k befinden. Die Zahl der günstigen Fälle ist daher

$$G = \lambda_k s_k \mu_k.$$

Die gesuchte Wahrscheinlichkeit ist also

$$w = \frac{G}{M} = \frac{\lambda_k\,s_k\,\mu_k}{\lambda_1\,s_1\,\mu_1 + \lambda_2\,s_2\,\mu_2 + \cdots + \lambda_n\,s_n\,\mu_n}.$$

Wir dividieren noch Zähler und Nenner durch m und μ und setzen für m wieder $\lambda_1 m_1$ bzw. $\lambda_2 m_2 \ldots$ ein. Dann folgt

$$w = \frac{\dfrac{\lambda_k\,s_k\,\mu_k}{\lambda_k\,m_k\,\mu}}{\dfrac{\lambda_1\,s_1\,\mu_1}{\lambda_1\,m_1\,\mu} + \dfrac{\lambda_2\,s_2\,\mu_2}{\lambda_2\,m_2\,\mu} + \cdots + \dfrac{\lambda_n\,s_n\,\mu_n}{\lambda_n\,m_n\,\mu}}$$

Setzt man jetzt für $\dfrac{\mu_i}{\mu}$ und $\dfrac{s_i}{m_i}$ die oben eingeführten Bezeichnungen u_i und w_i ein, so wird

$$w = \frac{u_k\,w_k}{u_1\,w_1 + u_2\,w_2 + \cdots + u_n\,w_n}.$$

Man hat diese Formel als die Formel für die Wahrscheinlichkeit von Ursachen bezeichnet, weil die Urnen U_i als Ursachen (mit den verschiedenen Wahrscheinlichkeiten u_i) für das Erscheinen einer schwarzen Kugel aufgefaßt werden können und nach der Wahrscheinlichkeit einer bestimmten Ursache U_k gefragt wird.

Allgemein können wir das Ergebnis folgendermaßen formulieren:

Satz 29: *Das Ereignis E möge infolge einer der Ursachen U_i ($i = 1, 2, \ldots, n$) eingetreten sein. Die Wahrscheinlichkeit für das Eintreten von E infolge der Ursache U_i bei Ausschluß der anderen Ursachen sei w_i. Die Ursachen U_i mögen bzw. die Wahrscheinlichkeiten u_i haben. Dann ist die Wahrscheinlichkeit dafür, daß das Ereignis E (bei Zulassung aller Ursachen) infolge der Ursache U_k eingetreten ist,*

$$w = \frac{u_k\,w_k}{u_1\,w_1 + u_2\,w_2 + \cdots + u_n\,w_n}.$$

Aufgabe: Gegeben seien zwei äußerlich nicht gekennzeichnete Briefumschläge I, II mit je zwei Zetteln, die folgende Aufschriften tragen:

in I: a, a;   in II: a, b.

Man ziehe aus einem Umschlag einen Zettel und finde etwa, daß er die Aufschrift a trägt. Wie groß ist die Wahrscheinlichkeit w, daß der Zettel aus II stammt?

Lösung: $w = \frac{1}{3}$.

§ 30. Anwendungen der Formel von Bayes.

Wir gehen jetzt von einer Parentalgeneration aus, die zu gleichen Teilen aus (AA)- und (aa)-Individuen besteht. Die 1. Generation weist dann lediglich (Aa)-Individuen und die 2. Generation (AA)-, (Aa)- und (aa)-Individuen im Verhältnis $1 : 2 : 1$ auf, und wir wissen aus Aufg. 3 S. 78, daß unter den dort gemachten Voraussetzungen dieses Verhältnis auch in den späteren Generationen erhalten bleibt.

Es möge jetzt der Typus eines dominanten Wesens T der 2. Generation unbekannt sein. Dieses kann also vom Typus (AA) oder (Aa) sein, die beide äußerlich dasselbe Erscheinungsbild besitzen. *Es soll festgestellt werden, von welchem der beiden Typen dieses Wesen ist.*

Zur Lösung dieser Frage untersucht man die Nachkommen (3. Generation) von T. Ist T vom Typus (AA), so können niemals rezessive Nachkommen (aa) in der 3. Generation auftreten. Ist dagegen T vom Typus (Aa), so kann man solche erwarten. Der Zufall kann es nun aber so fügen, daß bei einer bestimmten Nachkommenzahl n, besonders wenn n klein ist, nur Nachkommen (AA) oder (Aa), also nur dominante erscheinen. Wir wollen daher unsere Aufgabe so formulieren: *Wie groß muß die Anzahl n nur dominanter Kinder sein, so daß T mit der gegebenen Wahrscheinlichkeit w vom Typus (AA) ist?*

Die Kreuzung des unbekannten T mit einem anderen Wesen liefere also n dominante Kinder. Die beiden für T in Frage kommenden Typen (AA) und (Aa) können die Ursachen für das Erscheinen eines dominanten Kindes sein. Die Wahrscheinlichkeit für die Ursache (AA) ist $u_1 = \frac{1}{3}$, die für (Aa) ist $u_2 = \frac{2}{3}$, da Typen der letzteren Art doppelt so häufig sind als (AA). Die Wahrscheinlichkeit, daß infolge der Ursache (AA) ein dominantes Kind auftritt, bei Ausschluß der Ursache (Aa), ist 1. Die Wahrscheinlichkeit für das Auftreten eines dominanten Kindes bei der Ursache (Aa) unter Ausschluß der ersten Ursache (AA) ist $\frac{3}{4}$. Denn kreuzt man (Aa) mit allen vorhandenen Typen (AA), (Aa), (aa) der 2. Generation unter Berücksichtigung von deren Wahrscheinlichkeit, so ergeben sich von 16 Möglichkeiten 12 für das Auftreten dominanter Wesen.

Die Wahrscheinlichkeit für das Auftreten n dominanter Kinder nacheinander im ersten Falle ist dann nach dem Multiplikationsgesetz $w_1 = 1^n = 1$, im zweiten Falle $w_2 = \left(\frac{3}{4}\right)^n$. Nach der Bayesschen Formel ist also die Wahrscheinlichkeit w dafür, daß (AA) die Ursache für das Auftreten der n dominanten Kinder ist,

$$w = \frac{u_1 w_1}{u_1 w_1 + u_2 w_2} = \frac{\dfrac{1}{3}}{\dfrac{1}{3} + \dfrac{2}{3} \cdot \left(\dfrac{3}{4}\right)^n} = \frac{1}{1 + 2\left(\dfrac{3}{4}\right)^n}.$$

Wir hatten uns nun w gegeben gedacht und nach n gefragt. Diese Gleichung ist also nach n aufzulösen. Man hat

$$\left(\frac{3}{4}\right)^n = \frac{1-w}{2w}$$

und, wenn man diese Gleichung logarithmiert,

$$n \cdot \lg \frac{3}{4} = \lg(1-w) - \lg 2w,$$

also

$$n = \frac{\lg(1-w) - \lg 2w}{\lg \dfrac{3}{4}}.$$

Fragt man, wie groß n sein muß, damit $w = \frac{9}{10}$ wird, so erhält man $n = 10{,}05 \sim 10$.

Die dargelegte Methode findet z. B. in der Viehzucht Anwendung, um die Erbeigenschaften männlicher Tiere zu bestimmen.

Aufgaben: 1. Wie groß ist die Wahrscheinlichkeit w dafür, daß das dominante Wesen T vom Typus (AA) ist, wenn seine Kreuzung mit (aa) n nur dominante Kinder liefert?

Lösung:
$$w = \frac{1}{1 + \dfrac{1}{2^n - 1}} .$$

Fordert man z. B. $w = \dfrac{9}{10}$, so ergibt sich $n = 4{,}17 \sim 4$.

2. Was ergibt sich, wenn man in der vorigen Aufgabe an die Stelle der Kreuzung mit (aa) eine solche mit (Aa) setzt?

Lösung:
$$w = \frac{1}{1 + 2\left(\dfrac{3}{4}\right)^n} ,$$

also dieselbe Lösung wie in der Aufgabe des Textes.

§ 31. Anwendung der Wahrscheinlichkeitsrechnung auf die Statistik (Funktion und Kollektiv, Fehlerrechnung).

Die Wahrscheinlichkeitsrechnung soll jetzt zur Klärung einiger grundsätzlicher Fragen herangezogen werden, die noch offenstehen.[1] Wir haben im I. und II. Abschnitt immer von *Verteilungen* gesprochen und hatten darunter allgemein eine Zuordnung verstanden. Jeder Zahl x_i einer Variantenreihe
$$x_1, x_2, \ldots, x_r$$
wurde eine Zahl y_i zugeordnet ($i = 1, 2, \ldots, r$). Damit war die Häufigkeit y_i eine *Funktion* der x_i, die lediglich für die Werte $x_1, x_2, \ldots, x_r$ definiert war.

So einfach liegen die Verhältnisse nun allerdings nicht, denn eine solche biologische Verteilung kommt ja erst durch einen *Auswahlprozeß* zustande. Von allen Hülsen der *Indigofera australis*, die jemals vorhanden waren oder die jemals vorhanden sein werden, sind nur 178 einer Untersuchung auf die darin befindliche Samenzahl unterzogen worden. Die Zahl der untersuchten Hülsen hätte größer gewählt werden können, oder es könnten neue Serien von Versuchen angestellt werden, die vielleicht und sogar wahrscheinlich alle eine etwas andere Verteilung ergeben würden. Dabei liegen hier die Verhältnisse noch insofern einfach, als es sich um diskrete Varianten handelt. Bei stetigen Varianten spielt überdies die Wahl der Klassenbreite eine Rolle.

Da man nun aber niemals eine biologische Verteilung so aufstellen kann, daß sie alle dazugehörigen Dinge umfaßt, einmal aus praktischen Gründen nicht und dann auch, weil die dazugehörigen Dinge vielleicht noch gar nicht existieren, so muß man vor allem einmal die Frage aufwerfen, *was man denn durch Betrachtung einer im Verhältnis zur Gesamtheit kleinen Auswahl über jene Gesamtheit überhaupt auszusagen vermag.*

---

1) Man vergleiche hierzu G. Polya, Wahrscheinlichkeitsrechnung, in Abderhalden, Handbuch der biologischen Arbeitsmethoden 5, II, 1928, 669.

Zunächst zeigt die Erfahrung, daß die Änderung des Charakters einer Verteilung bei Vergrößerung des Umfanges meist um so geringer wird, je größer der Umfang bereits war. Wenn man daher allgemein von einer Auswahl auf die Gesamtheit schließt, so *nimmt man* stillschweigend *an*, daß die Gesamtheit sich in bestimmter Weise gegenüber der Auswahl verhält. Um dieses Verhalten genauer anzugeben, führt man zunächst den Begriff der *zufälligen Veränderlichen* ein.

Definition 20: *Eine Veränderliche x heißt zufällig, wenn jedem ihrer Werte (aus einer bestimmten Menge von Werten) eine Wahrscheinlichkeit eindeutig zugeordnet ist. Die Gesamtheit der Werte, welche x annehmen kann, und der ihnen zugeordneten Wahrscheinlichkeiten heißt das Verteilungsgesetz der zufälligen Veränderlichen.*

Weiter definiert man:

Definition 21: *Wenn eine zufällige Veränderliche ein ordnendes Merkmal für eine Menge von gleichartigen Dingen ist, so heißt diese Menge ein Kollektiv.*

Z. B. bilden die roten Blutkörperchen eines bestimmten Menschen eine Menge gleichartiger Dinge. Als ein ordnendes Merkmal werden wir z. B. ihren Durchmesser bezeichnen. Die roten Blutkörperchen lassen sich nach der Größe des Durchmessers ordnen. Wenn wir aber weiter sagen, daß diese roten Blutkörperchen ein Kollektiv bilden, so machen wir eine wesentliche *Annahme*, nämlich die, daß jedem Durchmesserwert eine ganz bestimmte Wahrscheinlichkeit zukommt. Wenn wir die roten Blutkörperchen jenes Menschen etwa zu einem ganz bestimmten Zeitpunkt betrachten, so wird diese Annahme zweifellos richtig sein, da die Gesamtzahl der Blutkörperchen zwar sehr groß, aber doch endlich ist, und die Blutkörperchen selbst unveränderlich sind.

Zunächst aber, und ganz streng genommen wohl immer, wird man jene Annahme als solche beibehalten müssen, soweit es sich nicht um rein mathematische Kollektive handelt.

Nach diesen Darlegungen *ist eine praktisch gegebene Verteilung als ein Versuch im Sinne der Wahrscheinlichkeitsrechnung anzusehen. Der Zusammenhang zwischen Variante und Häufigkeit ist also kein funktionaler im mathematischen Sinne.*

Wenn wir nun von einer Auswahl aus einem Kollektiv auf die Gesamtheit, das Kollektiv selbst, schließen wollen, so werden wir weiter zu untersuchen haben, inwieweit das mit einiger Sicherheit möglich ist. Dieser Frage sind die folgenden Betrachtungen gewidmet.

Zunächst werden wir uns fragen, wie die wichtigsten Begriffe der Statistik, z. B. Mittelwert und Streuung, für ein Kollektiv zu bilden sind.

An die Stelle des Mittelwertes tritt jetzt die *mathematische Erwartung*. Zu diesem Begriff führt folgende Überlegung:

In einer Urne mögen y_1 Kugeln mit der Marke x_1, ferner y_2 Kugeln mit der Marke x_2 usf., schließlich y_r Kugeln mit der Marke x_r gemischt sein. Die gesamte Kugelzahl sei $n = \sum\limits_{i=1}^{r} y_i$. Das Ziehen einer der Kugeln mit der

Marke x_i möge den Gewinn x_i bringen. Die angebrachten Marken sollen also Zahlwerte sein, die auch 0 oder negativ sein dürfen. Würde der Spieler eine Kugel mit negativer Marke ziehen, so müßte er den angegebenen Betrag bezahlen. Es handelt sich also um eine Lotterie. Vor jeder Ziehung muß der Spieler an den Veranstalter der Lotterie einen bestimmten festen Betrag E, den Einsatz, zahlen, wie das bei jeder Lotterie üblich ist. Es fragt sich nun, wie groß dieser Einsatz sein muß, damit das Spiel gerecht ist, d. h. daß bei hinreichend oft wiederholten Ziehungen unter gleichen Bedingungen weder der Veranstalter noch der Spieler einen Verlust zu erwarten hat.

Die Wahrscheinlichkeit, den Gewinn x_i zu ziehen, ist

$$w_i = \frac{y_i}{n},$$

da n Fälle möglich und y_i günstig sind. Werden die Ziehungen mit Zurücklegung der Kugel im ganzen N-mal ausgeführt, so wird bei großem N der Spieler $N w_i$-mal[1] den Gewinn x_i ziehen, und zwar für jedes $i = 1, 2, \ldots, r$. Insgesamt wird er also den Gewinn

$$N (w_1 x_1 + w_2 x_2 + \cdots + w_r x_r)$$

erhalten haben. Bei gerechtem Spiel muß der N-mal gezahlte Einsatz E diesem Werte gleich sein. Folglich ist

$$E = \frac{y_1 x_1 + y_2 x_2 + \cdots + y_r x_r}{n}.$$

Dieser Wert kann auch negativ ausfallen und müßte dann vom Veranstalter der Lotterie an den Spieler gezahlt werden.

Diese Vorbetrachtung legt folgende Definition nahe:

Definition 22: *Von den einander ausschließenden Ereignissen E_1, $E_2, \ldots, E_r$ mit den Wahrscheinlichkeiten $w_1, w_2, \ldots, w_r$ soll eins eintreten, so daß $w_1 + w_2 + \cdots + w_r = 1$ ist. Bringt der Eintritt des Ereignisses E_i ($i = 1, 2, \ldots, r$) den Gewinn x_i, der auch Null oder negativ (Verlust) sein kann, so heißt*

$$E = w_1 x_1 + w_2 x_2 + \cdots + w_r x_r$$

der mathematische Erwartungswert.

Und es gilt der

Satz 30: *E ist der Wert, dem der Mittelwert der Gewinne mit wachsender Zahl der Spiele bei gleichen Bedingungen zustrebt.*

In der Tat tritt also an die Stelle des Mittelwertes bei einer praktisch gegebenen Verteilung, die eine Auswahl aus einem Kollektiv ist, der mathematische Erwartungswert, wenn man zur Gesamtheit, dem Kollektiv, übergeht. Ist n der Umfang der Verteilung, so ist die relative Häufigkeit $\frac{y_i}{n}$ beim Übergang zum Kollektiv jeweils durch w_i, die Wahrscheinlichkeit

---

[1] Vgl. § 33.

des x_i, zu ersetzen. In der gleichen Weise kann man jetzt die übrigen Begriffe der Statistik auch für Kollektive definieren. Wir wollen diese für Kollektive gültigen Begriffe mit denselben Namen und Bezeichnungen belegen, sie aber in den Formeln mit einem * auszeichnen. Dementsprechend nennen wir die mathematische Erwartung

$$E = m^* = \sum_{i=1}^{r} w_i\, x_i$$

auch den *Mittelwert des Kollektivs* und analog

$$\sigma^* = \sqrt[+]{\sum_{i=1}^{r} w_i\, (x_i - m^*)^2}$$

die *Streuung des Kollektivs*.

Die für m und σ in § 16 abgeleiteten Sätze lassen sich ohne weiteres auf m^* und σ^* übertragen.

Das Ziel statistischer Betrachtungen in der Biologie wird immer sein, von der gegebenen praktischen Verteilung auf das Kollektiv zu schließen. Wenn man also z. B. m für die Verteilung bestimmt, so interessiert man sich nicht so sehr für dieses m als vielmehr für das m^*, das man nach dem oben Gesagten nicht selbst bestimmen kann. Das m kann man nun sicher als Näherungswert für m^* auffassen, aber es entsteht dabei die weitere Frage, wie groß die Abweichung des m von m^* ist.

Zur Beantwortung dieser Frage stellt man folgende Überlegung an: Eine praktisch gegebene Verteilung sei eine Auswahl aus einem Kollektiv, das wir vorerst als bekannt voraussetzen. In diesem Kollektiv seien den Varianten x_i die Wahrscheinlichkeiten w_i ($i = 1, 2, \ldots, r$) zugeordnet:

$$x_1, x_2, \ldots, x_r$$
$$w_1, w_2, \ldots, w_r.$$

Eine praktische Verteilung vom Umfang n denken wir uns in der Weise entstanden, daß man aus einer Urne, welche Kugeln x_i mit den Wahrscheinlichkeiten w_i ($i = 1, 2, \ldots, r$) enthält, nacheinander n Ziehungen vornimmt (mit jedesmaliger Zurücklegung der gezogenen Kugel). Bezeichnen wir die n gezogenen Werte mit

$$x^{(1)}, x^{(2)}, \ldots, x^{(n)},$$

so ist
$$m = \frac{x^{(1)} + x^{(2)} + \cdots + x^{(n)}}{n}$$

das arithmetische Mittel dieser Verteilung. Wird dieser Versuch beliebig oft wiederholt, so erhält man immer neue Verteilungen vom Umfang n, die sich natürlich mehr oder minder voneinander unterscheiden werden. Die $x^{(1)}, \ldots, x^{(n)}$ werden von Versuch zu Versuch anders ausfallen, und damit wird sich auch m ändern. Nach den Sätzen des § 16, die, wie schon gesagt, auch für m^* und σ^* gelten, ist dann

$$m^*(x^{(1)}) = m^*(x^{(2)}) = \cdots = m^*(x^{(n)}) = m^*(m),$$
$$\sigma^*(x^{(1)}) = \sigma^*(x^{(2)}) = \cdots = \sigma^*(x^{(n)})$$

und ferner

$$\sigma^{*2}(m) = \frac{1}{n^2}\,\sigma^{*2}\,(x^{(1)} + x^{(2)} + \cdots + x^{(n)})$$

$$= \frac{1}{n^2}\,(\sigma^{*2}(x^{(1)}) + \sigma^{*2}(x^{(2)}) + \cdots + \sigma^{*2}(x^{(n)})),$$

folglich
$$\sigma^*(m) = \frac{\sigma^*(x^{(i)})}{\sqrt{n}}.$$

Die Streuung $\sigma^*(m)$ nimmt demnach mit der Wurzel aus dem Umfang n der Verteilung ab. $\sigma^*(m)$ gibt uns nun ein Maß für die Abweichungen der m von $m^*(m)$. Das wissen wir aus unseren Betrachtungen über σ. Wir werden noch genauer zeigen, daß unter einer bestimmten Voraussetzung, die wir hier als erfüllt ansehen wollen, fast alle Varianten m dem Intervall $m^*(m) \pm 3\sigma^*(m)$ angehören.[1] Nun können wir allerdings wieder nicht $\sigma^*(m)$ bestimmen, da wir dazu ja $\sigma^*(x^{(i)})$ kennen müßten. Näherungsweise ist aber $\sigma^*(x^{(i)})$ gleich der Streuung σ der gegebenen Verteilung vom Umfang n. Es ist daher $\dfrac{\sigma}{\sqrt{n}}$ ein Näherungswert für $\sigma^*(m)$ und damit auch ein Näherungsmaß für die Abweichung des Wertes m von m^*. Es gilt

Definition 23: *Die Größe*

$$f_m = \frac{\sigma}{\sqrt{n}}$$

heißt der mittlere Fehler des Mittelwertes. Als Fehlergrenzen des Mittelwertes bezeichnet man die Werte

$$m - 3f_m, \quad m + 3f_m.$$

Man beachte aber den Sinn dieser Aussagen auf Grund der vorstehenden Betrachtungen. In der Biologie ist, wie schon einmal festgestellt wurde, der Mittelwert kein „wahrer" Wert und der Fehlerbegriff hat daher nicht den Sinn, den er etwa bei physikalischen oder astronomischen Messungen hat.

In ähnlicher Weise bildet man den *mittleren Fehler der Streuung*

$$f_\sigma = \frac{\sigma}{\sqrt{2n}}.$$

Unter dem *wahrscheinlichen Fehler* einer Größe versteht man 0,674 mal den mittleren Fehler (vgl. S. 141).

Aufgaben: 1. Man bestimme den mittleren Fehler des Mittelwertes
a) für das Probebeispiel S. 28,
b) für *Indigofera australis* (§ 1),
c) für die Durchmesser der roten Blutkörperchen (§ 2) und gebe die Fehlergrenzen an.

Lösung: a) $f_m = 0{,}408,\quad m \pm 3f_m = 5 \pm 1{,}224,$
b) $f_m = 0{,}107,\quad m \pm 3f_m = 8{,}1 \pm 0{,}321,$
c) $f_m = 0{,}013,\quad m \pm 3f_m = 7{,}251 \pm 0{,}039.$

2. Die Beweise der Sätze des § 16 sind für m^* und σ^* zu übertragen.

---

[1] Vgl. S. 140.

Vierter Abschnitt.

Mathematische Konstruktion von Verteilungen mit gegebenen Ursachen.

Die endgültige Gestalt eines vollentwickelten Lebewesens hängt, wie wir wissen, einerseits von den *geerbten Anlagen* und andererseits von den *Umwelteinflüssen* ab, denen das Lebewesen während seiner Entwicklung ausgesetzt ist, und die sowohl günstig als auch ungünstig auf seine Ausbildung wirken können. Die Erbmerkmale genügen verhältnismäßig einfachen mathematischen Gesetzmäßigkeiten, die wir im vorigen Abschnitt in ihren Grundzügen kennenlernten. Ihre Einfachheit beruht vor allem auf der Tatsache, daß sie sich auf eine meist *geringe Anzahl* von Elementen, die Chromosomen- bzw. Genzahlen als Ursachen zurückführen lassen, also auf sprunghafte, deutlich zu unterscheidende Vorgänge. Demgegenüber sind die Umwelteinflüsse fast ausnahmslos *stetiger* und von schwerer zu übersehender Natur. Sie können ein Erbmerkmal in mannigfacher Weise verändern.

Wenn wir nun dem Hauptproblem unserer Untersuchungen näher kommen wollen, nämlich festzustellen, *ob ein Merkmal geerbt oder durch Umwelteinflüsse erworben ist,* so müssen wir neben den Erbgesetzen vor allem auch die Veränderungen kennen, die von Umwelteinflüssen hervorgerufen werden. Dabei handelt es sich weniger um bestimmte, etwa im Laboratorium erzeugte Einflüsse, sondern gerade um die nicht oder nur wenig kontrollierbaren Einwirkungen der Umwelt. Diese Einflüsse kann man aber sicher dahin charakterisieren, daß sie die Folge einer großen Zahl kleiner Wirkungen sind, die zufallsmäßig eintreten oder ausbleiben. Diese Auffassung läßt sich mathematisch in verschiedener Weise präzisieren, und man erhält daher durch rein mathematische Überlegungen *verschiedene theoretische Verteilungen,* die jener Auffassung entsprechen. Die wichtigsten Verteilungen dieser Art sollen im folgenden besprochen werden.

§ 32. Die Bernoullische oder binomiale Verteilung.

Die Größe eines Merkmales möge das Ergebnis einer gegebenen Anzahl von Ursachen sein, die zufallsmäßig endlich oft zur Wirkung kommen. Die verschiedenen oder gleichen Ursachen werden durch die Wirkungen charakterisiert, die sie auf das zu beobachtende Merkmal ausüben. Nehmen wir z. B. an, daß die Entwicklung des Gewichts einer Gruppe bestimmter, zunächst völlig gleicher Lebewesen von zwei Ursachen abhinge, von denen die eine einen Zuwachs, die andere jedoch keine Änderung bewirkt.[1] Die erste Ursache bewirke etwa die Gewichtsänderung $+1$, während die zweite die Änderung 0 herbeiführt. Wir wollen annehmen, daß diese Ursachen im

---

1) Die Einführung von Ursachen mit der Wirkung 0 bringt Vereinfachungen in der Darstellung mit sich.

ganzen 5 mal zur Wirkung kommen, und ferner, daß beide dieselbe Wahrscheinlichkeit besitzen. Wir fragen, wie die Lebewesen nach 5 maliger Einwirkung jener Ursachen hinsichtlich ihres Gewichtes verteilt sind. Die Gesamtänderungen werden für die verschiedenen Wesen ganz verschieden sein. Diejenigen, die nur günstigen Änderungen (+ 1) unterworfen sind, werden am schwersten sein, diejenigen, die nur Nulländerungen erfahren, am leichtesten.

Der Aufgabe können wir folgendes Urnenschema zugrunde legen: Es sind fünf Urnen gegeben, von denen jede zwei Kugeln enthält, eine Kugel mit der Marke + 1 und eine mit der Marke 0. Jedes Wesen zieht aus jeder Urne eine Kugel. Die Summe der auf den gezogenen Kugeln angegebenen Werte ergibt die Gesamtänderung seines Gewichtes. Offenbar bestehen nun folgende Ziehungsmöglichkeiten:

$$
\begin{array}{ll}
1\ 1\ 1\ 1\ 1 & 1 \text{ mal} \\
1\ 1\ 1\ 1\ 0 & 5 \text{ mal} \\
1\ 1\ 1\ 0\ 0 & 10 \text{ mal} \\
1\ 1\ 0\ 0\ 0 & 10 \text{ mal} \\
1\ 0\ 0\ 0\ 0 & 5 \text{ mal} \\
0\ 0\ 0\ 0\ 0 & 1 \text{ mal.}
\end{array}
$$

Die zweite Zusammenstellung ist 5 mal möglich, weil die 0 aus jeder der fünf Urnen gezogen werden kann. Die dritte Zusammenstellung ist 10 mal möglich, weil die beiden Werte 0 aus je zwei Urnen gezogen werden können. Es handelt sich hier offenbar um die Permutationen von fünf Elementen, von denen je $r = 2$ und je $n - r = 3$ gleich sind. Nach S. 64 ist ihre Anzahl

$$
P_{23}(5) = \frac{n!}{r!\,(n-r)!} = \frac{5!}{2!\cdot 3!} = \binom{5}{2} = 10 \, .
$$

Entsprechend ergeben sich die übrigen Anzahlen. Addiert man die in jeder Zeile stehenden gezogenen Werte, so erhält man die Gesamtänderungen des Gewichtes, und zwar gilt:

Gesamtänderung des Gewichtes	0	1	2	3	4	5
Häufigkeit	1	5	10	10	5	1

Die Häufigkeiten sind die Binomialkoeffizienten der Entwicklung

$$
(a + b)^5 = \binom{5}{0} a^5 + \binom{5}{1} a^4 b + \binom{5}{2} a^3 b^2 + \binom{5}{3} a^2 b^3 + \binom{5}{4} a b^4 + \binom{5}{5} b^5 .
$$

Dieses Ergebnis erhält man auch ohne weiteres aus Satz 27. Danach ist die Wahrscheinlichkeit dafür, daß von zwei unabhängigen Ereignissen E_1

und E_2 mit den Wahrscheinlichkeiten w_1 und w_2 das Ereignis E_1 x-mal und E_2 y-mal in beliebiger Reihenfolge eintrifft,

$$w = \frac{(x+y)!}{x!\,y!}\,w_1{}^x w_2{}^y.$$

Im vorliegenden Falle ist E_1 das Eintreffen von $+1$ mit der Wahrscheinlichkeit $\frac{1}{2}$ und E_2 das Eintreffen von 0 mit der Wahrscheinlichkeit $\frac{1}{2}$, und es ist $x + y = 5$. Die Wahrscheinlichkeit für x-maliges Eintreffen von $+1$ und damit für $y = 5 - x$-maliges Eintreffen von 0 ist daher proportional

$$\frac{5!}{x!\,y!} = \binom{5}{x}.$$

Für $x = 0, 1, \ldots, 5$ ergeben sich somit wieder die obigen Häufigkeiten.

Auf Grund des Satzes 27 können wir auch die folgende viel allgemeinere Aufgabe lösen:

Zwei Ursachen $\mathfrak{U}_1$ und $\mathfrak{U}_2$ mit den Wahrscheinlichkeiten w_1 und w_2 bewirken die Änderungen a_1 und a_2. Gesucht sind die Gesamtänderungen bei n-maliger zufallsmäßiger Wirkung der Ursachen.

Es wirke x mal $\mathfrak{U}_1$ und y mal $\mathfrak{U}_2$, so daß $x + y = n$ ist, und die Gesamtänderung

$$a_{xy} = a_1 x + a_2 y = (a_1 - a_2)x + n a_2$$

beträgt. Nach Satz 27 ist die Wahrscheinlichkeit dieser Gesamtänderung

$$w_{xy} = \binom{n}{x} w_1{}^x w_2{}^{n-x}.$$

Beispiele: $n = 7$: $\binom{n}{0} = 1,\ \binom{n}{1} = 7,\ \binom{n}{2} = 21,\ \binom{n}{3} = 35,$

$$\binom{n}{4} = 35,\ \binom{n}{5} = 21,\ \binom{n}{6} = 7,\ \binom{n}{7} = 1.$$

1. $a_1 = 1,\ a_2 = -1,\ w_1 = \frac{1}{2},\ w_2 = \frac{1}{2}$:

$$a_{xy} = 2x - 7,\qquad w_{xy} = \binom{7}{x} \cdot \left(\frac{1}{2}\right)^7$$

oder

Gesamtänderung	-7	-5	-3	-1	$+1$	$+3$	$+5$	$+7$
Häufigkeit	1	7	21	35	35	21	7	1

(Abb. 31).

2. $a_1 = 1$, $a_2 = -1$, $w_1 = \dfrac{2}{3}$, $w_2 = \dfrac{1}{3}$:

$$a_{xy} = 2x - 7, \quad w_{xy} = \binom{7}{x}\left(\frac{2}{3}\right)^x \cdot \left(\frac{1}{3}\right)^{7-x}.$$

Lassen wir rechts den gemeinsamen Nenner 3^7 aller w_{xy} fort, so ergibt sich an Stelle w_{xy} die Häufigkeit $\binom{7}{x} \cdot 2^x$, und man erhält die Verteilung

Gesamtänderung	-7	-5	-3	-1	$+1$	$+3$	$+5$	$+7$
Häufigkeit	1	14	84	280	560	672	448	128

(Abb. 32).

Wie zu erwarten, tritt eine Verschiebung des Maximums und damit eine Asymmetrie in Richtung der größeren Wahrscheinlichkeit ein. Man vergleiche hiermit Abb. 1 für die Verteilung der Samen von *Indigofera australis*.

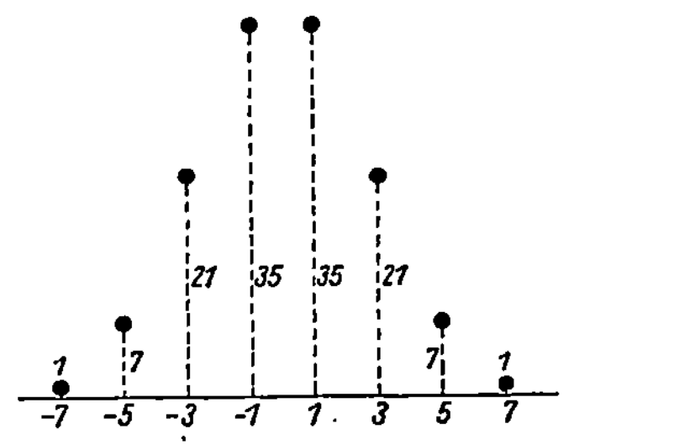

Abb. 31.
Symmetrische Bernoullische Verteilung.

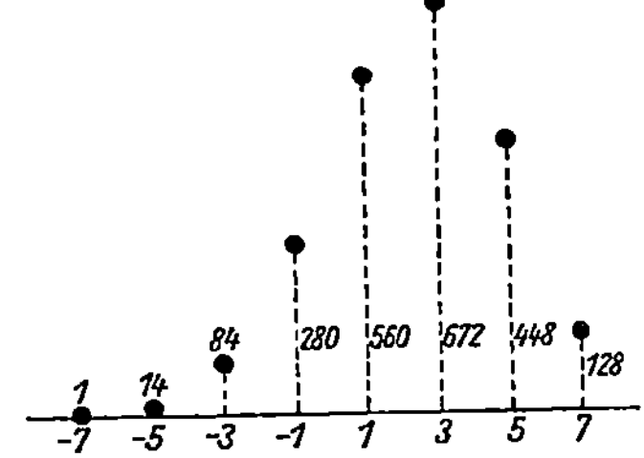

Abb. 32.
Unsymmetrische Bernoullische Verteilung.

Läßt man die Differenz $a_1 - a_2$ fest, ändert aber im übrigen a_1 und a_2 ab, so tritt keine wesentliche Änderung ein, da die Gesamtänderungen sich lediglich um eine konstante (von x unabhängige) Größe ändern. Die beiden Beispiele geben daher bereits einen hinreichenden Überblick über alle überhaupt denkbaren Spezialfälle unserer Aufgabe. Ohne wesentliche Beschränkung der Allgemeinheit können wir

$$a_1 = 1, \quad a_2 = 0$$

setzen. Die Gesamtwirkung wird dann

$$a_{xy} = x,$$

und diese Wirkung x trifft mit der Wahrscheinlichkeit

$$w_{xy} = \binom{n}{x} w_1^x \, w_2^{n-x}$$

ein. Eine Verteilung, bei der jedem x eine der Wahrscheinlichkeit w_{xy} proportionale Häufigkeit entspricht, heißt eine *Bernoullische oder binomiale Verteilung*.

Das zugehörige allgemeine Urnenschema hat folgende Struktur: Eine Urne U enthält Kugeln mit der Marke 1 und solche mit der Marke 0, und zwar mit den Wahrscheinlichkeiten w_1 bzw. $w_2 = 1 - w_1$. Zieht man n Kugeln, wobei jede einzelne gezogene Kugel in die Urne zurückgelegt wird, so erhält man bei hinreichend großer Anzahl von Wiederholungen dieses Versuches eine Bernoullische Verteilung, wenn man die Summe der gezogenen Marken für jede Serie von n Kugeln notiert.

Aufgaben: 1. Man konstruiere die dem Beispiel 2. entsprechende Verteilung mit $n = 10$.

2. Die Betrachtung dieses Paragraphens ist auf drei wirksame Ursachen zu verallgemeinern.

Lösung: Bewirken drei Ursachen $\mathfrak{U}_1, \mathfrak{U}_2, \mathfrak{U}_3$ mit den Wahrscheinlichkeiten w_1, w_2, w_3 die Änderungen a_1, a_2, a_3, so ist die Gesamtänderung nach n Wirkungen, wobei $\mathfrak{U}_1$ x-mal, $\mathfrak{U}_2$ y-mal und $\mathfrak{U}_3$ z-mal wirke $(x + y + z = n)$,

$$a_{xyz} = a_1 x + a_2 y + a_3 z$$

mit der Wahrscheinlichkeit

$$w_{xyz} = \frac{n!}{x!\, y!\, z!}\, w_1{}^x\, w_2{}^y\, w_3{}^z.$$

Setzt man in a_{xyz} für z den Ausdruck $n - x - y$ ein, so folgt

$$a_{xyz} = (a_1 - a_3)x + (a_2 - a_3)y + n a_3.$$

Jetzt ist aber zu beachten, daß für verschiedene (x, y, z) Tripel dieselben a_{xyz} entstehen können, so daß w_{xyz} jetzt nicht die zu den *verschiedenen* Gesamtänderungen gehörenden Wahrscheinlichkeiten angibt. Man erhält diese erst, wenn man alle w_{xyz} addiert, wobei xyz diejenigen Tripel durchläuft, für die a_{xyz} dieselben Werte annimmt. Hierfür zwei Beispiele. Es sei

$$\text{I. } a_1 = -1,\ a_2 = 0,\ a_3 = 1$$

oder

$$\text{II. } a_1 = -1,\ a_2 = 1,\ a_3 = 2$$

und in beiden Fällen

$$w_1 = w_2 = w_3 = \frac{1}{3},$$

$$n = 5.$$

Wir bestimmen zunächst die a_{xyz}. Es ist

$$\text{I. } a_{xyz} = -2x - y + 5,$$

$$\text{II. } a_{xyz} = -3x - y + 10.$$

$x,\ y,\ z$ sind positive ganze Zahlen mit der Summe 5. Die verschiedenen Möglichkeiten für $x,\ y,\ z$ unter diesen Umständen sind in der folgenden Tabelle angegeben, ebenso die zugehörigen a_{xyz} und die Koeffizienten $\dfrac{n!}{x!\, y!\, z!}$, die zugleich die Häufigkeiten angeben, wenn wir den für alle Fälle gleichen Faktor $w_1{}^x w_2{}^y w_3{}^z = \dfrac{1}{3^5}$ fortlassen. Es ist also

x	y	z	a_{xyz} I.	a_{xyz} II.	$\dfrac{n!}{x!\,y!\,z!}$	x	y	z	a_{xyz} I.	a_{xyz} II.	$\dfrac{n!}{x!\,y!\,z!}$
0	0	5	5	10	1	0	4	1	1	6	5
0	1	4	4	9	5	1	3	1	0	4	20
1	0	4	3	7	5	2	2	1	—1	2	30
0	2	3	3	8	10	3	1	1	—2	0	20
1	1	3	2	6	20	4	0	1	—3	—2	5
2	0	3	1	4	10	0	5	0	0	5	1
0	3	2	2	7	10	1	4	0	—1	3	5
1	2	2	1	5	30	2	3	0	—2	1	10
2	1	2	0	3	30	3	2	0	—3	—1	10
3	0	2	—1	1	10	4	1	0	—4	—3	5
						5	0	0	—5	—5	1

Man sieht, daß a_{xyz} mehrfach gleiche Werte annimmt. Faßt man die zugehörigen Häufigkeiten zusammen, so ergibt sich die Verteilung

I.

Gesamtänderung	—5	—4	—3	—2	—1	0	1	2	3	4	5
Häufigkeit	1	5	15	30	45	51	45	30	15	5	1

II.

Gesamtänderung	—5	—4	—3	—2	—1	0	1	2	3	4	5	6	7	8	9	10
Häufigkeit	1	0	5	5	10	20	20	30	35	30	31	25	15	10	5	1

Abb. 33 ist die zu II gehörige graphische Darstellung.

§ 33. Das Bernoullische Theorem.

Die folgenden Ableitungen schließen sich an die Aufgabe von S. 104 an, bei welcher zwei Ursachen mit den Wahrscheinlichkeiten w_1 und w_2 die Wirkungen a_1 und a_2 hervorrufen sollten und nach der Gesamtwirkung gefragt war, wenn die beiden Ursachen x- bzw. y-mal, zusammen also $x + y = n$-mal, wirkten. Die Gesamtwirkung war im Falle $a_1 = 1$, $a_2 = 0$:

$$a_{xy} = x \tag{1}$$

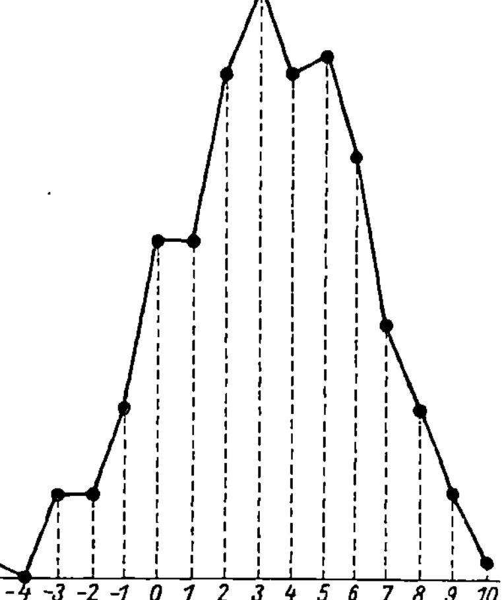

Abb. 33. Beispiel einer polynomialen Verteilung.

und die zugehörige Wahrscheinlichkeit

$$w = w_{xy} = \frac{(x + y)!}{x!\,y!}\,w_1{}^x w_2{}^y = \binom{n}{x} w_1{}^x w_2{}^{n-x}. \tag{2}$$

Die beiden Wahrscheinlichkeiten erfüllten die Bedingung $w_1 + w_2 = 1$, und es sei $w_1 \neq 0$, $w_2 \neq 0$.

Wir betrachten jetzt $w = w(x)$ als Funktion der ganzzahligen $x \geqq 0$ und fragen, für welches x das w am größten wird. Angenommen es sei $x_0 > 0$ $(x_0 < n)$ ein Maximum derart, daß

$$w(x_0 - 1) < w(x_0) > w(x_0 + 1) \qquad (3)$$

ist, und es sei $y_0 = n - x_0$. Es ist nun

$$w(x_0 - 1) = \frac{n!}{(x_0 - 1)!\,(y_0 + 1)!}\, w_1^{x_0 - 1}\, w_2^{y_0 + 1},$$

$$w(x_0 + 1) = \frac{n!}{(x_0 + 1)!\,(y_0 - 1)!}\, w_1^{x_0 + 1}\, w_2^{y_0 - 1}.$$

Die Ungleichung (3) liefert daher

$$\frac{n!}{(x_0 - 1)!\,(y_0 + 1)!}\, w_1^{x_0 - 1}\, w_2^{y_0 + 1} < \frac{n!}{x_0!\,y_0!}\, w_1^{x_0}\, w_2^{y_0},$$

$$\frac{n!}{(x_0 + 1)!\,(y_0 - 1)!}\, w_1^{x_0 + 1}\, w_2^{y_0 - 1} < \frac{n!}{x_0!\,y_0!}\, w_1^{x_0}\, w_2^{y_0}.$$

Dividiert man beide Ungleichungen durch ihre linke Seite, so ergibt sich

$$1 < \frac{y_0 + 1}{x_0}\,\frac{w_1}{w_2}, \qquad 1 < \frac{x_0 + 1}{y_0}\,\frac{w_2}{w_1}.$$

Wegen $x_0 + y_0 = n$ erhält man

$$1 < \frac{n - x_0 + 1}{x_0}\,\frac{w_1}{w_2}, \qquad 1 < \frac{x_0 + 1}{n - x_0}\,\frac{w_2}{w_1}$$

oder $\qquad x_0(w_1 + w_2) < (n + 1)w_1, \quad nw_1 < x_0(w_1 + w_2) + w_2,$

also, da $w_1 + w_2 = 1$ ist,

$$nw_1 + w_1 > x_0 > nw_1 - w_2.$$

Die Differenz der Zahlen $nw_1 + w_1$ und $nw_1 - w_2$ ist gleich 1. Aus dieser Ungleichung folgt daher, daß x_0 zwischen zwei Zahlen liegt, deren Differenz 1 ist. Außerdem muß x_0 eine ganze Zahl sein. Wenn daher $nw_1 + w_1$ keine ganze Zahl ist, gibt es also *genau eine ganze Zahl* x_0, für die $w(x)$ am größten wird.

Wir müssen noch feststellen, was eintritt, wenn $nw_1 + w_1 = (n + 1)w_1$ und damit auch $nw_1 - w_2$ eine ganze Zahl ist. In diesem Falle sind die Zahlen

$$x_1 = nw_1 - w_2 \quad \text{und} \quad x_2 = nw_1 + w_1$$

beide Maxima, d. h. es gilt

$$w(x_1 - 1) < w(x_1) = w(x_2) > w(x_2 + 1).$$

Man bestätigt das leicht, indem man in $w(x)$ diese Werte x_1 und x_2 einsetzt. Damit ist bewiesen:

Satz 31: *Die nur für ganze $x \geqq 0$ erklärte Funktion*

$$w(x) = \frac{n!}{x!\,(n-x)!}\, w_1{}^x w_2{}^{n-x},$$

wobei $w_1 + w_2 = 1$, $w_1 \neq 0$, $w_2 \neq 0$ und die ganze Zahl $n \geqq 2$ sei, besitzt, wenn $(n+1)w_1$ keine ganze Zahl ist, genau ein Maximum für $x = x_0$ derart, daß

$$n w_1 + w_1 > x_0 > n w_1 - w_2$$

ist, andernfalls die Maxima

$$x_1 = n w_1 - w_2, \quad x_2 = n w_1 + w_1,$$

für die $w(x_1) = w(x_2)$ gilt.

Im Beispiel 2. von S. 105 war $w_1 = \dfrac{2}{3}$, $w_2 = \dfrac{1}{3}$ und $n = 7$. Es ist also

$$(n+1)\, w_1 = \frac{16}{3}.$$

Es gibt somit, da diese Zahl nicht ganz ist, genau ein Maximum x_0, wobei

$$\frac{16}{3} > x_0 > \frac{13}{3}$$

ist. Die ganze Zahl x_0 kann nur

$$x_0 = 5$$

sein. Diesem Werte entspricht die Gesamtänderung $a_{xy} = 3$, und an dieser Stelle liegt tatsächlich der größte Wert (Abb. 32).

Unserem Ziele entsprechend soll jetzt n als eine *große Zahl* angenommen werden. Dann wird auch $n w_1$ groß, und man erhält aus Satz 31 in beiden Fällen als Näherungswert für das Maximum

$$x_0 = n w_1.$$

Wegen $x_0 + y_0 = n$ folgt alsdann für y_0 der Näherungswert

$$y_0 = n w_2.$$

Falls $n w_1$ bzw. $n w_2$ keine ganzen Zahlen sind, werden sie nach der nächsten ganzen Zahl bzw. einer der beiden nächsten ganzen Zahlen *abgerundet*, wobei $n w_1 + n w_2 = n$ zu beachten ist.

Denken wir an das zu unserem Problem gehörige Urnenschema, so lautet das Ergebnis:

Satz 32 (Theorem von Bernoulli): *Bei einer großen Zahl n von Ziehungen aus einer Urne, die weiße und schwarze Kugeln mit den Wahrscheinlichkeiten w_1 bzw. w_2 ($w_1 + w_2 = 1$) enthält, ist dasjenige Ergebnis am wahrscheinlichsten, bei dem sich die Anzahlen x_0 bzw. y_0 der gezogenen Kugeln wie die zugehörigen Wahrscheinlichkeiten w_1 und w_2 verhalten.*

In unserem Beispiel ist also näherungsweise $x_0 = \dfrac{14}{3}$. Die Abrundung ergibt $x_0 = 5$.

Der Maximalwert w_0, der für $x = x_0$ angenommen wird, ist

$$w_0 = \frac{n!}{(nw_1)!\,(nw_2)!}\, w_1{}^{nw_1} \cdot w_2{}^{nw_2}.$$

Für große n ist die Berechnung von $n!$ sehr umständlich, wenn nicht unmöglich, da die Fakultät mit n äußerst schnell wächst. Man ersetzt daher $n!$ durch einen Näherungswert. Es gilt nämlich die *Stirlingsche Formel*

$$\lim_{n \to \infty} \frac{n!}{n^n \cdot e^{-n}\sqrt{2\pi n}} = 1.$$

Sie besagt, daß mit wachsendem n der Bruch gegen den Wert 1 strebt. Es ist daher näherungsweise (asymptotisch)

$$n! = n^n \cdot e^{-n}\sqrt{2\pi n}.$$

Dabei ist $e = 2,71828\ldots$ die Basis der natürlichen Logarithmen und $\pi = 3,14159\ldots$ Der Näherungsausdruck ist nicht nur für ganzzahlige n sinnvoll, sondern für beliebige positive n. Die Formel kann daher auch als näherungsweise Erweiterung des Begriffes der Fakultät für beliebige positive Zahlen dienen.

Übrigens ist der Quotient in der Stirlingschen Formel bereits für kleine n nahezu gleich 1. Z. B. nimmt $n^n e^{-n}\sqrt{2\pi n}$ für $n = 1$ den Wert $0,9$ und für $n = 2$ den Wert $1,9$ an.

Wenden wir sie dementsprechend zur Vereinfachung von w_0 an, so folgt

$$w_0 = \frac{n^n \cdot e^{-n}\sqrt{2\pi n} \cdot w_1{}^{nw_1} w_2{}^{nw_2}}{(nw_1)^{nw_1} e^{-nw_1}\sqrt{2\pi n w_1} \cdot (nw_2)^{nw_2} e^{-nw_2}\sqrt{2\pi n w_2}},$$

also wegen $w_1 + w_2 = 1$:

$$w_0 = \frac{1}{\sqrt{2\pi n w_1 w_2}}.$$

Aufgaben: 1. Der Bernoullische Satz ist an dem Beispiel der Aufg. 1, S. 106 zu bestätigen.

2. Die Stirlingsche Formel ist für $n = 10$ zu prüfen.

Lösung: Es ist $10! = 3\,628\,800$ und $10^{10}\,e^{-10}\sqrt{20\pi} = 3\,598\,699$. Der Quotient beider Zahlen ist $1,008$.

§ 34. Mittelwert und Streuung der Bernoullischen Verteilung.

Die Bernoullische Verteilung ergibt sich aus dem folgenden Urnenschema: Eine Urne U enthält Kugeln mit den Marken 1 und 0, und zwar mit den Wahrscheinlichkeiten w_1 und $w_2 = 1 - w_1$. Es werden n Ziehungen ausgeführt. Nach jeder Ziehung wird die gezogene Kugel zurückgelegt. Die Summe der gezogenen Werte sei jetzt a_1. Der Versuch werde hinreichend oft wiederholt und liefere a_2, a_3, ... Dann ergibt sich etwa folgende Übersicht:

$$a_1 = \overbrace{0 + 1 + 1 + 0 + \cdots + 1}^{n}$$
$$a_2 = 1 + 1 + 0 + 0 + \cdots + 0$$

. . . .

wobei die Ziffern 0 und 1 zufallsmäßig erscheinen. In jeder Zeile stehen n Ziffern.

Wir fragen zunächst nach dem wahrscheinlichsten Wert des Mittelwertes der a, also nach $m^*(a)$ (vgl. S. 100). Nach dem Bernoullischen Theorem ist dieser Wert

$$m_B = n w_1$$

und heißt *Bernoullischer Mittelwert*.

Zur Bestimmung des wahrscheinlichsten Wertes $\sigma^*(a)$ der Streuung werde $n = 1$ gesetzt. Bei einer Ziehung trifft entweder 1 oder 0 ein. Die Abweichungen dieser Werte vom Bernoullischen Mittelwert $m_B = w_1$ sind

$$1 - w_1 = w_2, \quad - w_1.$$

Da 1 mit der Wahrscheinlichkeit w_1 und 0 mit der Wahrscheinlichkeit w_2 zu erwarten ist, ergibt sich für das Quadrat der Streuung im Falle $n = 1$ der Wert

$$w_1 \cdot w_2^2 + w_2 \cdot w_1^2 = w_1 w_2 (w_1 + w_2) = w_1 w_2,$$

d. h. also, daß bei einer großen Anzahl von Ziehungen einer einzelnen Kugel die erhaltenen Werte a_i, die alle 0 oder 1 sind, die Streuung $\sqrt{w_1 w_2}$ besitzen. Die Streuung im Fall eines beliebigen n erhält man folgendermaßen: Die Streuung σ^* der Summe $x + y + z + \cdots$ der Größen $x, y, z, \ldots$ mit den Streuungen $\sigma^*(x)$, $\sigma^*(y)$, $\sigma^*(z)$, ... ist durch die Formel

$$\sigma^{*2} = \sigma^{*2}(x) + \sigma^{*2}(y) + \sigma^{*2}(z) + \cdots$$

bestimmt. Die Größen x, y, z, ... sind im vorliegenden Falle derselben Werte fähig, nämlich der Werte 1 und 0, deren Streuung $\sqrt{w_1 w_2}$ ist. Da n die Anzahl der Summanden ist, erhält man die gesuchte Streuung

$$\sigma_B = \sqrt{n w_1 w_2}.$$

Sie heißt *Bernoullische Streuung*.

Dividiert man die Zahlen a_i durch n, so erhält man relative Häufigkeiten. *Der wahrscheinlichste Wert der Streuung der relativen Häufigkeiten* $\dfrac{a_i}{n}$ ist dann

$$\sigma_B' = \sqrt{\frac{w_1 w_2}{n}}.$$

Aufgaben: 1. 7 Münzen wurden 1536 mal geworfen. Die Anzahlen der geworfenen Wappen waren folgende[1]):

Anzahl der Wappen	0	1	2	3	4	5	6	7
Häufigkeit	12	78	270	456	386	252	69	13

Es sind der Mittelwert m und die Streuung σ zu bestimmen und mit dem Bernoullischen Mittelwert m_B und der Bernoullischen Streuung σ_B zu vergleichen.

Lösung:
$$m = 3{,}447, \quad m_B = 3{,}500.$$
$$\sigma = 1{,}302, \quad \sigma_B = 1{,}323.$$

2. Auf ein Merkmal von der Anfangsgröße a wirken zufallsmäßig zwei Ursachen $\mathfrak{U}_1$ oder $\mathfrak{U}_2$, von denen $\mathfrak{U}_1$ die Änderung 0 und $\mathfrak{U}_2$ eine Vergrößerung um $p\%$ der vorhandenen Größe nach einer Zeiteinheit bewirkt. Welche Verteilung ergibt sich für die Größe des Merkmals, wenn die beiden Ursachen zusammen n Zeiteinheiten wirken (Verteilung von Kapteyn)?

Lösung:

Größe	a	$a\,q$	$a\,q^2$	$a\,q^3$	$\ldots$	$a\,q^n$
Häufigkeit	$\binom{n}{0}$	$\binom{n}{1}$	$\binom{n}{2}$	$\binom{n}{3}$	$\ldots$	$\binom{n}{n}$

wobei $q = 1 + \dfrac{p}{100}$ ist (in der Zinsrechnung ist das der Zinsfaktor). Die Häufigkeiten sind den angegebenen Binomialkoeffizienten proportional (Abb. 34, wobei $p = 20$, $a = 10$, $n = 6$).

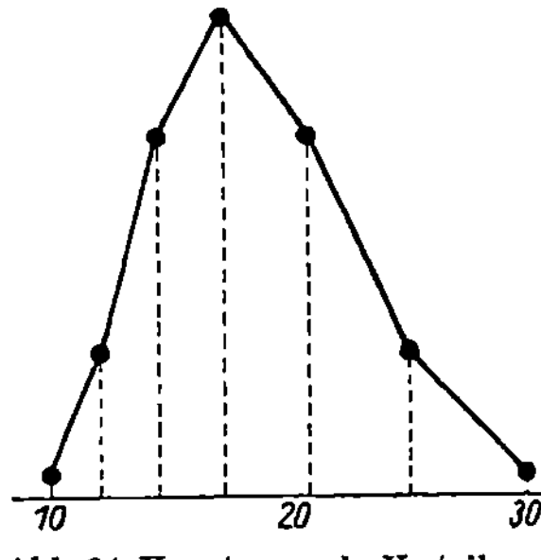

Abb. 34. Kapteynsche Verteilung.

3. Für die Verteilung von Kapteyn den Mittelwert und die Streuung zu bestimmen.

Lösung:
$$m = \frac{a}{2^n}(1 + q)^n,$$
$$\sigma^2 = \frac{a^2}{2^n}\left((1 + q^2)^n - \frac{(1 + q)^{2n}}{2^n}\right).$$

§ 35. Die Gaußsche Verteilungskurve.

Wie bei der Aufgabe S. 104 setzen wir voraus, daß zwei Ursachen mit den Wahrscheinlichkeiten w_1 und w_2 ($w_1 + w_2 = 1$) die Wirkungen 1 und 0 haben, und daß x-mal die Wirkung 1 und y-mal die Wirkung 0 eintritt, wobei $x + y = n$ sei. Die Gesamtwirkung ist dann

$$a_{xy} = x, \tag{1}$$

ihre Wahrscheinlichkeit

$$w = w_{xy} = \frac{n!}{x!\,y!}\,w_1{}^x w_2{}^y = \binom{n}{x} w_1{}^x w_2{}^{n-x}. \tag{2}$$

---

1) Rietz-Baur, Handbuch der mathematischen Statistik, Leipzig und Berlin, 1930, S. 111.

Die ein Merkmal beeinflussenden zufälligen einzelnen Einwirkungen der Umwelt werden stets gering sein, aber sehr häufig eintreten. *Dementsprechend werde jetzt n als große Zahl vorausgesetzt.* In diesem Falle kann man den Ausdruck (2) auf eine für die Rechnung und für theoretische Untersuchungen besonders einfache Gestalt bringen.

Nach Satz 32 ist (ohne Abrundung)

$$x_0 = nw_1, \quad y_0 = nw_2$$

das Wertepaar x, y, für das w am größten wird. An Stelle von x soll nun eine neue Variable ξ eingeführt werden, derart, daß dem Werte x_0 der Wert $\xi = 0$ entspricht. Wir setzen zu diesem Zweck

$$x = nw_1 + \xi. \tag{3}$$

Dann wird $y = n - x = n - nw_1 - \xi = n(1 - w_1) - \xi$ oder

$$y = nw_2 - \xi. \tag{4}$$

nw_1 und nw_2 sind mit n große Zahlen.

Eine ähnliche Näherungsformel wie für $n!$, die Stirlingsche, gibt es auch für das Glied $\binom{n}{m} a^m b^{n-m}$ der binomischen Entwicklung. Für große n und m ist nämlich, wenn $a + b = 1$ ist,

$$\binom{n}{m} a^m b^{n-m} = \frac{1}{\sqrt{2\pi n a b}} \cdot e^{-\left(\frac{m-na}{\sqrt{2nab}}\right)^2}. \tag{5}$$

Für $a = b = \dfrac{1}{2}$ folgt hieraus insbesondere

$$\binom{n}{m} = \frac{2^n}{\sqrt{\frac{\pi n}{2}}} e^{-\left(\frac{m-\frac{n}{2}}{\sqrt{\frac{n}{2}}}\right)^2}.$$

Für

$$w = \binom{n}{x} w_1^x w_2^{n-x}$$

kann man somit näherungsweise, wenn n und x groß sind,

$$w = \frac{1}{\sqrt{2\pi n w_1 w_2}} \cdot e^{-\left(\frac{x-nw_1}{\sqrt{2nw_1w_2}}\right)^2}$$

schreiben und nach Formel (3)

$$w = \frac{1}{\sqrt{2\pi n w_1 w_2}} \, e^{-\frac{\xi^2}{2n w_1 w_2}}.$$

Damit ist bewiesen

Satz 33: *Die Funktion*

$$w = \frac{n!}{x!\,y!}\,w_1{}^x\,w_2{}^y$$

läßt sich in der Form $\qquad w = \frac{h}{\sqrt{\pi}}\,e^{-h^2\xi^2}$ $\qquad\qquad$ (6)

darstellen, wobei

$$x + y = n,\quad w_1 + w_2 = 1,\quad \xi = x - nw_1$$

und $\qquad\qquad h = \frac{1}{\sqrt[+]{2\,n\,w_1 w_2}}$ $\qquad\qquad$ (7)

ist. Die durch die Funktion (6) *dargestellte Kurve heißt die Gaußsche oder normale Verteilungskurve.*

Die hierbei getroffenen *Voraussetzungen*, daß n und x groß sein sollen, fallen praktisch nicht sehr ins Gewicht. Das kann man durch genaue Abschätzung der gemachten Fehler zeigen. Wir wollen uns davon durch die Anschauung überzeugen, indem wir beide Funktionen für ein kleineres n graphisch darstellen.

Man stellt sich zunächst eine *Wertetabelle* für die Funktionen (6) her, und zwar im Falle $h = 1$. Die Funktion lautet dann

$$w = \frac{1}{\sqrt{\pi}}\,e^{-\xi^2}.$$

ξ	w	ξ	w	ξ	w
0,0	0,564	1,0	0,208	2,0	0,0104
0,1	0,559	1,1	0,168	2,1	0,0069
0,2	0,542	1,2	0,134	2,2	0,0045
0,3	0,516	1,3	0,104	2,3	0,0029
0,4	0,481	1,4	0,080	2,4	0,0018
0,5	0,439	1,5	0,060	2,5	0,0011
0,6	0,394	1,6	0,044	2,6	0,0007
0,7	0,346	1,7	0,031	2,7	0,0004
0,8	0,298	1,8	0,022	2,8	0,0002
0,9	0,251	1,9	0,015	2,9	0,0000

Wir konstruieren jetzt die beiden Funktionen w für

$$n = 7;\quad w_1 = w_2 = \frac{1}{2}.$$

Für h erhält man in diesem Falle

$$h = \sqrt{\frac{2}{7}} = 0,53.$$

Dann gelten folgende Wertetabellen:

$x =$	0	1	2	3	4	5	6	7
$\binom{n}{x} =$	1	7	21	35	35	21	7	1
$w = \binom{n}{x} w_1^x w_2^y =$	0,008	0,055	0,164	0,273	0,273	0,164	0,055	0,008

$\xi =$	$-3,5$	-3	$-2,5$	-2	$-1,5$	-1	$-0,5$
$h\xi =$	$-1,9$	$-1,6$	$-1,3$	$-1,1$	$-0,8$	$-0,5$	$-0,3$
$\dfrac{w}{h} =$	0,015	0,044	0,104	0,168	0,298	0,439	0,516
$w = \dfrac{h}{\sqrt{\pi}} e^{-h^2 \xi^2} =$	0,008	0,023	0,055	0,089	0,158	0,233	0,273

$\xi =$	0	0,5	1	1,5	2	2,5	3	3,5
$h\xi =$	0	0,3	0,5	0,8	1,1	1,3	1,6	1,9
$\dfrac{w}{h} =$	0,564	0,516	0,439	0,298	0,168	0,104	0,044	0,015
$w = \dfrac{h}{\sqrt{\pi}} e^{-h^2 \xi^2} =$	0,299	0,273	0,233	0,158	0,089	0,055	0,023	0,008

Dabei wird $\dfrac{w}{h}$ aus obiger Tabelle direkt entnommen. In der graphischen Darstellung (Abb. 35) ist die Kurve

$$w = \frac{h}{\sqrt{\pi}} e^{-h^2 \xi^2}$$

für $n = 7$ gemäß der obigen Tabelle gezeichnet. Die genauen Werte sind durch schwarze Punkte markiert. Die Genauigkeit der Übereinstimmung ist also selbst für kleine n und beliebige ξ überraschend groß.

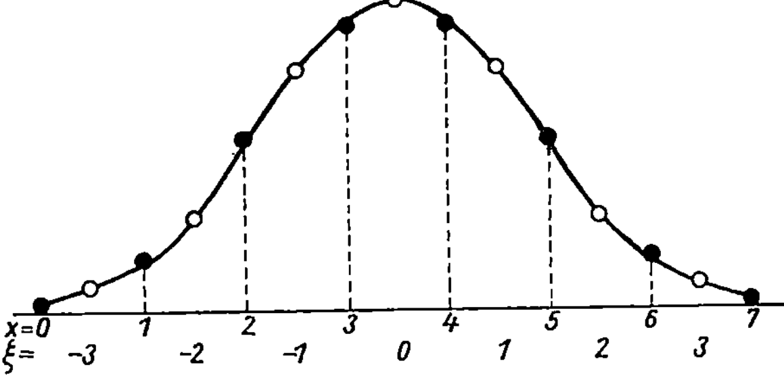

Abb. 35. Gaußsche Verteilungskurve und Bernoullische Verteilung im Falle $n = 7$, $w_1 = w_2 = \frac{1}{2}$.

Die Kurve
$$w = \frac{h}{\sqrt{\pi}} e^{-h^2 \xi^2}$$

ist offenbar *symmetrisch*, denn w ändert sich bei Vertauschung von ξ mit $-\xi$ nicht. Daraus ergibt sich, daß für

$$w_1 \neq w_2$$

eine ebenso gute Übereinstimmung außerhalb der gemachten Voraussetzungen nicht zu erwarten ist, denn in diesem Falle ist die genaue Kurve nach den Feststellungen auf S. 105 unsymmetrisch. Aber wie schon Abb. 32 zeigt, werden im Falle $w_1 \neq w_2$ bei größerem n diejenigen w-Werte sehr klein, welche an dem Rande liegen, der vom Maximum am weitesten entfernt ist. Diese Werte spielen für umfangreichere Verteilungen keine Rolle. Werden sie nicht beachtet, so ergibt sich eine symmetrischere Darstellung, und zwar um so mehr, je größer n ist.

In der nebenstehenden Abb. 36 sind schließlich die Gaußschen Verteilungskurven für verschiedene Werte von h konstruiert, um ihre Abhängigkeit von diesem einzigen Parameter zu zeigen, der die Gestalt der Kurve bestimmt. Der Maßstab auf der w-Achse ist 100 mal so groß gewählt wie der auf der ξ-Achse. Man erkennt, daß bei größerem h die Kurve steiler und weniger breit verläuft als bei kleinerem h. Man hat daher h als *Maß der Stabilität* oder auch $\frac{1}{h}$ als *Maß der Variabilität* bezeichnet.

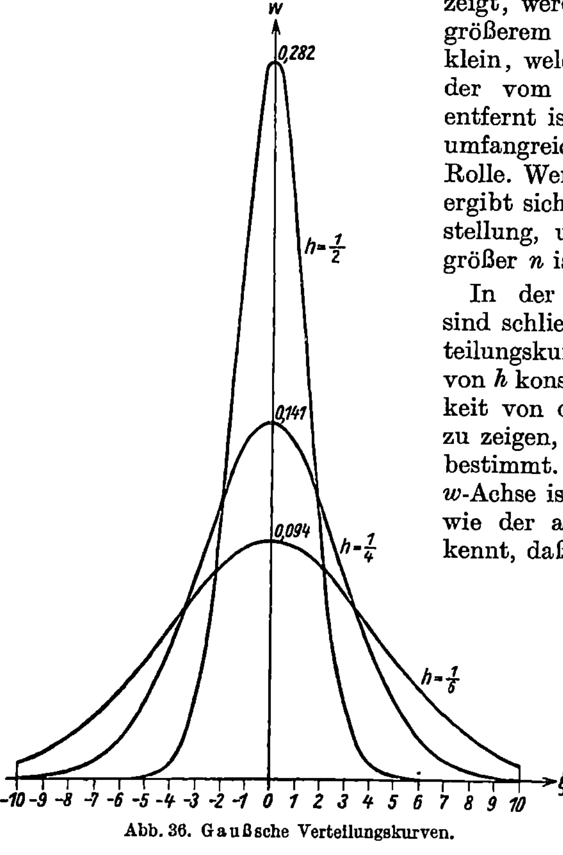

Abb. 36. Gaußsche Verteilungskurven.

Wir hatten bisher die Wahrscheinlichkeiten w betrachtet, welche zu ξ gehören und dafür den Ausdruck

$$w = \frac{h}{\sqrt{\pi}}\, e^{-h^2 \xi^2}$$

abgeleitet. In den Abbildungen hatten wir die Ordinate w als Funktion der Abszisse ξ dargestellt und von einer Gaußschen Verteilungskurve gesprochen. Nun ist aber ξ nicht die Größe der Gesamtwirkung, und wir hatten doch immer diese Größe als Abszisse genommen. Diese Abweichung ist jedoch ganz belanglos, denn die Gesamtwirkung war

$$a_{xy} = x.$$

Wir hatten $x = nw_1 + \xi$ gesetzt. Also ist

$$a_{xy} = nw_1 + \xi.$$

a_{xy} unterscheidet sich von ξ nur um eine additive Konstante. Geometrisch bedeutet das lediglich eine Parallelverschiebung der x-Achse in sich. Die Variationsbreite s erhält man als Differenz der a_{xy} für $x = n$ und $x = 0$, also wird

$$s = n.$$

Damit haben wir endgültig das für die Biologie grundlegende Resultat:

Satz 34: *Wird die von ξ höchstens um eine Konstante abweichende Größe eines Merkmals bedingt durch eine große Anzahl n von zufälligen konstanten Wirkungen (1 bzw. 0) zweier Ursachen mit den Wahrscheinlichkeiten w_1 und $w_2 = 1 - w_1$ auf ein einheitliches Material, so ist die Wahrscheinlichkeit von ξ gegeben durch die Gaußsche Verteilungskurve*

$$w = \frac{h}{\sqrt{\pi}}\, e^{-h^2 \xi^2},$$

wobei

$$h = \frac{1}{\sqrt{2\,n\,w_1 w_2}}$$

ist. Die Variationsbreite ist dabei $s = n$.

Die Wirkung von Umwelteinflüssen auf ein einheitliches Material ist hierdurch im Falle der Wirkung zweier Ursachen charakterisiert. Wir hatten S. 106 Aufg. 2 auch ein Beispiel für die Wirkung von drei Ursachen kennengelernt. Die zugehörige Abb. 33 läßt uns bereits vermuten, daß in diesem Falle bei großem n das Exponentialgesetz ebenfalls gelten wird. Dies ist in der Tat richtig. Von einem Beweise, der ähnlich wie der geführte verläuft, wollen wir aber absehen.

Aufgabe: 1. Man vergleiche die Gaußsche Verteilungskurve mit der Bernoullischen Verteilung für $n = 2, 3, 4, 5, 6$ im Falle $w_1 = w_2 = \frac{1}{2}$.

2. Man löse die gleiche Aufgabe für $n = 20$, $w_1 = \frac{3}{4}$, $w_2 = \frac{1}{4}$.

3. Welcher Zusammenhang besteht zwischen der Bernoullischen (Gauß-schen) und der Kapteynschen Verteilung?

Lösung: Ersetzt man (s. S. 112, Aufg. 2) $a q^i$ durch $\lg a q^i$, so geht die Kapteynsche Verteilung in eine Bernoullische (Gaußsche) über *(log-arithmische Transformation)*.

§ 36. Mittelwert und Streuung bei stetiger Verteilung, insbesondere bei der Gaußschen Verteilungskurve.

Wir haben festgestellt, daß eine Verteilung, die durch häufig wiederholte Wirkungen zweier Ursachen auf ein einheitliches Material zustande kommt, durch die Gaußsche Verteilungskurve dargestellt werden kann. Durch diese Kurve ist eine stetige Verteilung gegeben. Jedem ξ-Werte ist eine Wahrscheinlichkeit w zugeordnet. Wir wollen jetzt in Übereinstimmung mit unseren früheren Bezeichnungen an Stelle von ξ wieder x und an Stelle von w die Variable y setzen. Dabei beachten wir, daß y jetzt eine Wahrscheinlichkeit, also nicht eine beliebige Häufigkeit bedeutet.

Ist $y = f(x) \geqq 0$ im Intervall $a \leqq x \leqq b$ eine beliebige stetige Kurve, so kann man, wie früher bei einer Verteilung, einen dem arithmetischen

Mittelwert analogen Mittelwert bilden. Man teilt zu diesem Zweck das Intervall in gleiche Teilintervalle von der Größe $\varDelta x$ ein. Der Mittelpunkt eines solchen Intervalls sei x, der zugehörige Funktionswert $y = f(x)$. Das arithmetische Mittel ist dann

$$\frac{\sum y \cdot x}{\sum y}.$$

Multipliziert man oben und unten mit $\varDelta x$ und führt den Grenzübergang $\varDelta x \longrightarrow 0$ aus, so erhält man einen Grenzwert[1])

$$m = \lim_{\varDelta x \to 0} \frac{\sum x\,y\,\varDelta x}{\sum y\,\varDelta x},$$

---

1) Der Biologe, der bisher den mathematischen Ausführungen dieses Abschnitts gefolgt ist, möge sich durch die im folgenden benutzten Integrale nicht abschrecken lassen. Wir erklären kurz die wichtigsten Dinge:

Unter dem bestimmten *Integral* $J = \int_a^b f(x)dx$ (gelesen: Integral von a bis b $f(x)\,dx$), wobei $y = f(x)$ eine für $a \leqq x \leqq b$ stetige Funktion sei und dort (der Einfachheit wegen) $y \geqq 0$ vorausgesetzt werde, versteht man anschaulich den *Flächeninhalt* des Stückes der Ebene, das von der Kurve $y = f(x)$, der x-Achse und den Ordinaten an den Stellen $x = a$ und $x = b$ begrenzt wird (Abb. 37).

Arithmetisch wird das Integral folgendermaßen erklärt: Man teilt das Intervall von a bis b etwa in n gleiche Teilintervalle $\varDelta x$ $\left(\text{von der Größe } \dfrac{b - a}{n}\right)$.

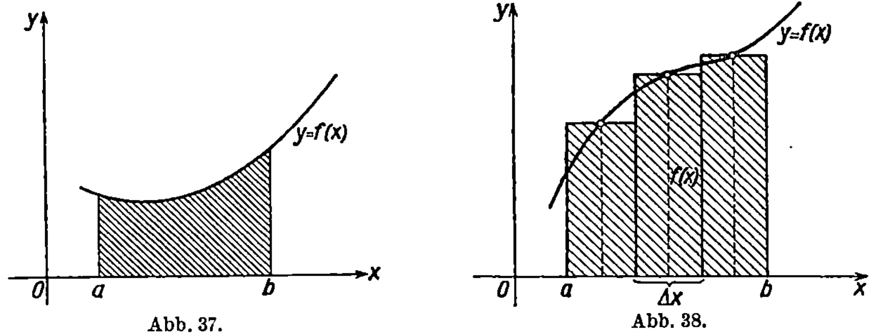

In den Mittelpunkten der Teilintervalle werden die Ordinaten $y = f(x)$ errichtet. Man bildet

$$\sum f(x)\,\varDelta x$$

über alle Teilintervalle. Läßt man jetzt $n \longrightarrow \infty$, also alle Teilintervalle $\varDelta x$ gegen Null streben (die Zahl der Glieder der Summe wird dabei immer größer), so gilt

$$J = \int_a^b f(x)\,dx = \lim_{n \to \infty} \sum f(x)\,\varDelta x.$$

Das Symbol dx unter dem Integral erinnert an das $\varDelta x$ und das Zeichen $\int$ an S (Summe) (Abb. 38). Die Summe $\sum f(x)\varDelta x$ ist der Flächeninhalt eines Treppenpolygons.

Wichtig ist nun der Zusammenhang des Integrals mit dem *Differentialquotienten*. Unter dem Differentialquotienten y' der Funktion $y = f(x)$ an der

den wir den Mittelwert der Kurve zwischen den Grenzen $x = a$ und $x = b$ nennen. Es gilt somit

Definition 24: *Unter dem Mittelwert der stetigen Kurve $y = f(x) \geqq 0$ (der stetigen Verteilung $y = f(x)$) zwischen den Grenzen a und b verstehen wir den Wert*

$$m = \frac{\int\limits_a^b x\, y\, dx}{\int\limits_a^b y\, dx}.$$

Stelle x versteht man anschaulich die Richtungskonstante $\operatorname{tg} \tau$ der Tangente der Kurve $y = f(x)$ an der Stelle x (falls eine solche existiert).

Arithmetisch ist

$$\operatorname{tg} \tau = y' = f'(x) = \frac{dy}{dx} = \lim_{\Delta x \to 0} \frac{f(x + \Delta x) - f(x)}{\Delta x} = \lim_{\Delta x \to 0} \frac{\Delta y}{\Delta x},$$

falls dieser Grenzwert überhaupt existiert (Abb. 39).

Z. B. gilt für die Kurve $y = x^2$:

$$\frac{\Delta y}{\Delta x} = \frac{(x + \Delta x)^2 - x^2}{\Delta x} = \frac{2x\,\Delta x + (\Delta x)^2}{\Delta x} = 2x + \Delta x,$$

und es ist

$$y' = \lim_{\Delta x \to 0} (2x + \Delta x) = 2x.$$

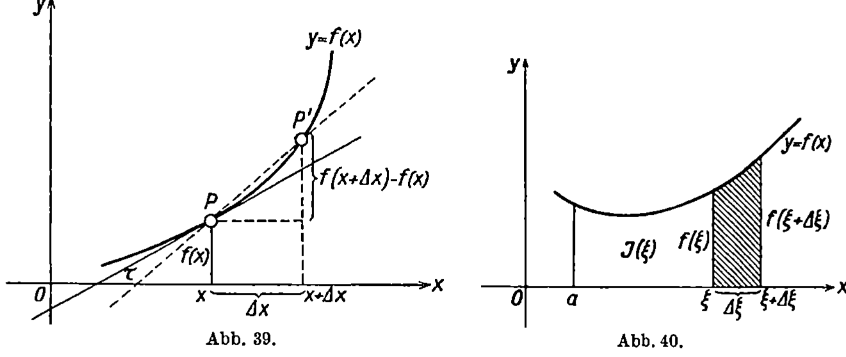

Abb. 39.   Abb. 40.

Die Bezeichnung $\dfrac{dy}{dx}$ soll an $\dfrac{\Delta y}{\Delta x}$ erinnern. y' heißt auch die erste Ableitung von $y = f(x)$. Sie ist wieder eine Funktion von x, die für jedes x die Größe der Richtungskonstanten der Tangente an der Stelle x der Kurve $y = f(x)$ angibt. Die Ableitung der Funktion $y = \text{const.}$ ist $y' = 0$.

Den *Zusammenhang* zwischen Integral und Differentialquotient erkennt man folgendermaßen: Den Flächeninhalt zwischen der stetigen Kurve $y = f(x)$, der x-Achse und den Ordinaten an der Stelle $x = a$ und einer beliebigen Stelle $x = \xi$ des Intervalles $a \leqq x \leqq b$ (Abb. 40) bezeichnen wir mit $J(\xi) = Y$. Mit variablem ξ ist er eine Funktion von ξ. Es ist.

$$J(\xi) = \int\limits_a^\xi f(x)\, dx.$$

Wir bilden $J(\xi + \Delta\xi) - J(\xi)$. Das ist die schraffierte Fläche in der Abb. 40,

Dabei dürfen a oder b auch unendlich sein, vorausgesetzt, daß die Integrale dann einen Sinn haben.

m ist die Abszisse des Schwerpunktes der Fläche zwischen der Kurve, der x-Achse und den Ordinaten in a und b.

---

die bei kleinem $\Delta \xi$ näherungsweise ein Trapez ist, und deren Inhalt daher

$$\frac{1}{2}\left(f(\xi + \Delta \xi) + f(\xi)\right) \cdot \Delta \xi$$

ist. Es gilt also
$$\frac{J(\xi + \Delta \xi) - J(\xi)}{\Delta \xi} = \frac{1}{2}\left(f(\xi + \Delta \xi) + f(\xi)\right).$$

Der Grenzübergang $\Delta \xi \rightarrow 0$ liefert
$$J'(\xi) = f(\xi).$$

Betrachtet man somit das Integral als Funktion seiner oberen Grenze, so ist die Ableitung dieser Funktion gleich der Funktion $f(\xi)$ unter dem Integral.

Als ein *unbestimmtes Integral* der Funktion $f(x)$ bezeichnet man nun eine Funktion $F(x)$, deren Ableitung $F'(x) = f(x)$ ist, in Zeichen $F(x) = \int f(x)dx$. Sie ist nur bis auf eine additive Konstante bestimmt, und man schreibt daher auch
$$\int f(x)\,dx = F(x) + C.$$

Kennt man eine solche Funktion $F(x)$, so kennt man auch $\int_a^b f(x)\,dx$, denn es ist
$$\int_a^b f(x)\,dx = F(b) - F(a).$$

Für Differentialquotienten, unbestimmte und bestimmte Integrale gelten folgende Rechenregeln, deren Gültigkeitsbedingungen in der mathematischen Literatur nachzulesen sind: Es seien f, u, v Funktionen von x. Dann ist

$$(Cf)' = C \cdot f', \qquad (u \pm v)' = u' \pm v', \qquad (uv)' = u'v + uv',$$

$$\left(\frac{u}{v}\right)' = \frac{u'v - uv'}{v^2}, \qquad \frac{du(v(x))}{dx} = \frac{du}{dv} \cdot \frac{dv}{dx}$$

(der Strich bedeutet Differentiation nach x);

$$\int C u\,dx = C \int u\,dx, \qquad \int (u \pm v)\,dx = \int u\,dx \pm \int v\,dx,$$

$$\int uv'\,dx = uv - \int v u'\,dx;$$

$$\int_a^b f(x)\,dx = -\int_b^a f(x)\,dx, \qquad \int_a^b f(x)\,dx = \int_a^c f(x)\,dx + \int_c^b f(x)\,dx,$$

$$\int_a^b C u\,dx = C \int_a^b u\,dx, \qquad \int_a^b (u \pm v)\,dx = \int_a^b u\,dx \pm \int_a^b v\,dx,$$

$$\int_a^b uv'\,dx = [uv]_a^b - \int_a^b v u'\,dx,$$

wobei $[uv]_a^b = u(b)v(b) - u(a)v(a)$ bedeutet.

Führt man in einem bestimmten Integral $J = \int_a^b f(x)\,dx$ für x eine neue

Beispiel: Sei $y = 1$, $a = 0$, $b = 1$, also die Kurve eine Parallele zur x-Achse im Abstande $+1$, so folgt

$$\int_0^1 x\,y\,dx = \int_0^1 x\,dx = \left[\frac{x^2}{2}\right]_0^1 = \frac{1}{2},$$

$$\int_0^1 y\,dx = \int_0^1 dx = [x]_0^1 = 1,$$

also
$$m = \frac{1}{2}.$$

Die Gaußsche Verteilungskurve $y = \dfrac{h}{\sqrt{\pi}}\,e^{-h^2 x^2}$ erstreckt sich über das Intervall von $a = -\infty$ bis $b = +\infty$. Für sie wird

$$\int_{-\infty}^{+\infty} x\,y\,dx = \frac{h}{\sqrt{\pi}}\int_{-\infty}^{+\infty} x\,e^{-h^2 x^2}\,dx = \frac{h}{\sqrt{\pi}}\left(\int_0^{\infty} x\,e^{-h^2 x^2}\,dx + \int_{-\infty}^0 x\,e^{-h^2 x^2}\,dx\right).$$

Veränderliche t ein,
$$x = \varphi(t),$$
und ist $a = \varphi(\alpha)$, $b = \varphi(\beta)$, so folgt

$$J = \int_a^b f(x)\,dx = \int_\alpha^\beta f(\varphi(t)) \cdot \varphi'(t)\,dt.$$

Man schreibt ferner
$$\lim_{b \to \infty} \int_a^b f(x)\,dx = \int_a^\infty f(x)\,dx$$

und entsprechend für die untere Grenze, wenn der Grenzwert vorhanden ist.

Beispiele:

$$y = x^n, \quad y' = n\,x^{n-1}, \quad \int y\,dx = \frac{1}{n+1}\,x^{n+1} + C \ (n \neq -1), \quad \int \frac{dx}{x} = \ln x + C,$$

$$y = e^x, \quad y' = e^x, \quad \int y\,dx = e^x + C,$$

$$\int_1^b \frac{dx}{x^2} = \int_1^b x^{-2}\,dx = [-x^{-1}]_1^b = -\frac{1}{b} + 1,$$

$$\int_1^\infty \frac{dx}{x^2} = 1.$$

Hinsichtlich einer exakten Durchführung der hier angedeuteten Gedanken muß auf die Literatur verwiesen werden.

Kurze Einführungen in die Differential- und Integralrechnung sind: A. Witting, Einführung in die Infinitesimalrechnung. Math.-phys. Bibliothek Bd. 9 und 41. Leipzig, 3. Aufl. 1936 und 2. Aufl. 1921; L. Bieberbach, Differential- und Integralrechnung. Teubners technische Leitfäden, Bd. 4 und 5. Leipzig und Berlin, 3. Aufl. 1928.

Das zweite Integral der Klammer geht mittels der Substitution $x = -t$ über in

$$\int_\infty^0 t e^{-h^2 t^2}\, dt.$$

Beide Integrale sind vorhanden, denn es ist

$$\int x e^{-h^2 x^2}\, dx = -\frac{1}{2h^2} e^{-h^2 x^2} + C,$$

folglich

$$\int_0^\infty x e^{-h^2 x^2}\, dx = \frac{1}{2h^2}.$$

Also gilt

$$\int_{-\infty}^{+\infty} x y\, dx = 0.$$

Damit ergibt sich als *Mittelwert für die Gaußsche Kurve*

$$m = 0,$$

ein zu erwartendes Resultat, da diese Kurve zur y-Achse symmetrisch ist.

Ebenso wie zum Mittelwert gelangt man zum Begriff der Streuung einer stetigen Kurve $y = f(x) \geqq 0$. Nach Herstellung einer Intervallteilung wie oben ist die Streuung nach unserer bisherigen Definition

$$\sqrt{\frac{\sum (x-m)^2 y}{\sum y}}$$

oder auch

$$\sqrt{\frac{\sum (x-m)^2 y \,\Delta x}{\sum y \,\Delta x}}.$$

Der Grenzübergang $\Delta x \to 0$ liefert im Zähler $\int_a^b (x-m)^2 y\, dx$ und im Nenner wieder $\int_a^b y\, dx$. Daher

Definition 25: *Unter der Streuung der stetigen Kurve $y = f(x) \geqq 0$ zwischen den Grenzen $x = a$ und $x = b$ verstehen wir den positiven Wert σ, wobei*

$$\sigma^2 = \frac{\int_a^b (x-m)^2 y\, dx}{\int_a^b y\, dx} \quad ist.$$

Die physikalische Deutung dieser Streuung ist der früheren Deutung völlig analog.

Wir berechnen jetzt σ für die Gaußsche Verteilungskurve. Das Nenner-integral von σ wird

$$\int_{-\infty}^{+\infty} y\,dx = \frac{h}{\sqrt{\pi}} \int_{-\infty}^{+\infty} e^{-h^2 x^2}\,dx = 2\,\frac{h}{\sqrt{\pi}} \int_{0}^{\infty} e^{-h^2 x^2}\,dx.$$

Nun ist, wie in der Integralrechnung gezeigt wird,

$$\int_{0}^{\infty} e^{-h^2 x^2}\,dx = \frac{\sqrt{\pi}}{2h},$$

folglich
$$\int_{-\infty}^{+\infty} y\,dx = 1.$$

Dieses Resultat war wieder zu vermuten, weil jetzt y an Stelle des früheren w steht. Jedem x (früher ξ) entspricht eine Wahrscheinlichkeit w. Die Summe dieser Wahrscheinlichkeiten war früher 1.

Damit wird für die Gaußsche Kurve wegen $m = 0$

$$\sigma^2 = \frac{h}{\sqrt{\pi}} \int_{-\infty}^{+\infty} x^2 e^{-h^2 x^2}\,dx = \frac{2h}{\sqrt{\pi}} \int_{0}^{\infty} x^2 e^{-h^2 x^2}\,dx.$$

Für ein ganzzahliges $\lambda > 0$ gilt die aus der Integralrechnung bekannte Formel

$$\int_{0}^{\infty} x^{2\lambda} e^{-h^2 x^2}\,dx = \frac{1 \cdot 3 \cdot 5 \cdots (2\lambda - 1)\sqrt{\pi}}{2^{\lambda+1} h^{2\lambda+1}}.$$

Im vorliegenden Falle ist $\lambda = 1$ zu setzen, und es folgt

$$\int_{0}^{\infty} x^2 e^{-h^2 x^2}\,dx = \frac{\sqrt{\pi}}{4h^3},$$

somit
$$\sigma = \frac{1}{h\sqrt{2}}.$$

Damit ist bewiesen:

Satz 35: *Die Streuung der Gaußschen Verteilungskurve*

$$y = \frac{h}{\sqrt{\pi}} e^{-h^2 x^2}$$

ist
$$\sigma = \frac{1}{h\sqrt{2}}.$$

Dieses Resultat hat eine einfache geometrische Bedeutung. Es gilt nämlich

Satz 36: *Der Streuungsbereich der Gaußschen Verteilungskurve ist der Bereich zwischen ihren Wendepunkten.*

Beweis[1]): Für die Funktion

$$y = \frac{h}{\sqrt{\pi}}\, e^{-h^2 x^2}$$

wird

$$y' = -\frac{2\,h^3 x}{\sqrt{\pi}}\, e^{-h^2 x^2}, \qquad y'' = -\frac{2\,h^3 e^{-h^2 x^2}}{\sqrt{\pi}}\,(1 - 2\,h^2 x^2),$$

so daß y'' dann und nur dann gleich Null wird, wenn

$$x_{1,2} = \pm\frac{1}{h\sqrt{2}}$$

ist. Berechnet man noch y''' und setzt diese beiden Werte ein, so wird $y''' \neq 0$, d. h. x_1 und x_2 sind Wendepunkte.

Der enge Zusammenhang zwischen h und σ gibt uns Veranlassung, an Stelle des h in der Gleichung der Gaußschen Verteilungskurve das σ einzuführen. Die Gleichung lautet dann

$$y = \frac{1}{\sigma\sqrt{2\pi}}\, e^{-\frac{x^2}{2\sigma^2}}.$$

Der Mittelwert ist, wie wir gesehen haben, $m = 0$. Verschiebt man die Kurve in Richtung der x-Achse derart, daß der Mittelwert an die beliebige Stelle $x = m$ gelangt, so geht die Gleichung in

$$y = \frac{1}{\sigma\sqrt{2\pi}}\, e^{-\frac{(x-m)^2}{2\sigma^2}}$$

über. Hierbei ist y immer noch die Wahrscheinlichkeit für das Eintreten von x, und es ist

$$\int_{-\infty}^{+\infty} y\, dx = 1.$$

Um eine gegebene Verteilung vom Umfange N mit der Gaußschen Verteilung vergleichen zu können, wollen wir diese noch so schreiben, daß für ein festes x die Häufigkeit y herauskommt, die bei dem Umfang N in Frage kommt. Wir haben zu diesem Zweck mit N zu multiplizieren und erhalten:

Satz 37: *Liegt eine Verteilung vom Umfang N vor mit dem Mittelwert m und der Streuung σ, so gilt*

$$y = \frac{N}{\sigma\sqrt{2\pi}}\, e^{-\frac{(x-m)^2}{2\sigma^2}}.$$

Dabei sind x die Varianten und y die zugehörigen Häufigkeiten. Es gelten die bisherigen Voraussetzungen, insbesondere die Voraussetzung, daß dieselbe Ursache bei verschiedenen Wesen die gleiche Änderung bewirkt.

---

1) Die Ableitung von der Ableitung y' der Funktion $y = f(x)$ heißt deren zweite Ableitung und wird mit y'' bezeichnet. Entsprechend ist y''' die Ableitung von y'' usf. Die Stelle $x = a$ ist dann, wie schon in den höheren Schulen bewiesen wird, ein *Wendepunkt*, wenn $f''(a) = 0$ und $f'''(a) \neq 0$ ist. Die Kurve durchdringt an einer solchen Stelle die Tangente.

Aufgaben: 1. Es ist die *durchschnittliche Abweichung* für eine stetige Kurve zu bilden und für die Gaußsche Verteilungskurve zu bestimmen.

Lösung:
$$e = \frac{1}{h\sqrt{\pi}}.$$

Sie unterscheidet sich also von σ nur um eine Konstante.

2. Die Ursache $\mathfrak{U}_1$ mit der Wahrscheinlichkeit $w_1 = \dfrac{a}{n}$ habe die Wirkung 1, die Ursache $\mathfrak{U}_2$ mit der Wahrscheinlichkeit $w_2 = 1 - w_1$ die Wirkung 0. Es ist die Wahrscheinlichkeit W zu bestimmen, mit der x-mal $\mathfrak{U}_1$ und $(n-x)$-mal $\mathfrak{U}_2$ bei großem n eintritt, und die zugehörige Verteilung zu diskutieren.

Lösung: Wegen $\lim\limits_{n \to \infty} \left(1 - \dfrac{a}{n}\right)^n = e^{-a}$ ergibt sich näherungsweise für große n aus

$$W = \lim_{n \to \infty} \binom{n}{x} w_1^x (1 - w_1)^{n-x}$$

die *Poissonsche Exponential-formel*

$$W = \frac{a^x e^{-a}}{x!}$$

(x ganzzahlig $\geqq 0$). Ist N der Umfang der Verteilung, so ist die Häufigkeit y der Variante x gegeben durch

$$y = \frac{N}{x!} a^x e^{-a}.$$

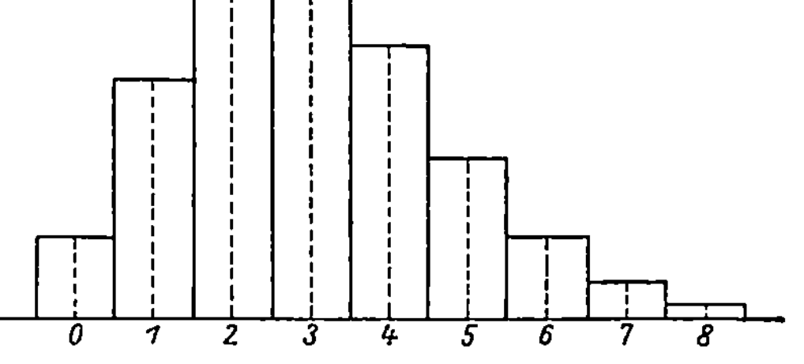

Abb. 41. Poissonsche Exponentialverteilung.

Die Verteilung ist stark asymmetrisch (Abb. 41 mit $a = 3$, $N = 20$). Für Mittelwert und Streuung ergeben sich die Formeln

$$m = a, \qquad \sigma = \sqrt{a}.$$

Es besteht also die Beziehung $\quad \sigma = \sqrt{m}$.

§ 37. Umwelteinflüsse bei zusammengesetztem Material.

Wir hatten bisher vorausgesetzt, daß die Lebewesen, auf welche die Ursachen $\mathfrak{U}_1, \mathfrak{U}_2, \ldots$ einwirkten, völlig gleich, also insbesondere erblich gleich sein sollten. Eine wesentliche Änderung tritt nun ein, wenn diese Voraussetzung nicht zutrifft. Wir wollen jetzt zunächst annehmen, daß die Menge der Lebewesen zwar äußerlich gleich bei Beginn der Einwirkung jener Ursachen sind, daß sie aber erbliche Unterschiede aufweisen, welche bewirken, daß die Änderungen, welche jene Ursachen hervorrufen, bei Lebewesen verschiedener erblicher Struktur verschieden sind.

Wir nehmen etwa an, daß die Menge der Lebewesen aus zwei Rassen besteht, die zu gleichen Teilen vorhanden sind, und daß bei der einen Rasse die Wirkung jener Ursachen nur $\frac{1}{2}$ so groß als bei der anderen ist. Im übrigen mögen die Verhältnisse des ersten der beiden Beispiele von S. 104 gegeben sein. In diesem Beispiel zeigt also die eine Rasse die Verteilung

Gesamtänderung	-7	-5	-3	-1	$+1$	3	5	7
Häufigkeit	1	7	21	35	35	21	7	1

und die andere die Verteilung

Gesamtänderung	$-3,5$	$-2,5$	$-1,5$	$-0,5$	0,5	1,5	2,5	3,5
Häufigkeit	1	7	21	35	35	21	7	1

Bei der Messung der Änderungen aller Wesen wird man mit Rücksicht auf die höheren gefundenen Zahlwerte eine Klasseneinteilung mit der Klassenbreite 2 vornehmen und erhält für die Gesamtheit daher folgende Verteilung:

Gesamtänderung	-7	-5	-3	-1	$+1$	3	5	7
Häufigkeit	1	7	29	91	91	29	7	1

Diese Verteilung ist durchaus symmetrisch, das Maximum liegt aber wesentlich höher als bei der entsprechenden binomialen Verteilung.

Anders wird die Verteilung, wenn zwei Rassen vorliegen, etwa wieder in gleicher Anzahl von Exemplaren, und man annimmt, daß bereits zu Beginn der Änderungen ein Unterschied vorlag, der aus irgendeinem Grunde nicht beobachtet werden konnte. Wir benutzen wieder das erste Beispiel von S. 104. Zu Beginn der Einwirkungen habe das betrachtete Merkmal der einen Rasse etwa die Größe 13, das der anderen die Größe 23. Bei gleicher Wirkung der Ursachen auf beide Rassen lauten die Verteilungen der beiden Rassen am Ende der Einwirkungen

Merkmalgröße						16	18	20	22	24	26	28	30
Häufigkeit						1	7	21	35	35	21	7	1
Merkmalgröße	6	8	10	12	14	16	18	20					
Häufigkeit	1	7	21	35	35	21	7	1					

Die beobachtete Gesamtverteilung ist dann

Merkmalgröße	6	8	10	12	14	16	18	20	22	24	26	28	30
Häufigkeit	1	7	21	35	35	22	14	22	35	35	21	7	1

Die Gesamtverteilung entsteht durch Summierung zweier binomialen Verteilungen, die gegeneinander verschoben sind. Im vorliegenden Falle ist die Verschiebung so groß, daß die graphische Darstellung zwei deutlich getrennte Gipfel liefert. Bei geringerer Verschiebung, d. h. bei geringerem Unterschied der Ausgangswerte, braucht das aber nicht der Fall zu sein. Z. B. liefert die folgende Verteilung nur einen Gipfel:

		1	7	21	35	35	21	7	1	
1	7	21	35	35	21	7	1			
1	7	22	42	56	56	42	22	7	1	

Hätte schließlich eine der Rassen einen p-mal größeren Umfang als die andere, so hat man die entsprechenden Häufigkeiten nur mit p zu multiplizieren. Dann geht die bisher vorhandene Symmetrie verloren.

Schließlich brauchen die beiden binomialen Verteilungen nicht zu demselben Exponenten zu gehören.

Zwei binomiale Verteilungen mögen nun durch die zugehörigen Gaußschen Verteilungskurven ersetzt werden. Die zu denselben x-Werten gehörenden Ordinaten werden addiert.

Die beiden Kurven seien

$$y_1 = \frac{N_1}{\sigma_1 \sqrt{2\pi}}\, e^{-\frac{(x-m_1)^2}{2\sigma_1^2}}, \quad y_2 = \frac{N_2}{\sigma_2 \sqrt{2\pi}}\, e^{-\frac{(x-m_2)^2}{2\sigma_2^2}}.$$

Die durch Addition der Ordinaten entstehende Kurve hat die Gleichung

$$y = y_1 + y_2.$$

Die Umfänge N_1 und N_2 ergeben zusammen den Umfang

$$N = N_1 + N_2$$

der zusammengesetzten Verteilung.

Wir bestimmen für diese zusammengesetzte Verteilung den Mittelwert und die Potenzmomente. Es ist allgemein der Mittelwert

$$m = \frac{\int_{-\infty}^{+\infty} x y \, dx}{\int_{-\infty}^{+\infty} y \, dx}.$$

Im vorliegenden Falle hat man

$$\int_{-\infty}^{+\infty} y \, dx = \int_{-\infty}^{+\infty} y_1 \, dx + \int_{-\infty}^{+\infty} y_2 \, dx = N_1 + N_2 = N,$$

ferner

$$\int_{-\infty}^{+\infty} x y \, dx = \int_{-\infty}^{+\infty} x y_1 \, dx + \int_{-\infty}^{+\infty} x y_2 \, dx = N_1 m_1 + N_2 m_2.$$

Somit ist der *Mittelwert der zusammengesetzten Verteilung*

$$m = \frac{N_1 m_1 + N_2 m_2}{N_1 + N_2}.$$

Unter dem Potenzmoment von der Ordnung λ versteht man allgemein den Wert

$$P_\lambda = \frac{\int\limits_{-\infty}^{+\infty} (x - m)^\lambda\, y\, dx}{\int\limits_{-\infty}^{+\infty} y\, dx},$$

wobei m der Mittelwert ist.

Für $\lambda = 1$ folgt

$$\int\limits_{-\infty}^{+\infty} (x - m)\, y\, dx = \int\limits_{-\infty}^{+\infty} x\, y\, dx - m \int\limits_{-\infty}^{+\infty} y\, dx = 0,$$

also
$$P_1 = 0.$$

Für $\lambda = 2$ gilt

$$P_2 = \frac{1}{N} \int\limits_{-\infty}^{+\infty} (x - m)^2 y\, dx = \frac{1}{N}\left(\int\limits_{-\infty}^{+\infty} x^2 y\, dx - 2m \int\limits_{-\infty}^{+\infty} x\, y\, dx + m^2 \int\limits_{-\infty}^{+\infty} y\, dx \right).$$

Nun hat man

$$\int\limits_{-\infty}^{+\infty} x^2 y\, dx = \int\limits_{-\infty}^{+\infty} (x - m_1 + m_1)^2 y_1\, dx + \int\limits_{-\infty}^{+\infty} (x - m_2 + m_2)^2 y_2\, dx$$

$$= \int\limits_{-\infty}^{+\infty} (x - m_1)^2 y_1\, dx + 2 m_1 \int\limits_{-\infty}^{+\infty} (x - m_1) y_1\, dx + m_1^2 \int\limits_{-\infty}^{+\infty} y_1\, dx$$

$$+ \int\limits_{-\infty}^{+\infty} (x - m_2)^2 y_2\, dx + 2 m_2 \int\limits_{-\infty}^{+\infty} (x - m_2) y_2\, dx + m_2^2 \int\limits_{-\infty}^{+\infty} y_2\, dx.$$

Die beiden mittleren übereinanderstehenden Integrale sind Null. Daher gilt weiter

$$\int\limits_{-\infty}^{+\infty} x^2 y\, dx = N_1 \sigma_1^2 + N_2 \sigma_2^2 + N_1 m_1^2 + N_2 m_2^2,$$

und es ergibt sich

$$P_2 = \frac{1}{N}\left(N_1\sigma_1{}^2 + N_2\sigma_2{}^2 + N_1 m_1{}^2 + N_2 m_2{}^2 - 2m(N_1 m_1 + N_2 m_2) + m^2(N_1 + N_2)\right)$$

oder

$$P_2 = \frac{N_1}{N}(\sigma_1{}^2 + (m_1 - m)^2) + \frac{N_2}{N}(\sigma_2{}^2 + (m_2 - m)^2).$$

Da P_2 das Quadrat der Streuung ist, haben wir das Ergebnis:

Die Streuung der zusammengesetzten Verteilung ist

$$\sigma = \sqrt{\frac{N_1}{N}(\sigma_1{}^2 + (m_1 - m)^2) + \frac{N_2}{N}(\sigma_2{}^2 + (m_2 - m)^2)}.$$

Eine eingehende Diskussion der Gestalten der aus zwei Gaußschen Kurven zusammengesetzten Verteilungskurven hat Linders[1]) gegeben.

A u f g a b e : P_3 und P_4 sind zu bestimmen.

L ö s u n g :

$$P_3 = \frac{N_1}{N}(3\sigma_1{}^2(m_1 - m) + (m_1 - m)^3) + \frac{N_2}{N}(3\sigma_2{}^2(m_2 - m) + (m_2 - m)^3),$$

$$P_4 = \frac{N_1}{N}(3\sigma_1{}^4 + 6\sigma_1{}^2(m_1 - m)^2 + (m_1 - m)^4) + \frac{N_2}{N}(3\sigma_2{}^4 + 6\sigma_2{}^2(m_2 - m)^2 + (m_2 - m)^4).$$

§ 38. Die Poissonsche Verteilung.

Die nach Poisson benannte Verteilung entsteht, wenn man aus n Urnen $U_1, U_2, \ldots, U_n$, die Kugeln mit den Marken 1 und 0 enthalten, je eine zieht, die Summe der gezogenen Zahlen bildet und diesen Versuch hinreichend oft wiederholt. Es ergibt sich dann eine Zahlenreihe $a_1, a_2, \ldots$, wobei jede dieser Zahlen mindestens gleich 0 und höchstens gleich n ist.

Es würde sich bei dieser Reihe wieder um eine Bernoullische Verteilung handeln, wenn die Wahrscheinlichkeit, die Marke 1 zu ziehen, für jede Urne dieselbe wäre. Denn in diesem Falle könnte man statt der n Urnen nur eine benutzen und statt je einer Ziehung jetzt n Ziehungen aus dieser einen Urne vornehmen. Wir wollen aber voraussetzen, daß die Wahrscheinlichkeiten, eine Marke 1 zu ziehen, von Urne zu Urne im allgemeinen verschieden sind, etwa gleich

$$p_1, p_2, \ldots, p_n.$$

Die Wahrscheinlichkeit, aus der Urne U_i die Marke 0 zu ziehen, ist dann $q_i = 1 - p_i$. Den Mittelwert der Wahrscheinlichkeiten p_i bezeichnen wir mit p, so daß

$$p = \frac{p_1 + p_2 + \cdots + p_n}{n} \quad \text{ist.}$$

---

1) Linders, On the addition of two normal frequency curves. Nordic Statist. Journ. 2, 1930.

Der Mittelwert m^* der Zahlen $a_1, a_2, \ldots$ wird gleich

$$m_P = np.$$

Wir nennen ihn den *Poissonschen Mittelwert*.

Die Streuung σ^* der Zahlen $a_1, a_2, \ldots$ ergibt sich folgendermaßen: Das Quadrat der Streuung für eine Einzelziehung aus der Urne U_i ist, wie in § 34 gezeigt wurde, gleich $p_i q_i$. Somit ist das Quadrat der Streuung σ^* der a, die wir mit σ_P bezeichnen,

$$\sigma_P^2 = \sum_{i=1}^{n} p_i q_i = \sum_{i=1}^{n} (p_i - p_i^2) = np - \sum_{i=1}^{n} p_i^2$$

$$= np - \sum_{i=1}^{n} ((p_i - p)^2 + 2p(p_i - p) + p^2) = np - np^2 - \sum_{i=1}^{n} (p_i - p)^2.$$

Bezeichnen wir die Streuung der p_i wieder mit σ_p, setzen wir also

$$\sigma_p^2 = \frac{1}{n} \sum_{i=1}^{n} (p_i - p)^2,$$

so erhalten wir den

Satz 38: *Für die Streuung σ_P der Poissonschen Verteilung gilt die Formel*

$$\sigma_P^2 = npq - n\sigma_p^2.$$

Würde man die Wahrscheinlichkeiten p_i durch ihren Mittelwert p ersetzen, so erhielte man für die dann vorliegende Bernoullische Verteilung wieder $\sigma_B = \sqrt{npq}$. Die abgeleitete Formel stellt demnach eine Beziehung zwischen der Streuung einer Poissonschen Verteilung und der Streuung einer daraus durch Ausgleichung der Wahrscheinlichkeiten p_i entstandenen Bernoullischen Verteilung dar, nämlich

$$\sigma_P^2 = \sigma_B^2 - n\sigma_p^2.$$

Hieraus folgt insbesondere:

Satz 39: *Zwischen der Streuung der Poissonschen und der Streuung der zugehörigen Bernoullischen Verteilung besteht die Ungleichung*

$$\sigma_P \leqq \sigma_B.$$

Satz 40: *Die Streuung der Poissonschen Verteilung ist dann und nur dann gleich der Streuung der zugehörigen Bernoullischen Verteilung, wenn sie selbst eine Bernoullische Verteilung ist.*

Aufgabe[1]): In 7 Urnen befanden sich je 12 Kugeln, von denen bzw. 3, 4, 5, 6, 7, 8, 9 weiß waren. Es wurden 480 Sätze von je 7 Kugeln (aus jeder Urne eine) gezogen. Das Ergebnis war:

Anzahl der weißen Kugeln in einem Satz	0	1	2	3	4	5	6	7
Häufigkeit	3	17	75	123	158	83	19	2

(Abb. 42).

Es sind der Mittelwert m und die Streuung σ dieser Verteilung zu bestimmen und mit dem Poissonschen Mittelwert m_P und der Poissonschen Streuung σ_P zu vergleichen.

Lösung: $m = 3{,}565$, $m_P = 3{,}500$,
$$\sigma = 1{,}216, \quad \sigma_P = 1{,}247.$$

§ 39. Die Verteilung von Lexis.

Wir wollen jetzt Verteilungen betrachten, die unter der Wirkung variabler Ursachen zustande kommen. Es mögen n Urnen $U_1, U_2, \ldots, U_n$ gegeben sein, die folgendermaßen beschaffen sind. In der Urne U_i mögen sich Kugeln mit der Marke 1 und

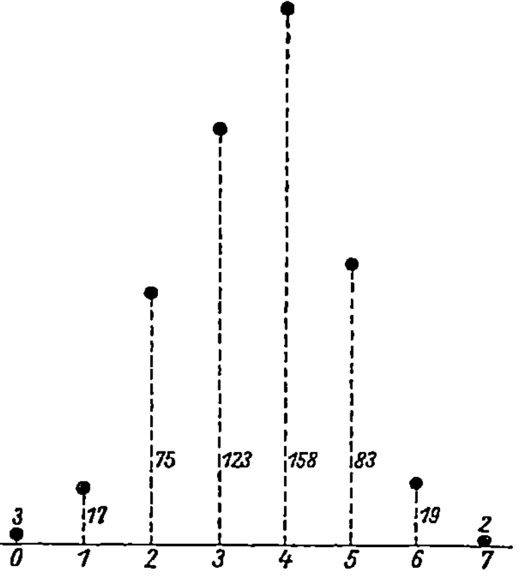

Abb. 42. Poissonsche Verteilung.

solche mit der Marke 0 befinden, und zwar mit den Wahrscheinlichkeiten p_i bzw. $q_i = 1 - p_i$. Von Urne zu Urne kann das p_i ein anderes sein. Es werden jetzt aus jeder Urne s Ziehungen einer Kugel vorgenommen, wobei die Kugel nach jeder Ziehung zurückgelegt wird. Wir sprechen von einem *Satz* von s Ziehungen. Unter den s aus der Urne U_i gezogenen Kugeln mögen a_i die Marke 1, also $s - a_i$ die Marke 0 tragen. Für jede der Urnen U_i erhalten wir somit eine Zahl a_i, welche die Anzahl der gezogenen Kugeln mit der Marke 1 angibt. Insgesamt erhalten wir die Zahlenreihe
$$a_1, a_2, \ldots, a_n.$$

Eine solcherweise entstandene Zahlenfolge heißt eine *Lexissche Verteilung*. In der Biologie denken wir uns mit der Ziehung einer Kugel mit der Marke 1 wieder eine entsprechende Änderung eines Merkmals verknüpft, während bei der Ziehung einer Kugel mit der Marke 0 eine Änderung ausbleibt. Die a_i geben die Gesamtänderung bei s Ziehungen an.

Wird dieser Vorgang k-mal wiederholt, so wird man bei den k Ziehungen von je s Kugeln aus der Urne U_i im allgemeinen k verschiedene Zahlen a_i erhalten, die wir mit
$$a_i^{(1)}, a_i^{(2)}, \ldots, a_i^{(k)}$$

---

[1]) Rietz-Baur, S. 113.

bezeichnen wollen. Jede der Zahlen $a_i^{(\varrho)}$ $(i = 1, \ldots, n;\ \varrho = 1, 2, \ldots, k)$ nimmt also einen der Werte $0, 1, 2, \ldots, s$ an.

Sind alle n Wahrscheinlichkeiten p_i einander gleich, so erhält man als Spezialfall der Lexisschen Verteilung eine Bernoullische. Denn dann kann man wegen der gleichen Beschaffenheit der n Urnen U_i lediglich eine von ihnen zur Ausführung der Ziehungen benutzen.

Für die Streuung der Lexisschen Verteilung gilt eine bemerkenswerte Formel. Der Mittelwert der Zahlen a_i bei festem i ist, da diese aus der i-ten Urne stammenden Zahlen eine Bernoullische Verteilung bilden,

$$\mu_i = s p_i,$$

ihre Streuung
$$\sigma_i = \sqrt{s\, p_i q_i}.$$

Der Mittelwert der gesamten Lexisschen Zahlenfolge ist

$$m_L = \frac{\sum\limits_{i=1}^{n} s\, p_i}{n} = s\, p, \quad \text{wobei} \quad p = \frac{1}{n}\sum\limits_{i=1}^{n} p_i$$

ist. Nach der Formel des Satzes 18 S. 53 gilt daher für die Streuung σ_L der Lexisschen Zahlenfolge:

$$\sigma_L^2 = \frac{1}{n}\sum\limits_{i=1}^{n}(s\, p_i q_i + s^2 p_i^2) - s^2 p^2$$

$$= \frac{1}{n}\sum\limits_{i=1}^{n}(s\, p_i + (s^2 - s)\, p_i^2) - s^2 p^2$$

$$= s p - s^2 p^2 + \frac{s^2 - s}{n}\sum\limits_{i=1}^{n} p_i^2$$

$$= s p - s^2 p^2 + \frac{s^2 - s}{n}\sum\limits_{i=1}^{n}(p_i - p + p)^2$$

$$= s p - s^2 p^2 + \frac{s^2 - s}{n}\left(\sum\limits_{i=1}^{n}(p_i - p)^2 + 2p\sum\limits_{i=1}^{n}(p_i - p) + \sum\limits_{i=1}^{n} p^2\right)$$

$$= s(p - p^2) + \frac{s^2 - s}{n}\sum\limits_{i=1}^{n}(p_i - p)^2.$$

Nun ist p der Mittelwert der p_i und

$$\sigma_p^2 = \frac{1}{n}\sum\limits_{i=1}^{n}(p_i - p)^2$$

das Quadrat ihrer Streuung. Somit ist bewiesen

S a t z 41: *Für die Streuung σ_L der Lexisschen Verteilung gilt die Formel*

$$\sigma_L^2 = s p q + (s^2 - s)\,\sigma_p^2,$$

wobei
$$p = \frac{1}{n}\sum\limits_{i=1}^{n} p_i$$

und $q = 1 - p$ ist.

Würde man die Wahrscheinlichkeiten p_i durch ihren Mittelwert p ersetzen, so erhielte man aus unserem Urnenschema eine Bernoullische Zahlenfolge mit der Streuung

$$\sigma_B = \sqrt{s\,p\,q}\,.$$

Die Formel des Satzes 41 liefert dann eine Beziehung zwischen den Streuungen einer Lexisschen Verteilung und der Streuung einer daraus durch Ausgleichung der Wahrscheinlichkeiten p_i entstandenen Bernoullischen Verteilung, nämlich

$$\sigma_L^2 = \sigma_B^2 + (s^2 - s)\,\sigma_p^2\,.$$

Hieraus folgt, da $(s^2 - s)\,\sigma_p^2 \geqq 0$ ist,

Satz 42: *Zwischen der Streuung der Lexisschen und der Streuung der zugehörigen Bernoullischen Verteilung besteht die Ungleichung*

$$\sigma_L \geqq \sigma_B\,.$$

Ohne weiteres ergibt sich auch, da σ_p nur verschwinden kann, wenn sämtliche $p_i = p$ sind,

Satz 43: *Die Streuung einer Lexisschen Verteilung ist dann und, falls $s > 1$ ist, nur dann gleich der Streuung der zugehörigen Bernoullischen Verteilung, wenn sie selbst eine Bernoullische Verteilung ist.*

Von diesen Tatsachen werden wir im folgenden Abschnitt Gebrauch zu machen haben.

Aufgaben: 1. Was bedeutet der in Satz 43 ausgeschlossene Fall $s = 1$?

2.[1]) Aus jeder von 9 Urnen mit je 12 Kugeln, von denen bzw. 2, 3, 4, 5, 6, 7, 8, 9, 10 weiß waren, wurden unter Zurücklegung jeder gezogenen Kugel 7 Kugeln gezogen. Die Ziehung wurde 67 mal wiederholt. Die Verteilung der weißen Kugeln in einem Satz von 7 Kugeln war bei 603 Sätzen die folgende:

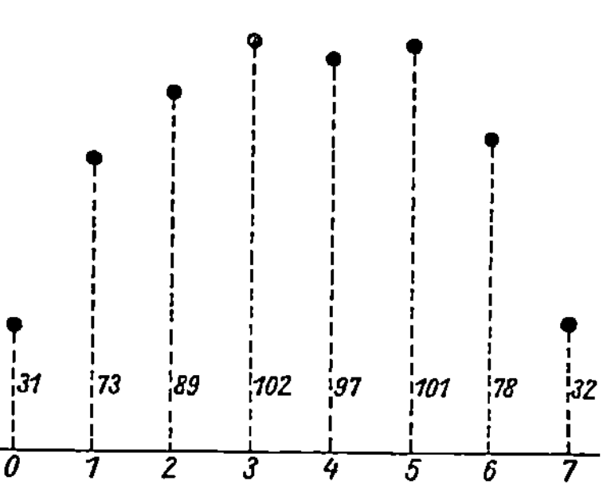

Abb. 43. Verteilung von Lexis.

Anzahl der weißen Kugeln	0	1	2	3	4	5	6	7
Häufigkeit	31	73	89	102	97	101	78	32

(Abb. 43).

Es sind m, σ (einschließlich der mittleren Fehler), m_L und σ_L zu bestimmen.

Lösung: $m = 3{,}552 \pm 0{,}077$, $m_L = 3{,}500$, $\sigma = 1{,}906 \pm 0{,}037$, $\sigma_L = 1{,}922$.

---

[1]) Rietz-Baur, S. 115.

Fünfter Abschnitt.

Bestimmung der Ursachen von gegebenen biologischen Verteilungen.

Im vorigen Abschnitt waren auf mathematischem Wege Verteilungen konstruiert worden, wenn die Ursachen bekannt waren. Jetzt soll die umgekehrte Aufgabe diskutiert werden. Irgendeine biologische Verteilung liege vor. Wir fragen nach den Ursachen, welche zu dieser Verteilung geführt haben. Die Beantwortung ist weit schwieriger als die Lösung der im vorigen Abschnitt behandelten Fragestellungen. In voller Allgemeinheit ist die Antwort geradezu unmöglich, weil die Ursachen, die zu *derselben* Verteilung führen, einmal ganz verschieden sein können, sodann aber auch deshalb, weil die Zahl und Beschaffenheit der Ursachen eine so große und in ihren Wirkungen so verschiedene sein kann, daß ihre genaue Identifizierung nicht möglich ist.

Es kann sich daher im allgemeinen nicht darum handeln, die Ursachen im einzelnen festzustellen, sondern nur darum, die etwa möglichen Ursachen zu ermitteln. Vor allem ist es die Aufgabe der weiteren mathematischen Methoden, zu entscheiden, *ob eine vorliegende Verteilung mit einer der im vorhergehenden Abschnitt theoretisch konstruierten Verteilungen übereinstimmt,* deren mögliche Ursachen wir kennen, *oder mit einer der Verteilungen, die wir theoretisch aus den grundlegenden Tatsachen der Vererbungslehre gewonnen hatten.*

§ 40. Vergleich einer gegebenen Verteilung mit der Gaußschen Verteilung.

Wenn eine vorliegende Verteilung daraufhin geprüft werden soll, ob sie mit einer Gaußschen Verteilung identisch oder annähernd identisch ist, so kann man verschiedene Wege einschlagen. In jedem Falle muß die Größe h, welche die Gaußsche Kurve charakterisiert, so bestimmt werden, daß diese mit der graphischen Darstellung der gegebenen Verteilung möglichst weitgehend übereinstimmt.

Zu diesem Zweck kann man auf Satz 34 (S. 117) zurückgreifen, nach dem

$$h = \frac{1}{\sqrt{2\,n\,w_1\,w_2}}$$

ist. Dabei war n die Variationsbreite, die bekannt ist. Zur Bestimmung des unbekannten w_1 und damit von $w_2 = 1 - w_1$ benutzt man den Mittelwert m der Verteilung. Für die Gaußsche Verteilung liegt der Mittelwert bei $\xi = 0$. Wegen $x = nw_1 + \xi$ entspricht diesem Wert der Wert

$$x_0 = nw_1.$$

Identifizieren wir $x_0 = m$, so wird

$$w_1 = \frac{m}{n},$$

und man erhält den

Satz 44: *Der Parameter der Gaußschen Verteilungskurve zu einer gegebenen Verteilung, den wir jetzt mit h_1 bezeichnen, wird nach der Formel*

$$h_1 = \sqrt{\frac{n}{2m(n-m)}}$$

berechnet (I. Methode), wobei die Klassenbreite der Verteilung 1 ist, ihre Anfangsvariante 0, ihr Mittelwert m und ihre Variationsbreite n.

Beispiel: Für die Strahlenzahlen in den Schwanzflossen von *Pleuronectes* ergab sich die Verteilung

Strahlenzahl	47	48	49	50	51	52	53	54	55	56	57	58	59	60	61
Häufigkeit	5	2	13	23	58	96	134	127	111	74	37	16	4	2	1

Der Mittelwert war 53,67, die Streuung 2,13. Um h_1 zu berechnen, ist die Strahlenzahl 47, die Anfangsvariante, auf 0 zu reduzieren. Von jeder Variante ist also 47 abzuziehen. Dann hat man als Mittelwert

$$m = 6,67.$$

Die Variationsbreite ist

$$n = 14,$$

somit wird

$$h_1 = \sqrt{\frac{14}{2 \cdot 6,67 (14 - 6,67)}} = 0,38.$$

Konstruiert man hieraus auf Grund der Tabelle S. 114 die Gaußkurve, legt man ihren Gipfel an die Stelle $x = 53,67$ und multipliziert ihre Ordinaten mit 703, dem Umfang

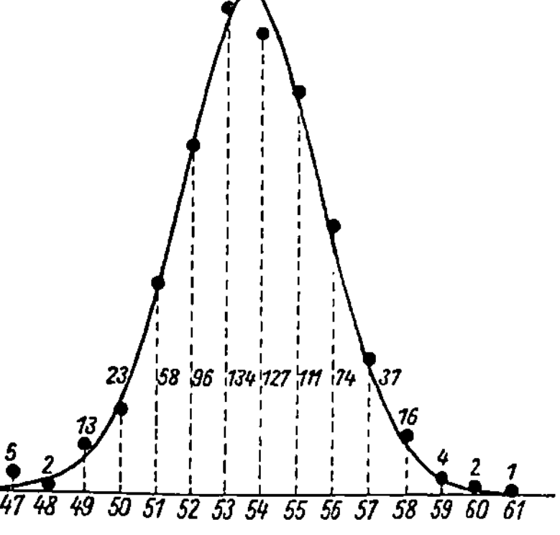

Abb. 44. Die Strahlenzahlen in den Schwanzflossen von *Pleuronectes*.

der Verteilung, so erhält man die Kurve in Abb. 44. Die Übereinstimmung der vorliegenden Verteilung mit der durch die Gaußkurve theoretisch konstruierten ist eine überraschend gute.

Zwischen der Streuung σ und dem Parameter h besteht die Beziehung $\sigma = \frac{1}{h\sqrt{2}}$. Setzt man für h den Ausdruck $h_1 = \frac{1}{\sqrt{2\,n\,w_1 w_2}}$ ein, so ergibt sich

$$\sigma_1 = \sqrt{n\,w_1 w_2}.$$

Da zur Berechnung dieses Wertes *vorausgesetzt* wird, daß die Verteilung eine Bernoullische ist, stellt σ_1 praktisch die Bernoullische Streuung σ_B dar.

Im Beispiel ergibt sich
$$\sigma_1 = 1,87$$

mit einer Abweichung von der auf direktem Wege früher berechneten Streuung
$$\sigma = 2,13.$$

Man hätte auch die Streuung auf direktem Wege zuerst und dann h berechnen können nach dem folgenden

Satz 45: *Der Parameter h der Gaußschen Verteilungskurve zu einer gegebenen Verteilung ergibt sich aus*

$$h = \frac{1}{\sigma \sqrt{2}}$$

(II. Methode).

Für unser Beispiel berechnet man nach diesem Verfahren
$$h = 0,332.$$

Schließlich kann man den Parameter h noch nach einer *III. Methode*, die jedoch von geringerer Bedeutung ist, bestimmen, indem man die Maximalwerte der Gaußschen Kurve und der gegebenen Verteilung gleich setzt. Für die Gaußsche Kurve

$$y = \frac{N h}{\sqrt{\pi}} e^{-h^2 x^2}$$

ergibt sich der größte Wert y_0 für $x = 0$. Es ist also

$$y_0 = \frac{N h}{\sqrt{\pi}}.$$

Für y_0 setzt man die zum Maximalwert gehörige Ordinate ein und findet

$$h_2 = \frac{y_0 \sqrt{\pi}}{N}.$$

Im allgemeinen wird dieser Wert von h_1 und h etwas verschieden sein. Alle drei Werte fallen natürlich zusammen, wenn die gegebene Verteilung genau der Gaußschen Kurve genügt.

Die drei Methoden zur Bestimmung von h benutzten entweder w_1 oder σ oder die maximale Ordinate. w_1 wurde dabei aus dem Mittelwert m und der Variationsbreite n bestimmt. Grundsätzlich läßt sich demnach h für jede gegebene Verteilung berechnen, aber es ist damit natürlich *nicht gesagt, daß die mit h festgelegte Gaußsche Kurve die gegebene Verteilung wirklich darstellt*. Wir wissen nur, daß dies sicher der Fall ist, wenn feststeht, daß die gegebene Verteilung überhaupt einer Gaußschen Kurve genügt, für die uns das h zunächst nur noch unbekannt ist. Wir werden daher nach der Bestimmung von h untersuchen müssen, ob die damit eindeutig bestimmte Gaußsche Kurve tatsächlich mit der gegebenen Verteilung identisch oder wenigstens annähernd identisch ist, und in welchem Maße dies der Fall ist.

Die sicherste Methode zur Beantwortung dieser Frage besteht in einem genauen Vergleich beider Verteilungen, die auf graphischem Wege, oder besser noch folgendermaßen geschieht. Wir berechnen die Summe der Häufigkeiten in der Gaußschen Verteilung zwischen $x = a$ und $x = b$, wenn N der Umfang der Verteilung ist. Für die Gaußsche Funktion, die zu der gegebenen Verteilung gehört, ist diese Anzahl gleich

$$N \int_a^b y\,dx = \frac{Nh}{\sqrt{\pi}} \int_a^b e^{-h^2 x^2}\,dx.$$

Es ist vorteilhaft, zunächst die Grenzen a und b entgegengesetzt gleich zu wählen:

$$a = -r,\ b = +r.$$

Das Integral lautet dann

$$A_r = \frac{Nh}{\sqrt{\pi}} \int_{-r}^{+r} e^{-h^2 x^2}\,dx$$

und *stellt die Anzahl der Individuen zwischen* $x = -r$ *und* $x = +r$ *dar.* Zur Vereinfachung der Rechnung führt man an Stelle der Variablen x die neue Variable t ein, indem man

$$x = \frac{t}{h}$$

setzt, also

$$dx = \frac{dt}{h}.$$

Den Grenzen $x = -r$ und $x = +r$ entsprechen dann für t die Grenzen $t = -hr$ und $t = +hr$. Zur Abkürzung setzen wir noch $hr = \gamma$ und finden

$$A_r = \frac{Nh}{\sqrt{\pi}} \int_{-\gamma}^{+\gamma} e^{-t^2} \cdot \frac{dt}{h}$$

oder wegen der Symmetrie der Gaußschen Kurve

$$A_r = \frac{2N}{\sqrt{\pi}} \int_0^\gamma e^{-t^2}\,dt = N\Phi(\gamma).$$

$\Phi(\gamma)$ heißt das *Gaußsche Wahrscheinlichkeitsintegral*. Für Werte von $\gamma = 0$ bis $\gamma = 3$ nimmt $\Phi(\gamma)$ folgende Werte an: ·

γ	$\Phi(\gamma)$	Diff.	γ	$\Phi(\gamma)$	Diff.	γ	$\Phi(\gamma)$	Diff.
0,00	0,0000	564	1,00	0,8427	197	2,00	0,9953	10
0,05	0,0564	561	1,05	0,8624	178	2,05	0,9963	7
0,10	0,1125	555	1,10	0,8802	159	2,10	0,9970	6
0,15	0,1680	547	1,15	0,8961	142	2,15	0,9976	5
0,20	0,2227	536	1,20	0,9103	126	2,20	0,9981	4
0,25	0,2763	523	1,25	0,9229	111	2,25	0,9985	4
0,30	0,3286	508	1,30	0,9340	98	2,30	0,9989	2
0,35	0,3794	490	1,35	0,9438	85	2,35	0,9991	2
0,40	0,4284	471	1,40	0,9523	74	2,40	0,9993	2
0,45	0,4755	450	1,45	0,9597	64	2,45	0,9995	1
0,50	0,5205	428	1,50	0,9661	55	2,50	0,9996	1
0,55	0,5633	406	1,55	0,9716	47	2,55	0,9997	1
0,60	0,6039	381	1,60	0,9763	41	2,60	0,9998	0
0,65	0,6420	358	1,65	0,9804	34	2,65	0,9998	1
0,70	0,6778	334	1,70	0,9838	29	2,70	0,9999	0
0,75	0,7112	309	1,75	0,9867	24	2,75	0,9999	0
0,80	0,7421	286	1,80	0,9891	20	2,80	0,9999	0
0,85	0,7707	262	1,85	0,9911	17	2,85	0,9999	1
0,90	0,7969	240	1,90	0,9928	14	2,90	1,0000	0
0,95	0,8209	218	1,95	0,9942	11	2,95	1,0000	
1,00	0,8427		2,00	0,9953				

Wir haben also das Resultat gewonnen:

Satz 46: *Die Anzahl der Individuen einer Gaußschen Verteilung mit dem Parameter h, die zu Varianten zwischen $x = -r$ und $x = +r$ gehören, ist*

$$A_r = N\,\Phi(\gamma),$$

wobei $\gamma = hr$ und N der Umfang der Verteilung ist.

Die Anzahl A der Individuen, welche zu den Varianten zwischen den Grenzen $x = a$ und $x = b$ gehören, läßt sich durch $\Phi(\gamma)$ ausdrücken. Wir fanden

$$A = \frac{Nh}{\sqrt{\pi}} \int_a^b e^{-h^2 x^2}\, dx.$$

Nun gilt

$$A = \frac{Nh}{\sqrt{\pi}} \int_0^b e^{-h^2 x^2}\, dx - \frac{Nh}{\sqrt{\pi}} \int_0^a e^{-h^2 x^2}\, dx.$$

Setzt man im ersten Integral

$$x = \frac{t}{h}, \qquad hb = \gamma_b$$

und im zweiten

$$x = \frac{t}{h}, \qquad ha = \gamma_a,$$

so folgt

$$A = \frac{N}{\sqrt{\pi}} \int_0^{\gamma_b} e^{-t^2}\, dt - \frac{N}{\sqrt{\pi}} \int_0^{\gamma_a} e^{-t^2}\, dt$$

und

$$A = \frac{N}{2}\left(\Phi(\gamma_b) - \Phi(\gamma_a)\right).$$

Es gilt also der

Satz 47: *Die Anzahl der Individuen einer Gaußschen Verteilung mit dem Parameter h, die zu Varianten zwischen $x = a$ und $x = b$ gehören, ist*

$$A = \frac{N}{2}\left(\Phi(\gamma_b) - \Phi(\gamma_a)\right),$$

wobei $\gamma_a = ha$ *und* $\gamma_b = hb$ *ist.*

Dabei ist zu beachten, daß $\Phi(-\gamma) = -\Phi(\gamma)$ ist, wenn γ negativ ausfällt.

Wir wenden dieses Ergebnis auf unser Beispiel *(Pleuronectes)* an. Dabei war $h = 0{,}332$, und der Mittelwert der Verteilung, also der Nullpunkt der Gaußschen Kurve, lag bei $m = 53{,}67$. Wir bestimmen die Anzahlen der Individuen für die Gaußsche Verteilung, welche zu den Varianten 47, 48, ... gehören, also im Falle der Gaußschen Verteilung zu den Intervallen von $-7{,}17$ bis $-6{,}17$, von $-6{,}17$ bis $-5{,}17$ usf. Die folgende Tabelle zeigt den Gang der Rechnung:

	$\mp r$	$hr = \gamma$	$\Phi(\gamma)$	Diff.	mal $\dfrac{703}{2}$	beobachtet
47	$-7{,}17$	2,38	0,999	0,003	1	5
48	$-6{,}17$	2,05	0,996	0,011	4	2
49	$-5{,}17$	1,72	0,985	0,036	13	13
50	$-4{,}17$	1,38	0,949	0,087	31	23
51	$-3{,}17$	1,05	0,862	0,171	60	58
52	$-2{,}17$	0,72	0,691	0,272	96	96
53	$-1{,}17$	0,39	0,419	0,351	123	134
54	$-0{,}17$	0,06	0,068	0,376	132	127
55	0,83	0,28	0,308	0,304	107	111
56	1,83	0,61	0,612	0,204	72	74
57	2,83	0,94	0,816	0,111	39	37
58	3,83	1,27	0,927	0,049	17	16
59	4,83	1,60	0,976	0,018	6	4
60	5,83	1,94	0,994	0,005	2	2
61	6,83	2,27	0,999	0,001	0	1
	7,83	2,60	1,000			
					703	703 $= N$

Man beachte, daß für das Intervall von $-0{,}17$ bis $-0{,}83$, in dem der Nullpunkt der Gaußschen Kurve liegt, wegen $\Phi(-\gamma) = -\Phi(\gamma)$ eine Addition der Φ-Werte stattfindet.

Von besonderem Interesse ist die Frage, wieviele Individuen bei einer Gaußschen Verteilung (reduziert auf den Umfang 1) in den Streuungsbereich fallen oder in Bereiche, die ein ganzes Vielfaches dieses Bereiches sind. Wir wollen also die Anzahl der Individuen für die Verteilung

$$y = \frac{h}{\sqrt{\pi}}\, e^{-h^2 x^2}$$

bestimmen, die zwischen $-\sigma$ und $+\sigma$ bzw. -2σ und $+2\sigma$, ... liegen.

Es war $\sigma = \dfrac{1}{h\sqrt{2}}$. Daher ist die Anzahl der Individuen zwischen $-k\sigma$

und $+k\sigma$ gleich

$$A_k = \frac{h}{\sqrt{\pi}} \int\limits_{-\frac{k}{h\sqrt{2}}}^{\frac{k}{h\sqrt{2}}} e^{-h^2 x^2}\, dx.$$

Setzt man wieder $x = \dfrac{t}{h}$, so folgt

$$A_k = \frac{1}{\sqrt{\pi}} \int\limits_{-\frac{k}{\sqrt{2}}}^{\frac{k}{\sqrt{2}}} e^{-t^2}\, dt = \Phi\left(\frac{k}{\sqrt{2}}\right).$$

Auf Grund der Tabelle für $\Phi(\gamma)$ findet man:

k	1	2	3	4
$\dfrac{k}{\sqrt{2}}$	0,707	1,414	2,122	2,829
A_k	0,683	0,954	0,997	1,000

Damit ist insbesondere bewiesen:

Satz 48: *Im Bereiche von* -3σ *bis* $+3\sigma$ *liegen 99,7 Prozent aller Individuen, wenn die Verteilung eine Gaußsche ist.*

Hierauf gründet sich der für die Praxis wichtige Schluß, daß Abweichungen eines Merkmals von seinem Mittelwert *nicht mehr als zufällig* anzusehen sind, wenn ihr absoluter Betrag größer als 3σ ist.

Noch eine andere wichtige Folgerung zieht man aus den vorstehenden Überlegungen, die besonders für den Mediziner von Bedeutung ist. Es handelt sich um die Frage, wann man ein Merkmal, z. B. beim Menschen, als *normal* bezeichnen kann. Jedenfalls wird man Varianten, die selten vorkommen, die also nahe an den Grenzen der Verteilung liegen, als *annormal* bezeichnen. Wir wollen mit solchen Varianten im allgemeinen natürlich nicht den Begriff „krankhaft" verbinden, wie das der Mediziner vielleicht tun wird und wohl auch mit einigem Recht. Bei einer Bewertung geistiger Leistungen würde eine solche Auffassung jedenfalls unangebracht sein. Welche Varianten nun als normal bezeichnet werden sollen, ist eine Angelegenheit der Übereinkunft. In Übereinstimmung mit den meisten Autoren wollen wir festsetzen[1]:

Definition 26: *Eine Variante* x *heißt normal, wenn für sie* $m - 2\sigma$ $\leqq x \leqq m + 2\sigma$ *gilt. Liegt sie unterhalb* $m - 2\sigma$, *so heißt sie unternormal, liegt sie oberhalb* $m + 2\sigma$, *so heißt sie übernormal.*

---

1) Eine eingehende Diskussion des Normbegriffs findet man in dem bereits zitierten Buche von H. Günther (Leipzig).

Nach der Tabelle auf S. 140 sind demnach 4,6% der Varianten bei einer Gaußschen Verteilung nicht normal.

Im *Beispiel (Pleuronectes)* mit $m = 53{,}67$ und $\sigma = 2{,}13$ sind demnach die Varianten oberhalb $m + 2\sigma = 57{,}93$ übernormal und die Varianten unterhalb $m - 2\sigma = 49{,}41$ unternormal. Es sind also *übernormal* die

Varianten	58	59	60	61
mit den Häufigkeiten	16	4	2	1

und *unternormal* die

Varianten	48	47
mit den Häufigkeiten	2	5

Da der Umfang der Verteilung $n = 703$ ist, ergeben sich als übernormal 3,3% und als unternormal 1,0% der Exemplare, zusammen 4,3%.

Noch eine andere Frage läßt sich mit Hilfe der vorhergehenden Untersuchungen beantworten. Wir suchen einen Bereich mit dem Mittelpunkt m, indem die Hälfte aller Exemplare der Verteilung liegt. Es ist also $A_r = 0{,}5 = \Phi(\gamma)$ gegeben und $r = \frac{\gamma}{h}$ gesucht. Da $h = \frac{1}{\sigma\sqrt{2}}$ ist, kennen wir

$$r = \gamma \sqrt{2} \cdot \sigma,$$

wenn γ und σ bekannt sind. Aus der Tabelle S. 138 folgt nun für $\Phi(\gamma) = 0{,}5$ der Wert $\gamma = 0{,}477$, also

$$r = 0{,}674 \cdot \sigma$$

(bei Benutzung einer genaueren Tafel erhält man $0{,}67449\ \sigma$). Dieser Wert heißt *wahrscheinliche Abweichung* (wahrscheinlicher Fehler).

Aufgaben: 1. Für das im Text behandelte Beispiel *(Pleuronectes)* ist die Gaußsche Kurve nach der II. und III. Methode zu konstruieren und in Abb. 45 einzutragen.

2. Für das Beispiel Aufg. 1, S. 7 (Feuerbohnen) ist die Gaußsche Kurve mit Benutzung von σ zu bestimmen und rechnerisch mit der Beobachtung zu vergleichen. Es sind die Normgrenzen anzugeben.

Lösung: $\sigma = 2{,}71$, $h = 0{,}26$.

Varianten		16,5	17,5	18,5	19,5	20,5	21,5	22,5	23,5	24,5
Häufig-keiten	beobachtet	0	3	7	21	23	53	69	85	75
	berechnet	2	3	8	16	30	47	65	78	82

Varianten		25,5	26,5	27,5	28,5	29,5	30,5	31,5	32,5
Häufig-keiten	beobachtet	72	56	39	25	21	4	4	1
	berechnet	75	60	42	26	14	6	3	1

§ 41. Der Divergenzkoeffizient.

Im allgemeinen wird eine vorliegende Verteilung mehr oder minder von der normalen Verteilung abweichen. Die graphische Darstellung oder die analytische Methode des vorigen Paragraphen wird vorhandene Abweichungen aufdecken. Die wichtigste Aufgabe ist es in einem solchen Falle, die Ursachen dafür zu ermitteln. Hierzu dienen eine Reihe von Kriterien.

Im vorigen Paragraphen hatten wir für das Beispiel von *Pleuronectes* gefunden, daß der Parameter h oder, was auf dasselbe hinauskommt, die Streuung σ nach zwei verschiedenen Methoden berechnet werden konnte, die zu verschiedenen Ergebnissen führten. Wir hatten einmal σ nach der Streuungsformel direkt bestimmt, sodann aber auch indirekt, indem wir annahmen, daß die Verteilung eine Bernoullische mit einer zu bestimmenden Wahrscheinlichkeit w_1 ist. Dieses w_1 konnte aus dem Mittelwert und der Variationsbreite gewonnen werden, und man erhielt für die Streuung einen Wert $\sigma_1 = \sigma_B$. Die Annahme, daß eine gegebene Verteilung eine Bernoullische sei, wird im allgemeinen nicht berechtigt sein. Wenn sie völlig richtig ist, muß man $\sigma = \sigma_B$ finden. Andernfalls wird $\sigma \neq \sigma_B$ sein. Nach Lexis gilt nun die

Definition 27: *Unter dem Divergenzkoeffizienten einer gegebenen Verteilung versteht man den Wert*

$$L = \frac{\sigma}{\sigma_B}.$$

Wenn also eine Verteilung eine Bernoullische ist, hat man

$$L = 1.$$

Andernfalls liegen zwei andere Deutungen nahe. Es galt ja für eine Poissonsche Verteilung

$$\sigma_P \leqq \sigma_B$$

und für eine Lexissche Verteilung

$$\sigma_L \geqq \sigma_B,$$

wobei die Gleichheitszeichen im wesentlichen nur dann galten, wenn die Poissonsche bzw. die Lexissche Verteilung in eine Bernoullische ausarteten.

Definition 28: *Man sagt, eine Verteilung besitze übernormale, normale oder unternormale Dispersion, je nachdem für diese Verteilung*

$$L \gtreqless 1 \quad \textit{ist.}$$

Daher gilt der

Satz 49: *Je nachdem die Dispersion einer Verteilung übernormal, normal oder unternormal ist, kann man vermuten, daß eine Lexissche, eine Bernoullische oder eine Poissonsche Verteilung vorliegt.*

Es sei besonders betont, daß dieses Kriterium lediglich eine Vermutung ausspricht. Wir haben z. B. ja nur bewiesen, daß für eine Lexissche Verteilung $L > 1$ ist, aber nicht umgekehrt, daß aus $L > 1$ die Eigenschaft, eine Lexissche Verteilung zu sein, mit Notwendigkeit folgt. Das ließe sich auch nicht beweisen. Daß man immerhin nach dem Verhalten von L eine bestimmte Vermutung hegen darf, hat seinen Grund in praktischen Erfahrungen.

Zu Beginn des vorigen Paragraphen hatten wir für das Beispiel *(Pleuronectes)* $\sigma = 2{,}13$ und $\sigma_B = 1{,}87$ angegeben. Daraus ergibt sich

$$L = 1{,}14.$$

Die Divergenz ist nur wenig größer als 1. Man wird die Verteilung als eine von einer Bernoullischen wenig abweichende Lexissche Verteilung ansprechen.

Bei den in der Praxis vorkommenden Verteilungen ist übernormale Dispersion am häufigsten, unternormale dagegen selten. Dies spricht dafür, daß man im Fall $L > 1$ die Verteilung als eine Lexissche annehmen darf. Denn bei einer Poissonschen Verteilung ändert sich die Wahrscheinlichkeit von Versuch zu Versuch innerhalb einer Serie von n Ziehungen, während die Wahrscheinlichkeit der Serie dieselbe bleibt. Daß eine Verteilung unter solchen Umständen zustande kommen wird, ist von vornherein sehr viel unwahrscheinlicher als die Entstehung auf Grund der Ursachen einer Lexisschen Verteilung, und die Erfahrung bestätigt dies.

Hat man festgestellt, daß eine Verteilung mit der Gaußschen bis auf geringe Abweichungen übereinstimmt (die vielleicht nur durch die gewählte Klasseneinteilung bedingt sind), und daß insbesondere L nahe bei 1 liegt, so pflegt man gewöhnlich zu sagen, daß *die Verteilung eine zufallsmäßige, durch Umwelteinflüsse bestimmte ist.* Vor solch einem Schluß muß dringend gewarnt werden. Er kann erst dann erfolgen, *wenn auch rein biologische Gründe für seine Richtigkeit sprechen.* Das liegt daran, daß fast alle der gemachten mathematischen Schlüsse *nicht* umkehrbar sind.

In der Tat haben wir ja bereits Bernoullische Verteilungen kennengelernt, die ganz anders zu erklären sind. Es sei z. B. nur an die Verteilung bei dimerem zweipaarigem Erbgang erinnert (Abb. 29), bei dem eine Verteilung mit den Häufigkeitsverhältnissen $1 : 4 : 6 : 4 : 1$ entstand.

Dieser Tatbestand beschränkt natürlich nicht den Wert der mathematischen Untersuchungen, sondern beweist nur, daß der mathematische Befund durch den biologischen gestützt werden muß.

Aufgabe: Für das Beispiel der Feuerbohnen (Aufg. 1, S. 7) ist L zu bestimmen.

Lösung: $L = 1{,}4.$

§ 42. Abweichungen von der Gaußschen Verteilungskurve.

In welcher Weise geringere Abweichungen von der Gaußschen Verteilungskurve zu deuten sind, hatten wir im vorigen Paragraphen gesehen. Nunmehr sollen nur starke Abweichungen kurz in Betracht gezogen werden.

Zunächst kann eine gegebene Verteilung dadurch von der Gaußschen abweichen, daß das Material Erbunterschiede aufweist oder eine sonstige Zusammensetzung mit verschiedenen Komponenten vorliegt. Im einfachsten Falle, bei dem zwei verschiedene Bestandteile vorhanden sind, gelten die Untersuchungen des § 37. Wenn man vermutet, daß eine Verteilung durch Addition zweier Gaußkurven entstanden ist, so bietet die Arbeit von Linders (§ 37), auf die hier verwiesen werden muß, die Möglichkeit, sie zu bestimmen.

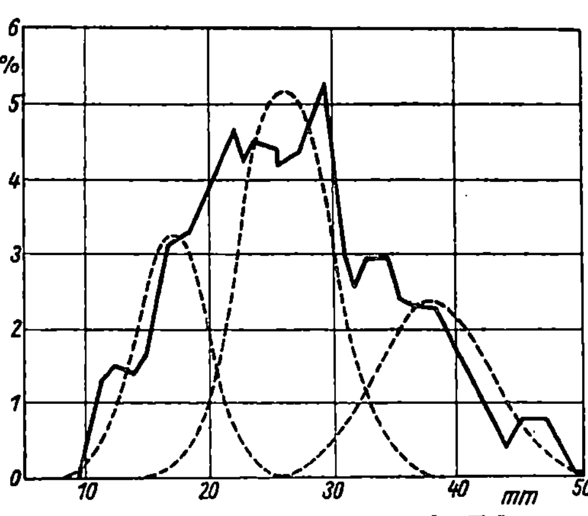

Abb. 45. Zerlegung der Verteilungskurve des Krümmungsradius des Haares in drei Gaußsche Kurven.

Wenn es auf eine besonders genaue Bestimmung der Gaußschen Komponenten nicht ankommt, kann man durch Probieren zum Ziele kommen. Dabei werden biologische Anhaltspunkte von Nutzen sein.

Für die angenäherte Zerlegung einer Verteilungskurve in drei Gaußkurven hat Kettler ein schönes Beispiel angegeben (Abb. 45), das die prozentualen Häufigkeiten für den Krümmungsradius des Haares (in Millimeter) betrifft.

Verteilungen mit mehreren Gipfeln deuten meist auf zusammengesetztes Material hin. Ein Beispiel bilden die männlichen Ohrwürmer auf den Farneinseln bei Northumberland, von denen 582 hinsichtlich ihrer Scherenlänge folgende Verteilung zeigten:

Scherenlänge in mm	3	3,5	4	4,5	5	5,5	6	6,5	7	7,5	8	8,5	9
Anzahl	64	125	52	7	12	24	42	42	90	68	44	8	6

Hier liegt ohne Zweifel ein Kombinationsfall vor. Wir wissen aber aus § 37, daß mehrere Gipfel durchaus nicht immer vorhanden sein müssen, wenn ein Kombinationsfall vorliegt.

Eine Verteilung, die kein Kombinationsfall ist, kann trotzdem stark von der Gaußschen Verteilung abweichen. Hierfür hat schon Johannsen ein treffendes Beispiel angegeben. 1000 braune Bohnen, die unter gleichen

Erb- und Umweltbedingungen gezüchtet waren, zeigten hinsichtlich ihrer Länge in Millimeter folgende Verteilung:

Länge	10	10,5	11	11,5	12	12,5	13	13,5	14	14,5	15	15,5	16	16,5	17
Anzahl	1	3	6	8	17	30	68		145	206	246	175	77	16	2

Die oberen Zahlen sind die Klassengrenzen. Der Mittelwert ist $m = 14{,}429$, die Streuung $\sigma = 0{,}911$. Das Maximum und der Mittelwert sind stark nach rechts verschoben. Die Verteilungskurve ist ausgesprochen schief und trotzdem liegen keine erbbiologischen Gründe für die Schiefe vor. Man wird hier an eine Entstehungsursache ähnlich wie bei der Kapteynschen Verteilung denken. Eine Übereinstimmung mit dieser oder mit der Verteilung nach der Poissonschen Exponentialformel liegt aber nicht vor.

Schiefe Verteilungen sind in großer Zahl bekannt. Wir hatten ja auch bei *Indigofera australis* eine solche vor uns. Man denkt sich solche Verteilungen meist nach Art der Kapteynschen entstanden. Genauere Untersuchungen über ihre Entstehung fehlen aber wohl durchgängig.

Zur *Beschreibung* einer schiefen Verteilung denkt man sich nach Fechner die Kurve im höchsten Punkte (Maximalwert) zerschnitten und betrachtet den linken und rechten Teil als Hälften von Gaußkurven[1] *(zweiseitige Gaußsche Verteilung)*.

Aufgabe : Man beschreibe die Verteilung für *Indigofera australis* als zweiseitige Gaußsche Verteilung.

Lösung : Die Streuung ist links $\sigma_l = 1{,}95$ und rechts $\sigma_r = 0{,}7$.

§ 43. Statistische Prüfung von Erbgängen.

Mendel kreuzte eine gelbkörnige mit einer grünkernigen Erbsenrasse, wobei gelb über grün dominierte. Nach der Theorie (Dominanzregel) muß in der zweiten Generation das Spaltungsverhältnis für gelb : grün gleich $3 : 1$ sein. Mendel erhielt in dieser Generation 8023 Samen, von denen 6022 gelb und 2001 grün waren. Annähernd ist das zu erwartende Spaltungsverhältnis eingetroffen. Es fragt sich aber, ob diese Annäherung ausreichend ist, um als Bestätigung für das theoretisch zu erwartende Verhältnis zu gelten.

Denkt man sich zur Beantwortung der Frage aus einer Urne mit gelben und grünen Kugeln mit den Wahrscheinlichkeiten $w_1 = \frac{3}{4}$ und $w_2 = \frac{1}{4}$ 8023 Ziehungen ausgeführt, so ist $m_B = n w_1 = 8023 \cdot \frac{3}{4} = 6017{,}2$ die zu erwartende Anzahl der gelben und $\frac{1}{4} \cdot 8023 = 2005{,}8$ die zu erwartende Anzahl der grünen Kugeln. Wir haben es mit einer Bernoullischen Verteilung zu tun. Die Bernoullische Streuung ist

$$\sigma_B = \sqrt{n w_1 w_2} = \sqrt{8023 \cdot \frac{3}{4} \cdot \frac{1}{4}} = 39.$$

---

[1] Eine andere Zerschneidung benutzt H. Günther, vgl. S_3, S. 58.

Das ist also die zu erwartende Streuung. Demgegenüber ist die beobachtete Abweichung $+$ 4,8 bzw. $-$ 4,8. Der Versuch ist daher eine gute Bestätigung der Theorie. Die beobachteten Abweichungen sind als zufällige zu bezeichnen.

Für die Spaltung von Farbfaktoren in den Asci von *Bombardia viridis* $\times$ *rubiginosa* wurde das Verhältnis 1 : 2 theoretisch erwartet.[1]) Die Zählung von 8204 Asci lieferte das Verhältnis 2958 : 5246. Die Frage lautet wieder: Ist dieses Ergebnis eine Bestätigung der Theorie? Im vorliegenden Falle ist $w_1 = \frac{1}{3}$, $w_2 = \frac{2}{3}$ zu setzen. Die Bernoullische Streuung wird

$$\sigma_B = \sqrt{8204 \cdot \frac{1}{3} \cdot \frac{2}{3}} = 42,7.$$

Die zu erwartenden Zahlen sind $\frac{8204}{3} = 2735$ und $\frac{2 \cdot 8204}{3} = 5469$. Die Abweichungen vom Bernoullischen Mittel betragen $+$ 223 bzw. $-$ 223. Sie sind dem Betrage nach größer als $3\sigma_B$. Die Erwartung des Spaltungsverhältnisses 1 : 2 ist daher nicht berechtigt.

Die an diesen Beispielen erläuterte Verwendung der Bernoullischen Streuung zur Nachprüfung theoretischer Vermutungen an Hand eines statistischen Materials heißt das *Mittelwertskriterium.*

Die beiden Beispiele sind charakteristisch für die Arbeitsmethode, die der Biologe einzuschlagen hat, wenn er die Gültigkeit eines Vererbungsgesetzes an einem vorliegenden Objekt nachweisen will. Es kommt nur darauf an, daß er für seine Untersuchung eine genügend große Anzahl von Exemplaren zur Verfügung hat. Der Vererbungsforscher wird deshalb solche Objekte seiner Untersuchung zugrunde legen, von denen er eine große Anzahl in möglichst kurzer Zeit züchten kann. Dem Botaniker, Zoologen oder Landwirt wird die Wahl seiner Objekte nicht schwer fallen. Weit schwieriger dagegen ist die Untersuchung menschlicher Erbeigenschaften, da hier eine exakte planmäßige Züchtung an sich unmöglich ist und, selbst wenn sie möglich wäre, die dafür notwendigen Zeiträume viel zu groß sein würden, als daß der Forscher, der sie begonnen hat, das Resultat noch erleben könnte.

Für die Erforschung menschlicher Erbeigenschaften sind deshalb kompliziertere Methoden notwendig. Wir behandeln zunächst die Lenz-Weinbergsche *Geschwistermethode.* Man vermutet etwa, daß ein Merkmal, z. B. eine Krankheit, rezessiv erblich ist und der Mendelschen Spaltungsregel genügt. Es wird eine Anzahl Krankheitsträger ermittelt. Deren Eltern seien sämtlich gesund. Sie sind dann, wenn die Vermutung richtig ist, beide Heterozygote, also vom Typus $(A\,a)$, wobei a die rezessive Erbkrankheit bedeutet. Wir wissen, daß die Kinder solcher Eltern vom Typus $(A\,A)$ oder $(A\,a)$ oder $(a\,a)$ sind. Die beiden ersten Typen sind gesund, während $(a\,a)$ ein Krankheitsträger ist. Es sind nach der Dominanzregel

---

1) H. Zickler, Genetische Untersuchungen an einem heterothallischen Askomyzeten. Planta Bd. 22, H. 5, 1934.

die Wahrscheinlichkeiten der gesunden bzw. kranken Kinder $\frac{3}{4}$ bzw. $\frac{1}{4}$. Da die Kinderzahl einer menschlichen Familie im Sinne der Wahrscheinlichkeitsrechnung immer klein ist, kann man nicht erwarten, daß diese Wahrscheinlichkeiten an den Kindern einer Familie bereits zutage treten. Die Frage ist nun folgende:

Man hat eine Anzahl Familien mit gesunden Eltern und mindestens einem kranken Kind ermittelt. Man kennt für jede Familie die gesamte Kinderzahl und die Zahl der kranken Kinder. Kann man aus diesen Daten ablesen, ob das Verhalten der Krankheit der Vermutung entspricht?

Zur Beantwortung dieser Frage denkt man sich die Kinderzahl jeder Familie durch „leere" gesunde Geschwisterreihen ergänzt. Wenn z. B. eine Familie nur ein Kind aufweist und dieses krank ist, so würden auf diese Familie drei Familien mit je einem gesunden Kind kommen, wenn die Vermutung richtig ist. Diese drei gesunden Kinder werden der Familie mit dem kranken Kind hinzugefügt. Wir fragen jetzt allgemein, wieviel gesunde Kinder einer Familie durchschnittlich hinzuzufügen sind, wenn n Kinder vorhanden sind und mindestens eins davon krank ist, und wenn die Vermutung des Spaltungsverhältnisses $3:1$ richtig ist. Für das Auftreten einer Familie mit x kranken Kindern unter n Kindern ist nun die Wahrscheinlichkeit gleich

$$\binom{n}{x}\left(\frac{1}{4}\right)^{x}\left(\frac{3}{4}\right)^{n-x}$$

Es ist also für eine Familie von n Kindern,

von denen	n	$n-1$	$n-2$	$\cdots$	x	$\cdots$	1 krank sind,
die Wahrscheinlichkeit	$\binom{n}{0}\left(\frac{1}{4}\right)^{n}\left(\frac{3}{4}\right)^{0}$	$\binom{n}{1}\left(\frac{1}{4}\right)^{n-1}\left(\frac{3}{4}\right)^{1}$	$\binom{n}{2}\left(\frac{1}{4}\right)^{n-2}\left(\frac{3}{4}\right)^{2}$	$\cdots$	$\binom{n}{x}\left(\frac{1}{4}\right)^{x}\left(\frac{3}{4}\right)^{n-x}$	$\cdots$	$\binom{n}{n-1}\frac{1}{4}\cdot\left(\frac{3}{4}\right)^{n-1}$

Der gemeinsame Nenner in diesen Wahrscheinlichkeiten ist 4^{n}. Betrachten wir also 4^{n} Familien mit je n Kindern, so werden erwartungsgemäß

	n	$n-1$	$n-2$ $\cdots$ x	$\cdots$	1	krank sein
in	1	$\binom{n}{1}3$	$\binom{n}{2}3^{2}\cdots\binom{n}{x}3^{n-x}\cdots$		$\binom{n}{n-1}3^{n-1}$	Familien.

Insgesamt haben wir also

$$\sum_{\lambda=0}^{n-1}\binom{n}{\lambda}3^{\lambda}=4^{n}-\binom{n}{n}3^{n}$$

Familien mit mindestens einem kranken Kind unter 4^{n} Familien. Die zugehörige Zahl der Familien mit nur gesunden Kindern ist $\binom{n}{n}3^{n}=3^{n}$. Da jede Familie n Kinder aufweist, sind in diesen Familien insgesamt $3^{n}\cdot n$ gesunde Kinder. Diese werden den Familien mit kranken Kindern zu gleichen Teilen hinzugefügt. *Es wird also jeder Familie mit mindestens einem (kranken) Merkmalsträger unter n Kindern die „leere Geschwisterzahl"*

$$l_n = \frac{3^n \cdot n}{4^n - 3^n}$$

hinzugefügt. Hat man dann k Familien mit bzw. $n_1, n_2, \ldots, n_k$ Kindern, von denen $x_1, x_2, \ldots, x_k$ Merkmalsträger (krank) sind, und ist die Vermutung über das Spaltungsverhältnis richtig, so muß

$$\frac{\sum_{i=1}^{k} x_i}{\sum_{i=1}^{k} (n_i + l_{n_i})} = \frac{1}{4}$$

werden.

Die Zahlen l_n hängen nur von n ab. Man findet z. B. für $n = 1$ (Einkindehen) $l_1 = 3$, für $n = 2$

$$l_2 = \frac{18}{7} = 2,571.$$

Bis $n = 10$ haben die l_n die in nebenstehender Tabelle angegebenen Werte.

n	l_n
1	3,000
2	2,571
3	2,189
4	1,851
5	1,556
6	1,299
7	1,078
8	0,890
9	0,731
10	0,597

Je größer n wird, um so sicherer wird $\frac{x}{n}$ das richtige Spaltungsverhältnis angeben, um so kleiner wird daher auch l_n werden müssen. In der Tat ist

$$\lim_{n \to \infty} l_n = \lim_{n \to \infty} \frac{3^n \cdot n}{4^n - 3^n} = 0.$$

Entsprechend wird $\dfrac{\sum x_i}{\sum n_i}$ um so genauer $\frac{1}{4}$ werden, je größer alle n_i sind.

Ein besonders gutes Beispiel für die Anwendung dieser Methode liefert das Material von Lundborg über Myoklonusepilepsie. Danach war:

Anzahl der Familien	Kinderzahl		Anzahl der kranken Kinder insgesamt	Leere Geschwisterreihen insgesamt
	je Familie	insgesamt		
1	1	1	1	3,000
1	4	4	2	1,851
1	5	5	2	1,556
3	6	18	7	$3,897 = 3 \cdot 1,299$
1	8	8	1	0,890
2	9	18	4	$1,462 = 2 \cdot 0,731$
		54	17	12,656

Somit wird
$$\frac{\sum x_i}{\sum (n_i + l_{n_i})} = \frac{17}{66,656} = \frac{1}{3,92} = 0,255.$$

Zur Berechnung des Fehlers wird die Gesamtzahl der Kinder einschließlich der leeren Geschwisterreihen, also 66,656, als Ziehungszahl für eine Bernoullische Verteilung mit den Wahrscheinlichkeiten $w_1 = \frac{1}{4}$, $w_2 = \frac{3}{4}$ angesehen. Die Bernoullische Streuung für eine Ziehung ist dann

$$\sigma'_B = \sqrt{\frac{3}{16 \cdot 66,656}} = \frac{1}{4\sqrt{22,219}} = \frac{1}{18,8} = 0,053.$$

Die Abweichung des Resultats 0,255 von dem theoretischen Werte 0,250 liegt also unterhalb σ_B'. Eine absolute Sicherheit ist jedoch nicht gegeben, weil es denkbar wäre, daß auch eine andere von vornherein zugrunde gelegte Vermutung über die Spaltung zu einem bejahenden Ergebnis führen könnte. Die Ableitung zeigt im übrigen, daß es sich um eine *Probandenmethode* handelt.

Von Bernstein stammt eine andere Methode zur Ermittelung menschlicher Erbeigenschaften. Die Wahrscheinlichkeit für einen Merkmalsträger sei p. Im Falle heterozygoter Eltern $(A\,a)$, $(A\,a)$ ist die Wahrscheinlichkeit für ein Kind vom Typus $(a\,a)$ also $p = \frac{1}{4}$. Für Familien mit je n Kindern bestehen dann folgende Möglichkeiten, wobei $q = 1 - p$:

Von den n Kindern sind Merkmalsträger	n	$n-1$	$n-2$	$\cdots$	1	0
Wahrscheinlichkeit einer solchen Familie	$\binom{n}{0}p^n q^0$	$\binom{n}{1}p^{n-1}q$	$\binom{n}{2}p^{n-2}q^2$	$\cdots$	$\binom{n}{n-1}pq^{n-1}$	$\binom{n}{n}p^0 q^n$

Wir betrachten nun Familien mit mindestens einem Merkmalsträger. Die letzte Spalte bleibt dann fort. Damit bleibt aber die Voraussetzung bestehen, *daß alle Familien einer Bevölkerung in Betracht gezogen werden.* Die Summe der Wahrscheinlichkeiten ist

$$\sum_{i=0}^{n-1} \binom{n}{i} p^{n-i}q^i = 1 - q^n.$$

Es ist also die Wahrscheinlichkeit für eine Familie mit mindestens einem Merkmalsträger gleich $1 - q^n$.

Wir bestimmen für diese Familien die mittlere (die zu erwartende) Zahl der Merkmalsträger. Der Mittelwert ist

$$m = \frac{1}{1 - q^n} \sum_{i=0}^{n-1} \binom{n}{i} p^{n-i}q^i (n - i).$$

Für die Streuung σ (mittlerer Fehler) wird

$$\sigma^2 = \frac{1}{1 - q^n} \sum_{i=0}^{n-1} \binom{n}{i} p^{n-i}q^i (n - i - m)^2.$$

150 Bestimmung der Ursachen von gegebenen biologischen Verteilungen

Beide Ausdrücke lassen sich wesentlich vereinfachen. Man hat

$$m = \frac{np}{1-q^n} \sum_{i=0}^{n-1} \binom{n-1}{i} p^{n-1-i} q^i = \frac{np}{1-q^n} (p+q)^{n-1} = \frac{np}{1-q^n}.$$

Für σ^2 gilt

$$(1-q^n)\,\sigma^2 = \sum_{i=0}^{n-1} \binom{n}{i} p^{n-i} q^i (n-i)^2 - \frac{2np}{1-q^n} \sum_{i=0}^{n-1} \binom{n}{i} p^{n-i} q^i (n-i)$$

$$+ \frac{n^2 p^2}{(1-q^n)^2} \sum_{i=0}^{n-1} \binom{n}{i} p^{n-i} q^i$$

$$= \sum_{i=0}^{n-1} \binom{n}{i} p^{n-i} q^i (n-i)^2 - \frac{n^2 p^2}{1-q^n}$$

$$= np \sum_{i=0}^{n-1} \binom{n-1}{i} p^{n-1-i} (n-i) - \frac{n^2 p^2}{1-q^n}$$

$$= np \left(\sum_{i=0}^{n-1} \binom{n-1}{i} p^{n-1-i} q^i (n-1-i) + \sum_{i=0}^{n-1} \binom{n-1}{i} p^{n-1-i} q^i \right) - \frac{n^2 p^2}{1-q^n}$$

$$= np\,(p\,(n-1)+1) - \frac{n^2 p^2}{1-q^n}$$

und

$$\sigma^2 = m\,(q - mq^n).$$

Damit wissen wir, *daß die zu erwartende Zahl der Merkmalsträger in einer n-Kinderehe mit mindestens einem Merkmalsträger*

$$m = \frac{np}{1-q^n}$$

und ihr mittleres Fehlerquadrat

$$\sigma^2 = m\,(q - mq^n)$$

ist, wenn p die Wahrscheinlichkeit eines Merkmalsträgers und $q = 1 - p$ ist.

Die folgende Tabelle gibt die Werte von m und σ^2 für $p = \frac{1}{4}$ und $p = \frac{1}{2}$:

Kinderzahl n	$p = \frac{1}{4}$		$p = \frac{1}{2}$	
	m	σ^2	m	σ^2
1	1,000	0,000	1,000	0,000
2	1,143	0,122	1,333	0,222
3	1,297	0,263	1,714	0,490
4	1,463	0,420	2,933	0,782
5	1,640	0,592	2,580	1,082
6	1,825	0,776	3,048	1,379
7	2,020	0,970	3,528	1,667
8	2,222	1,172	4,016	1,945
9	2,433	1,380	4,509	2,215
10	2,515	1,531	5,005	2,478

Angewendet auf das vorige Beispiel (Myoklonusepilepsie) erhält man

Kinderzahl n	Anzahl der beobachteten kranken Kinder	Erwartete Zahl der kranken Kinder m	Mittlere Fehlerquadrate
1	1	1,000	0,000
4	2	1,463	0,420
6	2	1,825	0,776
5	2	1,640	0,592
9	1	2,433	1,380
9	3	2,433	1,380
6	2	1,825	0,776
8	1	2,222	1,172
6	3	1,825	0,776
54	17	16,666	7,272 $\sqrt{7,272} = 2,697$

Die Differenz zwischen Beobachtung 17 und Erwartung 16,666 liegt bedeutend unter dem theoretischen Fehler 2,697.

Aufgaben: 1. Correns fand bei Maisbastarden für die Eigenschaften: glatte Körner 3184 Exemplare, runzlige Körner 1018 Körner. Ist dieses Ergebnis eine Bestätigung des erwarteten Spaltungsverhältnisses 3 : 1 ?

Lösung: Man findet für die Eigenschaft runzlig die relative Häufigkeit 0,242, die beobachtete Abweichung 0,008 und die theoretische Abweichung $\sigma_B = 0,0066$. Da die beobachtete Abweichung unterhalb $3\sigma_B$ liegt, ist die Frage mit ja zu beantworten.

2. 100 Individuen sollen theoretisch eine Spaltung im Verhältnis 3 : 1 zeigen. Welches ist die höchste zulässige absolute Differenz d zwischen den tatsächlichen Spaltungszahlen a, b ($a + b = 100$) und den theoretischen Zahlen, wenn jene Zahlen eine Bestätigung der Theorie sein sollen ?

Lösung: $d = \dfrac{15}{2} \sqrt{3}$.

3. Die Aufgabe 2. ist zu verallgemeinern. Die Zahl der Exemplare sei N, das Spaltungsverhältnis ϱ : 1.

Lösung: $d = \dfrac{1}{\varrho + 1} \sqrt{N\varrho}$.

4. Im Jahre 1932 waren in Preußen von $n_1 = 661\,425$ Lebendgeborenen 340 441 männlich und von $n_2 = 21\,503$ Totgeborenen 11 884 männlich. Ist der Unterschied ein zufälliger, durch die verschiedenen Umfänge bedingter, oder besteht ein innerer Zusammenhang ?

Lösung: Sind p_1 und p_2 die relativen Häufigkeiten für die männlichen Lebend- bzw. Totgeborenen, so ist $p = \dfrac{n_1\,p_1 + n_2\,p_2}{n_1 + n_2}$ die mittlere Wahrscheinlichkeit für einen männlichen Geborenen. Wird p als die wahre Häufigkeit angesehen, so werden

$$\sigma_1 = \sqrt{\frac{p\,q}{n_1}}, \qquad \sigma_2 = \sqrt{\frac{p\,q}{n_2}}$$

die mittleren Abweichungen der n_1 bzw. n_2 Beobachtungen von p. Die Streuung σ von $p_2 - p_1$ ist dann

$$\sigma = \sqrt{pq}\,\sqrt{\frac{1}{n_1} + \frac{1}{n_2}},$$

und man findet

$$p_2 - p_1 = 0,037\,96, \quad \sigma = 0,003\,46,$$

also $p_2 - p_1 > 3\sigma$. Die Abweichungen sind keine zufälligen. (Methode zum *Vergleich verschiedener Häufigkeiten* für dasselbe Ereignis.)

5. Abänderung der Aufg. 4.: Angenommen, die beobachteten relativen Häufigkeiten p_1 und p_2 wären die wahren (voneinander verschiedenen) relativen Häufigkeiten. Ist es denkbar, daß durch zufällige Störungen bei wiederholten Erhebungen die Differenz $p_2 - p_1$ verschwinden kann?

Lösung: Die Streuungen von p_1 und p_2 sind

$$\sigma_1 = \sqrt{\frac{p_1 q_1}{n_1}}, \qquad \sigma_2 = \sqrt{\frac{p_2 q_2}{n_2}},$$

und die Streuung von $p_2 - p_1$ wird

$$\sigma = \sqrt{\frac{p_1 q_1}{n_1} + \frac{p_2 q_2}{n_2}}.$$

Im Beispiel ist $\sigma = 0,0033$, also $p_2 - p_1 > 3\sigma$. Ein zufälliger Ausgleich der Differenz ist nicht zu erwarten.

6. 31 Familien mit gesunden Eltern in einer Bevölkerungsgruppe hatten tuberkulöse Kinder (über 3 und unter 20 Jahren alt) entsprechend der folgenden Verteilung:

Zahl der Kinder je Familie	1	2	3	4	5	6	7
Anzahl der Familien	8	7	3	8	3	1	1
Zahl der tuberkulösen Kinder	8	7	3	12	5	1	3

Es ist festzustellen, ob hier ein rezessiver Erbgang vorliegt, also die Eltern alle vom Typus $(A\,a)$ sind (A über a dominant, $a =$ Anlage zur Tuberkulose).

Lösung: Nach der Methode von Bernstein ergibt sich als erwartete Zahl der tuberkulösen Kinder 40,36, als beobachteter Fehler 1,36 und als dreifacher theoretischer Fehler 8,7.

Sechster Abschnitt.

Abhängigkeit zweier Merkmale voneinander (Korrelationen).

Von besonderer Bedeutung für die Biologie ist die Feststellung, ob zwei Merkmale voneinander abhängig sind. Man wird es z. B. als selbstverständlich annehmen, daß ein größerer Mensch *im allgemeinen* ein größeres Gewicht haben wird als ein kleinerer Mensch. Größe und Gewicht eines Menschen sind also voneinander abhängig, jedoch handelt es sich offenbar nicht um eine Abhängigkeit im Sinne einer eindeutigen mathematischen Funktion. Bei einer solchen wird einem bestimmten Werte einer Variablen x ein ganz bestimmter Wert einer von dieser abhängigen Variablen y zugeordnet. Z. B. wird dem Werte $x = 2$ vermöge der Funktion $y = x^2$ der Wert $y = 4$ zugeordnet. In einem solchen Verhältnis stehen offenbar Größe und Gewicht eines Menschen nicht zueinander. Denn es wird Menschen geben, deren Größe dieselbe ist, deren Gewichte aber in gewissen Grenzen jeden Wert haben. Die Abhängigkeit ist daher auch nicht eine Beziehung nach Art einer mehrdeutigen oder selbst unendlich vieldeutigen mathematischen Funktion. Trotzdem besteht ohne Zweifel eine Abhängigkeit, und es ist nun unsere Aufgabe, die Art einer solchen Abhängigkeit, die man eine *stochastische* oder (in engerem Sinne) eine *Korrelation* nennt, zu untersuchen und durch exakte mathematische Aussagen zu beschreiben.

§ 44. Beispiele für Korrelationen.

Ein Beispiel für eine Korrelation hatten wir bereits kennengelernt (§ 7). 224 Haferkörner wurden auf ihr Gewicht und ihren Fettgehalt hin untersucht, und man fand

Gewicht in mg	Fettgehalt in %							
	4,75	5,25	5,75	6,25	6,75	7,25	7,75	8,25
32,5	—	—	—	—	8	2	1	—
37,5	—	1	6	22	33	10	2	1
42,5	1	2	10	48	37	8	1	—
47,5	—	1	12	11	2	—	—	—
52,5	—	2	1	1	—	—	—	—
57,5	—	—	1	—	—	—	—	—

Die Zahlen in dieser Korrelationstabelle geben die Anzahlen der gefundenen Haferkörner an, welche das linksstehende Gewicht und den obenstehenden Fettgehalt aufweisen. In den Abb. 11 und 12 war dieses Ergebnis räumlich dargestellt worden. Da aber die räumlichen Darstellungen immer Zeit in Anspruch nehmen, sei hier die folgende Art der geometrischen Veranschaulichung empfohlen. Man zeichnet in der Korrelationstabelle an die Stelle der Häufigkeiten Kreise, deren *Flächen* den Häufigkeiten (deren

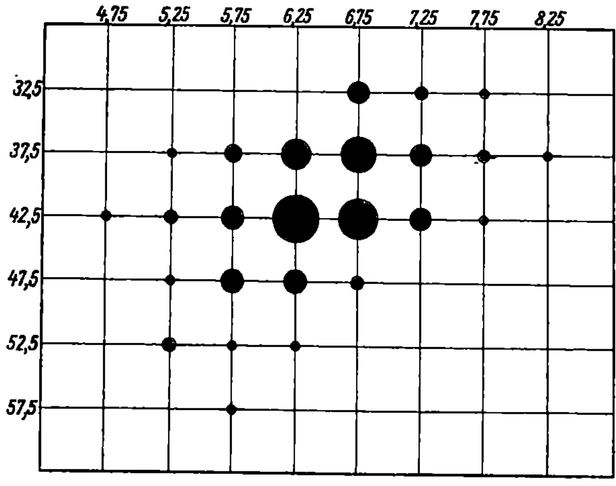

Abb. 46. Negative Korrelation
zwischen Gewicht und Fettgehalt von Haferkörnern.

Radien also den Wurzeln der Häufigkeiten) proportional sind. Die Wurzeln lassen sich mit Hilfe des Rechenstabes oder einer Tafel in der für die Zeichnung genügenden geringeren Genauigkeit schnell bestimmen (Abb. 46). Man erkennt, daß im allgemeinen mit wachsendem Gewicht der Fettgehalt abnimmt. Es besteht eine Korrelation.

Die beiden Merkmale Gewicht und Fettgehalt sind stetige Veränderliche. Zur Aufstellung der obigen Tabelle wurden daher für *beide* Merkmale Klasseneinteilungen vorgenommen, ebenso wie dies bisher bei Verteilungen mit *einem* stetigen Merkmal geschah. Bei unstetigen Merkmalen ist eine Klasseneinteilung von vornherein überflüssig. Schließlich kann auch ein Merkmal eine unstetige, das andere eine stetige Variable sein. Ein beliebtes Beispiel für eine Korrelation zwischen zwei unstetigen Merkmalen ist die Korrelation zwischen der Zahl der Blütenstengel und der Zahl der Blumenblätter der *Trientalis europaea.*

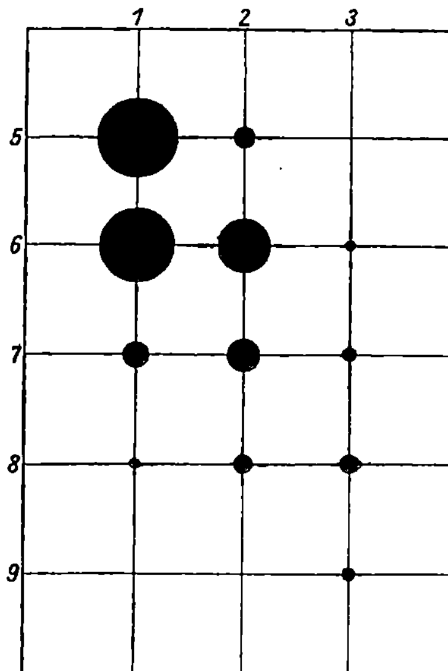

Abb. 47. Positive Korrelation zwischen der Zahl der Blumenblätter und der Blütenstengel von *Trientalis europaea.*

Zahl der Blumen- blätter	Zahl der Blütenstengel		
	$y_1 = 1$	$y_2 = 2$	$y_3 = 3$
$x_1 = 5$	119	6	—
$x_2 = 6$	103	51	1
$x_3 = 7$	10	16	2
$x_4 = 8$	1	5	5
$x_5 = 9$	—	—	2

Man erkennt, daß y im allgemeinen mit x abnimmt (Abb. 47).

Die größte Kopflänge und -breite von 2037 Schweden im Alter von 20—22 Jahren aus dem Regierungsbezirk Kalmar zeigt nach Linders[1] folgende Verteilung:

Länge x_i in mm	Breite y_k in mm							
	132	137	142	147	152	157	162	167
167	—	—	1	—	—	—	—	—
172	—	—	1	—	1	—	—	—
177	—	1	5	7	6	4	1	—
182	1	4	24	64	38	20	1	—
187	1	14	65	145	125	48	8	2
192	—	5	81	206	207	83	17	3
197	—	6	42	163	194	94	13	3
202	—	1	9	57	88	66	18	8
207	—	—	4	17	25	21	4	1
212	—	—	1	1	4	4	3	—
217	—	—	—	—	—	1	—	—

Allgemein wollen wir die Varianten der beiden Merkmale mit $x_1, x_2, \ldots, x_r$ und $y_1, y_2, \ldots, y_s$ bezeichnen. Die Häufigkeit, welche dem Merkmalspaar (x_i, y_k) zukommt, sei z_{ik}. Dann hat eine Korrelationstabelle folgendes Aussehen:

	y_1	y_2	y_3	$\cdots$	y_k	$\cdots$	y_s	
x_1	z_{11}	z_{12}	z_{13}	$\cdots$	z_{1k}	$\cdots$	z_{1s}	
x_2	z_{21}	z_{22}	z_{23}	$\cdots$	z_{2k}	$\cdots$	z_{2s}	
x_3	z_{31}	z_{32}	z_{33}	$\cdots$	z_{3k}	$\cdots$	z_{3s}	(1)
$\vdots$								
x_i	z_{i1}	z_{i2}	z_{i3}	$\cdots$	z_{ik}	$\cdots$	z_{is}	
$\vdots$								
x_r	z_{r1}	z_{r2}	z_{r3}	$\cdots$	z_{rk}	$\cdots$	z_{rs}	

Hält man x_i fest, betrachtet man also die Häufigkeiten z_{ik} bei festem i, so erhält man eine Verteilung hinsichtlich der Varianten $y_1, y_2, \ldots, y_s$, denen die Häufigkeiten $z_{i1}, z_{i2}, \ldots, z_{is}$ entsprechen. Es ist dies eine Verteilung von der Art, wie sie bisher immer vorlag. Z. B. erhalten wir aus der letzten Korrelationstabelle für eine Kopflänge von 202 mm hinsichtlich der Kopfbreite die Verteilung

Breite	132	137	142	147	152	157	162	167
Häufigkeit	0	1	9	57	88	66	18	8

Ganz entsprechend ergibt sich bei festem y_k eine Verteilung hinsichtlich der einzigen Variablen x. Im ersten Falle sind die Häufigkeiten durch die

---

1) Linders, Zur Kenntnis der Kopfmaße in Schweden. Medderlande Fran Lunds Astronomiska Observatorium, Ser. II. Nr. 50a, 1927.

Zahlen der i-ten Zeile, im zweiten Falle durch die Zahlen der k-ten Spalte gegeben. Im ganzen erhalten wir auf diese Weise $r + s$ Verteilungen hinsichtlich eines Merkmals.

Auf diese Verteilungen, welche durch eine Zeile oder Spalte gegeben sind, lassen sich alle bisherigen statistischen Betrachtungen anwenden. Insbesondere werden im folgenden die Mittelwerte dieser $r + s$ Verteilungen eine Rolle spielen. Wir bezeichnen den zur i-ten Zeile gehörenden Mittelwert mit m_{x_i}, den zur k-ten Spalte gehörenden mit m_{y_k}. Zur Berechnung dieser Größen braucht man auch die Umfänge der Verteilungen, welche durch die einzelnen Zeilen und Spalten gegeben sind. Sie werden mit n_{x_i} bzw. n_{y_k} bezeichnet. Für unser zweites Beispiel, das wir wegen seiner zahlenmäßigen Einfachheit besonders heranziehen wollen, berechnet man folgende Werte:

	$y_1 = 1$	$y_2 = 2$	$y_3 = 3$	n_{x_i}	m_{x_i}
$x_1 = 5$	119	6	—	125	1,05
$x_2 = 6$	103	51	1	155	1,34
$x_3 = 7$	10	16	2	28	1,71
$x_4 = 8$	1	5	5	11	2,36
$x_5 = 9$	—	—	2	2	3,00
n_{y_k}	233	78	10	$n = 321$	
m_{y_k}	5,55	6,26	7,80		

Man sieht jetzt genauer, daß mit wachsenden x_i die Mittelwerte m_{x_i} der Zeilen wachsen und mit wachsenden y_k auch die Mittelwerte m_{y_k} der Spalten wachsen.

Für die allgemeine Korrelationstabelle (1) gilt

$$n_{x_i} = \sum_{k=1}^{s} z_{ik}, \qquad n_{y_k} = \sum_{i=1}^{r} z_{ik}.$$

Für den Gesamtumfang n hat man

$$n = \sum_{i=1}^{r} n_{x_i} = \sum_{k=1}^{s} n_{y_k}.$$

Ferner ist $\qquad m_{x_i} = \dfrac{1}{n_{x_i}} \sum_{k=1}^{s} z_{ik} y_k, \qquad m_{y_k} = \dfrac{1}{n_{y_k}} \sum_{i=1}^{r} z_{ik} x_i.$

Die Zahlen n_{x_i} bzw. n_{y_k} bezeichnen wir kurz als die *Summenreihen*. Die Zahlen n_{x_i} geben die Häufigkeiten der Varianten x_i *ohne* Rücksicht auf die y_k an. Entsprechend sind die Zahlen n_{y_k} die Häufigkeiten der Varianten

y_k ohne Rücksicht auf die x_i. Diese beiden Summenreihen sind also wieder Verteilungen im Sinne einer Variablen, nämlich

$$\begin{pmatrix} x_1 & x_2 & \ldots & x_r \\ n_{x_1} & n_{x_2} & \ldots & n_{x_r} \end{pmatrix}$$

bzw.
$$\begin{pmatrix} y_1 & y_2 & \ldots & y_s \\ n_{y_1} & n_{y_2} & \ldots & n_{y_s} \end{pmatrix}.$$

Auf diese beiden Verteilungen lassen sich wieder die früheren statistischen Methoden anwenden. Insbesondere ist

$$X = \frac{1}{n} \sum_{i=1}^{r} n_{x_i} \cdot x_i = \frac{1}{n} \sum_{i=1}^{r} \sum_{k=1}^{s} z_{ik} \cdot x_i$$

der *Mittelwert* aller x_i und

$$Y = \frac{1}{n} \sum_{k=1}^{s} n_{y_k} \cdot y_k = \frac{1}{n} \sum_{k=1}^{s} \sum_{i=1}^{r} z_{ik} \cdot y_k$$

der Mittelwert aller y_k. Die *Streuungen* dieser beiden Verteilungen bezeichnen wir mit σ_x und σ_y. Dann gilt

$$\sigma_x^2 = \frac{1}{n} \sum_{i=1}^{r} n_{x_i} (x_i - X)^2 = \frac{1}{n} \sum_{i=1}^{r} \sum_{k=1}^{s} z_{ik} (x_i - X)^2,$$

$$\sigma_y^2 = \frac{1}{n} \sum_{k=1}^{s} n_{y_k} (y_k - Y)^2 = \frac{1}{n} \sum_{k=1}^{s} \sum_{i=1}^{r} z_{ik} (y_k - Y)^2.$$

Die Berechnung der Größen m_{x_i}, m_{y_k}, X, Y, σ_x, σ_y geschieht, soweit als notwendig, nach den früher beschriebenen Summenverfahren.

A u f g a b e : Man stelle die Tabelle von L i n d e r s S. 155 nach Art der Abb. 46 graphisch dar und bestimme die m_{x_i} und die m_{y_k} nach dem Summenverfahren.

§ 45. Der Korrelationskoeffizient.

Für eine etwa bestehende Abhängigkeit der Werte zweier Merkmale voneinander soll jetzt ein geeignetes Maß eingeführt werden. Das kann auf verschiedene Weise geschehen je nach den Eigenschaften, die man von dem gesuchten Maß fordert. Wir wollen es in der folgenden, durchaus naheliegenden Weise charakterisieren.

Zunächst wird das gesuchte *Maß* $\varkappa$, das als *Korrelationskoeffizient* bezeichnet wird, vorteilhafterweise *Null* sein müssen, wenn eine Abhängigkeit der beiden Merkmale nicht vorhanden ist. Nun ist aber der Begriff der Abhängigkeit ganz unklar und soll durch das gesuchte Maß $\varkappa$ ja erst präzisiert werden. Wir werden aber sicher sagen können, daß eine Abhängigkeit *nicht* besteht, wenn folgender Tatbestand erfüllt ist: Es möge eine horizontale und eine vertikale Gerade geben, die wir mit g' bzw. g'' bezeichnen, und welche die Korrelationstabelle in vier symmetrische Quadranten zerlegen. Das heißt, zu jedem Individuum J mögen stets zwei Individuen vorhanden sein, deren Stellungen J' und J'' in der Tabelle die Spiegelbilder von J an den beiden Geraden g' und g'' sind; z. B.

$$
\begin{array}{c|ccc}
 & -1 & 0 & +1 \\
\hline
-1 & 0 & 1 & 0 \\
0 & \cdots 2 \cdots & 4 & \cdots 2 \cdots\; g' \\
+1 & 0 & 1 & 0 \\
 & & g'' &
\end{array}
$$

Den beiden Individuen mit den Maßen $0, -1$ entsprechen hier z. B. die beiden Individuen mit den Maßen $0, +1$, deren Stellungen die Spiegelbilder an g'' sind. Offenbar gehen im allgemeinen symmetrischen Falle die beiden Geraden g' und g'' durch den Punkt (X, Y), also durch den Punkt, dessen Koordinaten die Mittelwerte der x_i bzw. der y_k sind. Im Beispiel ist $X = 0$, $Y = 0$.

In jedem Falle, also insbesondere wenn keine Symmetrie vorliegt, bezeichnen wir die horizontale und die vertikale Gerade durch X, Y wieder mit g' und g''. Von den vier Quadranten, in die die Korrelationstabelle durch g' und g'' zerlegt wird, bezeichnen wir die Quadranten links oben und rechts unten als positiv, die beiden anderen als negativ, entsprechend dem Schema:

$$
\begin{array}{c|c}
+ & - \\
\hline
- & + \;\; g'\\
\end{array}
$$
$$g''$$

Wenn jetzt y_k mit x_k im allgemeinen wächst, werden die meisten Individuen den positiven Quadranten, wenn aber y_k mit wachsendem x_k im allgemeinen abnimmt, den negativen Quadranten angehören. Diese wiederum unklaren Verhältnisse präzisieren wir durch folgende Forderungen: Jedes Individuum liefere zu $\varkappa$ einen positiven oder negativen additiven Beitrag, je nachdem es einem positiven oder negativen Quadranten angehört. Liegt die Stellung eines Individuums auf g' oder g'', so sei der Beitrag Null.

Der Beitrag wird weiter verschieden groß ausfallen müssen. Eine geringe Abweichung der Stellung des Individuums von g' oder g'' wird weniger zu bewerten sein als eine größere. Im Einklang mit den bisherigen Forderungen wollen wir daher verlangen, daß der absolute Betrag des Beitrages dem Produkt der Entfernungen des Individuums von g' und g'' proportional sei. Nun sind die absoluten Entfernungen des Individuums x_i, y_k von g' bzw. g'' gleich

$$| y_k - Y |, \quad | x_i - X |.$$

Der Beitrag von x_i, y_k ist also proportional

$$(x_i - X)(y_k - Y),$$

und zwar in Übereinstimmung mit der Vorzeichenforderung, wenn der Proportionalitätsfaktor positiv ist. Abgesehen von dem Proportionalitätsfaktor ist somit $\varkappa$ gegeben durch

$$\sum_{i=1}^{r} \sum_{k=1}^{s} z_{ik}(x_i - X)(y_k - Y),$$

weil jedes einzelne der z_{ik} Individuen (x_i, y_k) jenen Beitrag liefern soll. Im Falle der völligen Symmetrie wird jetzt auch sicher $\varkappa = 0$.

Der somit gewonnene Ausdruck besitzt noch einige Unvollkommenheiten, die durch geeignete Wahl des Proportionalitätsfaktors ausgeglichen werden. Wird erstens der Umfang der Verteilung für alle x_i, y_k proportional vermehrt oder vermindert, ohne daß im übrigen etwas geändert wird, so ändert sich trotzdem dieser Ausdruck. Alle z_{ik} werden ja dann mit demselben Faktor multipliziert. Um den Ausdruck gegenüber Umfangsänderungen invariant zu machen, dividieren wir mit dem Gesamtumfang

$n = \sum\limits_{i=1}^{r} \sum\limits_{k=1}^{s} z_{ik}$. Zweitens haben wir die Entfernungen der Punkte x_i, y_k von den Geraden g' und g'' in den Einheiten gemessen, die für die x_i bzw. die y_k gelten. Das ist nicht angebracht, weil mit einer Änderung dieser Einheiten, die für das Maß der Abhängigkeit ohne Belang sein müßte, doch eine Änderung unseres Ausdrucks eintritt. Um also den Ausdruck gegenüber solchen Maßstabsänderungen invariant zu machen, werden wir jene Entfernungen am besten in den Einheiten σ_x bzw. σ_y ausdrücken, d. h. wir werden den Ausdruck durch σ_x und σ_y dividieren. Damit ist die folgende Definition nahegelegt:

Definition 29: *Unter dem Korrelationskoeffizienten verstehen wir den Wert*

$$\varkappa = \frac{\sum\limits_{i=1}^{r} \sum\limits_{k=1}^{s} z_{ik}(x_i - X)(y_k - Y)}{n \sigma_x \sigma_y}.$$

Beispiele:

1.

x_i \ y_k	-1	0	$+1$	nx_i	mx_i
-1	0	1	0	1	0
0	1	2	1	4	0
$+1$	0	1	0	1	0
ny_k	1	4	1	$n=6$	$X=0$
my_k	0	0	0	$Y=0$	$\varkappa=0$

2.

x_i \ y_k	-1	0	$+1$	nx_i	mx_i
-1	0	1	1	2	$\dfrac{1}{2}$
0	0	2	0	2	0
$+1$	1	1	0	2	$-\dfrac{1}{2}$
ny_k	1	4	1	$n=6$	$X=0$
my_k	1	0	-1	$Y=0$	$\varkappa=-\dfrac{1}{\sqrt{2}}$

3.

x_i \ y_k	-1	0	$+1$	nx_i	mx_i
-1	1	1	0	2	$-\dfrac{1}{2}$
0	0	2	0	2	0
$+1$	0	1	1	2	$\dfrac{1}{2}$
ny_k	1	4	1	$n=6$	$X=0$
my_k	-1	0	1	$Y=0$	$\varkappa=\dfrac{1}{\sqrt{2}}$

4.

x_i \ y_k	-1	0	$+1$	nx_i	mx_i
-1	2	0	0	2	-1
0	0	2	0	2	0
$+1$	0	0	2	2	$+1$
ny_k	2	2	2	$n=6$	$X=0$
my_k	-1	0	$+1$	$Y=0$	$\varkappa=1$

5.

x_i \ y_k	-1	0	$+1$	nx_i	mx_i
-1	0	0	2	2	1
0	0	2	0	2	0
$+1$	2	0	0	2	-1
ny_k	2	2	2	$n=6$	$X=0$
my_k	1	0	-1	$Y=0$	$\varkappa=-1$

Die Beispiele 4 und 5 sind Grenzfälle. Jedem x entspricht hier genau ein y und umgekehrt. Wir haben es mit einem funktionalen Zusammenhang zu tun. Man spricht auch, wenn $\varkappa = 1$ ist, von *vollständiger positiver Korrelation*, und wenn $\varkappa = -1$ ist, von vollständiger negativer Korrelation. Daß es sich hier um Grenzfälle handelt, folgt aus dem

Satz 50: *Der Korrelationskoeffizient $\varkappa$ ist eine Zahl zwischen -1 und $+1$ einschließlich der Grenzen.*

Beweis: Die Behauptung besagt, daß

$$\left(\sum_{i,k} z_{ik} (x_i - X)(y_k - Y) \right)^2 \leq n^2 \sigma_x^2 \sigma_y^2$$

ist. Nun ist

$$\sigma_x^2 = \frac{1}{n} \sum_{i,k} z_{ik} (x_i - X)^2, \qquad \sigma_y^2 = \frac{1}{n} \sum_{i,k} z_{ik} (y_k - Y)^2.$$

Wenn die Behauptung richtig ist, müßte also

$$\left(\sum_{i,k} z_{ik} (x_i - X)(y_k - Y) \right)^2 \leq \sum_{i,k} z_{ik} (x_i - X)^2 \sum_{i,k} z_{ik} (y_i - Y)^2$$

gelten. Mit Benutzung der Summationsbuchstaben λ, μ bzw. ϱ, σ an Stelle von i, k lautet diese Ungleichung

$$\sum_{\lambda,\mu} z_{\lambda\mu} (x_\lambda - X)(y_\mu - Y) \cdot \sum_{\varrho,\sigma} z_{\varrho\sigma}(x_\varrho - X)(y_\sigma - Y)$$
$$\leq \sum_{\lambda,\mu} z_{\lambda\mu} (x_\lambda - X)^2 \cdot \sum_{\varrho,\sigma} z_{\varrho\sigma}(y_\sigma - Y)^2.$$

Multipliziert man die Summen gliedweise miteinander, so folgt

$$\sum_{\lambda,\mu,\varrho,\sigma} z_{\lambda\mu} z_{\varrho\sigma} (x_\lambda - X)(x_\varrho - X)(y_\mu - Y)(y_\sigma - Y) \leq \sum_{\lambda,\mu,\varrho,\sigma} z_{\lambda\mu} z_{\varrho\sigma} (x_\lambda - X)^2 (y_\sigma - Y)^2.$$

Die rechte Seite bleibt ungeändert, wenn man λ mit ϱ und μ mit σ vertauscht. Es ist also auch

$$\sum_{\lambda,\mu,\varrho,\sigma} z_{\lambda\mu} z_{\varrho\sigma} (x_\lambda - X)(x_\varrho - X)(y_\mu - Y)(y_\sigma - Y) \leq \sum_{\lambda,\mu,\varrho,\sigma} z_{\varrho\sigma} z_{\lambda\mu} (x_\varrho - X)^2 (y_\mu - Y)^2.$$

Addiert man diese beiden Ungleichungen zueinander, was dasselbe bedeutet, als wenn man eine von ihnen mit 2 multipliziert, so wird

$$0 \leq \sum_{\lambda,\mu,\varrho,\sigma} z_{\lambda\mu} z_{\varrho\sigma} \Big\{ (x_\lambda - X)^2 (y_\sigma - Y)^2 - 2(x_\lambda - X)(x_\varrho - X)(y_\mu - Y)(y_\sigma - Y)$$
$$+ (x_\varrho - X)^2 (y_\mu - Y)^2 \Big\}$$

oder $\qquad 0 \leq \sum_{\lambda,\mu,\varrho,\sigma} z_{\lambda\mu} z_{\varrho\sigma} \Big\{ (x_\lambda - X)(y_\sigma - Y) - (x_\varrho - X)(y_\mu - Y) \Big\}^2.$

Diese Ungleichung ist aber richtig. Die Rechnung läßt sich auch rückwärts durchführen, und damit ist die Behauptung bewiesen.

Der *mittlere Fehler des Korrelationskoeffizienten* ist zu

$$f_\varkappa = \frac{1-\varkappa^2}{\sqrt{n}}$$

bestimmt worden. Der wahrscheinliche Fehler ist $0{,}6745\,f_k$. Das gilt jedoch nur, wenn lineare Regression (§ 49) und in den Zeilen und Spalten Gau ßsche Verteilung vorliegt.

Wenn für die beiden Merkmale nur zwei Klassen vorliegen, nimmt der Korrelationskoeffizient eine besonders einfache Gestalt an. Ohne Beschränkung der Allgemeinheit können wir in diesem Falle wegen der Invarianzeigenschaften des Korrelationskoeffizienten $x_1 = 0$, $x_2 = 1$, $y_1 = 0$, $y_2 = 1$ setzen. Die Häufigkeiten mögen jetzt mit a, b, c, d gemäß der folgenden Korrelationstabelle bezeichnet werden:

x_i \ y_k	0	1	nx_i	mx_i
0	a	b	$a+b$	$\dfrac{b}{a+b}$
1	c	d	$c+d$	$\dfrac{d}{a+b}$
ny_k	$a+c$	$b+d$	$n = a+b+c+d$	$X = \dfrac{c+d}{n}$
my_k	$\dfrac{c}{a+c}$	$\dfrac{d}{b+d}$	$Y = \dfrac{b+d}{n}$	

Der *Korrelationskoeffizient für die Vierklassentafel* wird

$$\varkappa = \frac{ad-bc}{\sqrt{(a+b)(c+d)(a+c)(b+d)}}\,.$$

Zum Beweis berechnen wir zunächst den Zähler von $\varkappa$:

$$\sum_{i,k} z_{ik}(x_i - X)(y_k - Y) = a\left(-\frac{c+d}{n}\right)\left(-\frac{b+d}{n}\right) + b\left(-\frac{c+d}{n}\right)\left(1-\frac{b+d}{n}\right)$$

$$+ c\left(1-\frac{c+d}{n}\right)\left(-\frac{b+d}{n}\right) + d\left(1-\frac{c+d}{n}\right)\left(1-\frac{b+d}{n}\right).$$

Wegen $n = a + b + c + d$ erhält man

$$\sum_{i,k} z_{ik}(x_i - X)(y_k - Y) = \frac{ad-bc}{n}\,.$$

Ferner findet man leicht

$$\sigma_x{}^2 = \frac{(a+b)(c+d)}{n^2}, \qquad \sigma_y{}^2 = \frac{(a+c)(b+d)}{n^2}$$

und damit den angegebenen Wert.

Beispiel: Nach einer polnischen Statistik von Martini ergaben sich für Heilung bzw. Tod an Flecktyphus von 1162 Ariern und Juden die folgenden Zahlen:

	Heilung (0)	Tod (1)
Arier (0)	370	80
Juden (1)	622	90

Der Korrelationskoeffizient ergibt sich zu

$$\varkappa = -\,0{,}071.$$

Sein mittlerer Fehler wird $\quad f_\varkappa = \pm\,0{,}03.$

Es besteht damit eine wenn auch sehr geringe Abhängigkeit zwischen der Sterblichkeit an Flecktyphus und den Rassen. Das Beispiel zeigt, daß die Varianten x_i, y_k hier willkürliche, lediglich der Unterscheidung dienende Bewertungen von Ereignissen sind.

Aufgabe: Von 59 Studenten waren

28 über 167 cm groß und hatten ein Gewicht über 65 kg,
7 über 167 cm „ „ „ „ „ unter 65 kg,
6 unter 167 cm „ „ „ „ „ über 65 kg,
18 unter 167 cm „ „ „ „ „ unter 65 kg.

Es ist der Korrelationskoeffizient $\varkappa$ zu bestimmen.

Lösung: $\varkappa = 0{,}55$.

§ 46. Praktische Berechnung des Korrelationskoeffizienten.

Im allgemeinen ist die Berechnung des Korrelationskoeffizienten auf direktem Wege eine sehr mühsame Arbeit. Wie beim Mittelwert und der Streuung hat man daher Methoden ausgearbeitet, welche die Menge der notwendigen Rechnungen stark reduzieren. Das folgende, besonders einfache Verfahren werde am Beispiel von *Trientalis europaea* erläutert. Die nächste Tabelle (S. 165) zeigt links oben wieder die Korrelationstafel. Unter den x_i- und den y_k-Varianten wählt man je einen provisorischen Mittelwert aus. Im Beispiel sind das die Werte $\alpha = 7$ und $\beta = 2$. Man nimmt als α und β meist die in der Mitte stehenden Varianten, oder wenn eine gerade Variantenzahl vorhanden ist, eine der beiden mittleren Zahlen. Die beiden Werte α und β werden als neue Anfangswerte für die Varianten gewählt. Im Beispiel werden also statt $\alpha = 7$ und $\beta = 2$ diese Varianten durch 0, 0 ersetzt. Die übrigen Varianten werden durch ihren Abstand von α bzw. β ersetzt, der aber stets in der Klassenbreite als Einheit gemessen wird. An Stelle der Varianten $x_1, x_2, \ldots, x_r$ treten daher bei konstanter Klassenbreite die Varianten $\alpha_1, \alpha_2, \ldots, \alpha_r$, die sich um je eine Einheit unterscheiden. Im Beispiel stehen diese Varianten in der Spalte 2. Ganz entsprechend werden für die $y_1, y_2, \ldots, y_s$ die von β aus in Klassenbreiten gerechneten $\beta_1, \beta_2, \ldots, \beta_s$ eingeführt. Im Beispiel stehen diese in der Zeile 2'. Würden im Beispiel die konstanten Klassenbreiten für beide Varianten nicht 1 betragen, sondern zwei andere Werte besitzen, so würden die α_i und β_k trotzdem dieselben bleiben.

Nach der Begründung des Korrelationskoeffizienten wissen wir, daß er ungeändert bleibt, wenn wir jetzt statt der x_i und y_k die α_i und die β_k benutzen. An die Stelle der Mittelwerte X und Y treten jetzt aber im allgemeinen andere Werte, die wir mit ξ und η bezeichnen. Der Zähler des Korrelationskoeffizienten lautet dann

$$Z = \sum_{i,k} z_{ik} (\alpha_i - \xi)(\beta_k - \eta),$$

und es ist
$$\xi = \frac{1}{n} \sum_i n_{x_i} \alpha_i, \qquad \eta = \frac{1}{n} \sum_k n_{y_k} \beta_k.$$

Multipliziert man in Z die Klammern aus, so folgt

$$Z = \sum_{i,k} z_{ik} \alpha_i \beta_k - \xi \sum_{i,k} z_{ik} \beta_k - \eta \sum_{i,k} z_{ik} \alpha_i + \xi \eta \sum_{i,k} z_{ik}.$$

Setzt man die Werte für ξ und η ein, so wird

$$Z = \sum_{i,k} z_{ik} \alpha_i \beta_k - \frac{1}{n} \sum_i n_{x_i} \alpha_i \cdot \sum_k n_{y_k} \beta_k.$$

Die erste Summe in diesem Ausdruck können wir noch etwas anders schreiben. Wir setzen

$$\sum_k z_{ik} \beta_k = s_{x_i}, \qquad \sum_i z_{ik} \alpha_i = t_{y_k}. \tag{1}$$

Dann gilt
$$\sum_{i,k} z_{ik} \alpha_i \beta_k = \sum_i s_{x_i} \alpha_i = \sum_k t_{y_k} \beta_k.$$

Der *Korrelationskoeffizient* nimmt die Gestalt

$$\varkappa = \frac{\dfrac{1}{n} \sum_i s_{x_i} \alpha_i - \left(\dfrac{1}{n} \sum_i n_{x_i} \alpha_i\right)\left(\dfrac{1}{n} \sum_k n_{y_k} \beta_k\right)}{\sigma_x \sigma_y} \tag{2}$$

an, und nunmehr läßt sich die Berechnung leicht durchführen.

Sie erfolgt (s. Beispiel), indem man zunächst die n_{x_i} bildet (Spalte 1). Das sind also die Summen der z_{ik}, welche in der zu x_i gehörenden Zeile stehen. Entsprechend berechnet man die n_{y_k} (Zeile 1'). Jetzt bildet man

						1	2	3	4	5	6
y_k \ x_i	1	$\beta=$ 2	3			n_{x_i}	α_i	$n_{x_i}\alpha_i$	$n_{x_i}\alpha_i^2$	s_{x_i}	$s_{x_i}\alpha_i$
5	119	6	0			125	-2	-250	500	-119	238
6	103	51	1			155	-1	-155	155	-102	102
$\alpha=7$	10	16	2			28	0	0	0	-8	0
8	1	5	5			11	$+1$	11	11	4	4
9	0	0	2			2	$+2$	4	8	2	4
					Summe	321 $=n$		-390 $=p$	674 $=q$		348 $=r$

		1	2	3	
1'	n_{y_k}	233	78	10	321 $=n$
2'	β_k	-1	0	$+1$	
3'	$n_{y_k}\beta_k$	-233	0	10	-223 $=p'$
4'	$n_{y_k}\beta_k^2$	233	0	10	243 $=q'$
5'	t_{y_k}	-340	-58	8	
6'	$t_{y_k}\beta_k$	340	0	8	348 $=r'=r$

$$\varkappa = \frac{\dfrac{r}{n} - \dfrac{p}{n}\cdot\dfrac{p'}{n}}{\sigma_x \sigma_y},$$

$$\sigma_x^2 = \frac{q}{n} - \left(\frac{p}{n}\right)^2, \quad \sigma_y^2 = \frac{q'}{n} - \left(\frac{p'}{n}\right)^2;$$

$$\frac{r}{n} - \frac{p}{n}\cdot\frac{p'}{n} = 0{,}24,$$

$$\sigma_x = 0{,}79, \quad \sigma_y = 0{,}52;$$

$$\varkappa = 0{,}58.$$

die Produkte $n_{x_i}\alpha_i$ und $n_{x_i}\alpha_i^2$ (Spalte 3 und 4) und analog $n_{y_k}\beta_k$ und $n_{y_k}\beta_k^2$ (Zeile 3' und 4'). Etwas umständlicher ist nur die Berechnung von s_{x_i} bzw. t_{y_k}. Nach der Definition dieser Größen (1) hat man z. B. zur Berechnung von s_{x_i} die z_{ik} der zu x_i gehörenden Zeile mit den β_k (Zeile 2') zu multiplizieren und zu addieren. Z. B. erhält man s_{x_2} (das ist die zweite

Zahl der Spalte 5) in folgender Weise:

$$s_{x_2} = 103(-1) + 51 \cdot 0 + 1 \cdot 1 = -102.$$

Analog werden die t_{y_k} berechnet. Schließlich bildet man die Spalte 6 und die Zeile 6'.

Unter den Spalten 1 bis 6 bzw. neben den Zeilen 1' bis 6' stehen deren Summen, soweit sie berechnet werden müssen.

Wir haben also gefunden

$$\frac{1}{n} \sum_i s_{x_i} \alpha_i = \frac{348}{321} = 1,084,$$

$$\frac{1}{n} \sum_i n_{x_i} \alpha_i = -\frac{390}{321} = -1,215, \qquad \frac{1}{n} \sum_k n_{y_k} \beta_k = -\frac{223}{321} = -0,695.$$

Damit ist der Zähler des Korrelationskoeffizienten $\varkappa$ in der Form (2) zu

$$1,084 - 1,215 \cdot 0,695 = 1,084 - 0,844 = 0,24$$

berechnet.

Es bleibt noch die Bestimmung von σ_x und σ_y übrig. Man hat

$$\sigma_x^2 = \frac{1}{n} \sum_i n_{x_i} (\alpha_i - \xi)^2$$

$$= \frac{1}{n} \sum_i n_{x_i} \alpha_i^2 - 2 \frac{\xi}{n} \sum_i n_{x_i} \alpha_i + \frac{\xi^2}{n} \sum_i n_{x_i}$$

$$= \frac{1}{n} \sum_i n_{x_i} \alpha_i^2 - \xi^2,$$

folglich

$$\sigma_x^2 = \frac{1}{n} \sum_i n_{x_i} \alpha_i^2 - \left(\frac{1}{n} \sum_i n_{x_i} \alpha_i \right)^2$$

und analog

$$\sigma_y^2 = \frac{1}{n} \sum_k n_{y_k} \beta_k^2 - \left(\frac{1}{n} \sum_k n_{y_k} \beta_k \right)^2.$$

Die beiden ersten Summen entnimmt man aus Spalte 4 und Zeile 4'. Die beiden anderen hatten wir schon bestimmt. Es ergibt sich also

$$\sigma_x^2 = \frac{674}{321} - 1,215^2 = 0,624, \qquad \sigma_y^2 = \frac{243}{321} - 0,695^2 = 0,274,$$

$$\sigma_x = 0,79, \qquad \sigma_y = 0,52,$$

$$\varkappa = \frac{0,24}{0,79 \cdot 0,52} = 0,58.$$

Der Gang der gesamten Berechnung von $\varkappa$ ist in der Tabelle rechts unten zusammengestellt.

Der mittlere Fehler von $\varkappa$ ist

$$f_\varkappa = \frac{1-\varkappa^2}{\sqrt{n}} = \frac{1-0{,}58^2}{\sqrt{321}} = 0{,}0037.$$

Aufgaben: 1. Es ist der Korrelationskoeffizient $\varkappa$ für die Korrelation zwischen Gewicht und Fettgehalt von Haferkörnern zu bestimmen (S. 153).

Lösung:

x_i \\ y_k	4,75	5,25	5,75	$\beta=$ 6,25	6,75	7,25	7,75	8,25		n_{x_i}	α_i	$n_{x_i}\alpha_i$	$n_{x_i}\alpha_i^2$	s_{x_i}	$s_{x_i}\alpha_i$
32,5	—	—	—	—	8	2	1	—		11	−2	−22	44	15	−30
37,5	—	1	6	22	33	10	2	1		75	−1	−75	75	55	−55
$\alpha=$42,5	1	2	10	48	37	8	1	—		107	0	0	0	39	0
47,5	—	1	12	11	2	—	—	—		26	1	26	26	−12	−12
52,5	—	2	1	1	—	—	—	—		4	2	8	16	−5	−10
57,5	—	—	1	—	—	—	—	—		1	3	3	9	1	−3
										224 $=n$		−60 $=p$	170 $=q$		−110 $=r$
n_{y_k}	1	6	30	82	80	20	4	1							
β_k	−3	−2	−1	0	1	2	3	4							
$n_{y_k}\beta_k$	−3	−12	−30	0	80	40	12	4	91$=p'$						
$n_{y_k}\beta_k^2$	9	24	30	0	80	80	36	16	275$=q'$						

$$\frac{r}{n} = -0{,}491, \qquad \frac{p}{n} = -0{,}268, \qquad \frac{q}{n} = -0{,}759,$$

$$\frac{p'}{n} = 0{,}406, \qquad \frac{q'}{n} = 1{,}228,$$

$$\sigma_x = 0{,}829, \qquad \sigma_y = 1{,}031,$$

$$\varkappa = 0{,}447.$$

2. Für die Korrelation zwischen Kopflänge und -breite nach Linders (S. 155) sind der Korrelationskoeffizient $\varkappa$ und sein mittlerer Fehler $f_\varkappa$ zu bestimmen.

Lösung: $\varkappa = 0{,}256, \; f_\varkappa = 0{,}021.$

§ 47. Regressionslinien.

Für die Korrelation zwischen den Anzahlen der Blütenstengel und der Blumenblätter von *Trientalis europaea* hatten wir S. 156 bereits die m_{x_i} bzw. die m_{y_k} berechnet. Es war dabei m_{x_i} der Mittelwert der zur Zeile x_i gehörenden Varianten y_k und entsprechend m_{y_k} der Mittelwert der zur Spalte y_k gehörenden Varianten x_i:

x_i \ y_k	1	2	3	n_{x_i}	m_{x_i}
5	119	6	0	125	1,05
6	103	51	1	155	1,34
7	10	16	2	28	1,71
8	1	5	5	11	2,36
9	0	0	2	2	3,00
n_{y_k}	233	78	10	$n = 321$	
m_{y_k}	5,55	6,26	7,80		

Wir deuten jetzt die x_i und y_k als Abszissen bzw. Ordinaten im rechtwinkligen x, y-Koordinatensystem und konstruieren die Punkte mit den Koordinaten (x_i, m_{x_i}). Das heißt wir konstruieren in jeder x_i-Zeile den Punkt, dessen Ordinate y den zugehörigen Mittelwert der y_k angibt. In Abb. 48 sind auf diese Weise die durch schwarze Kreise markierten Punkte gezeichnet. Sie sind durch einen Streckenzug miteinander verbunden. Entsprechend werden die Punkte (m_{y_k}, y_k) gewonnen, die in der Abbildung durch weiße Kreise angegeben sind. Auch diese Punkte sind durch einen Streckenzug verbunden. Die beiden Streckenzüge heißen *Regressionslinien*.

Allgemein gilt:

Definition 30: *Die Örter der Punkte (x_i, m_{x_i}) und der Punkte (m_{y_k}, y_k) im (x, y)-Koordinatensystem heißen Regressionslinien.*

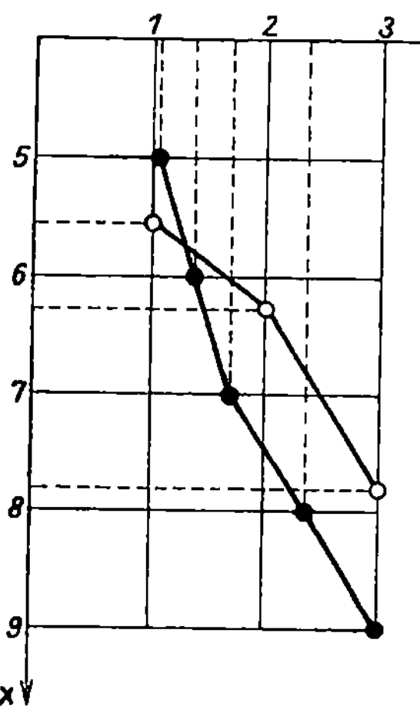

Abb. 48. Regressionslinien bei positiver Korrelation.

Im ersten Korrelationsbeispiel (Gewicht und Fettgehalt von Haferkörnern) erhält man für die m_{x_i} und die m_{y_k} Werte, die aus der folgenden Tabelle zu entnehmen sind:

y_k / x_i	4,75	5,25	5,75	6,25	6,75	7,25	7,75	8,25	n_{x_i}	m_{x_i}
32,5	—	—	—	—	8	2	1	—	11	6,93
37,5	—	1	6	22	33	10	2	1	75	6,62
42,5	1	2	10	48	37	8	1	—	107	6,43
47,5	—	1	12	11	2	—	—	—	26	6,02
52,5	—	2	1	1	—	—	—	—	4	5,63
57,5	—	—	1	—	—	—	—	—	1	5,75
n_{y_k}	1	6	30	82	80	20	4	1	224 = n	
m_{y_k}	42,5	45,8	44,3	41,9	40,1	39,0	37,5	37,5		

Die zugehörigen Regressionslinien sind in Abb. 49 konstruiert.

Aufgabe: Im Beispiel von Linders (S. 155) sind die Regressionslinien zu konstruieren.

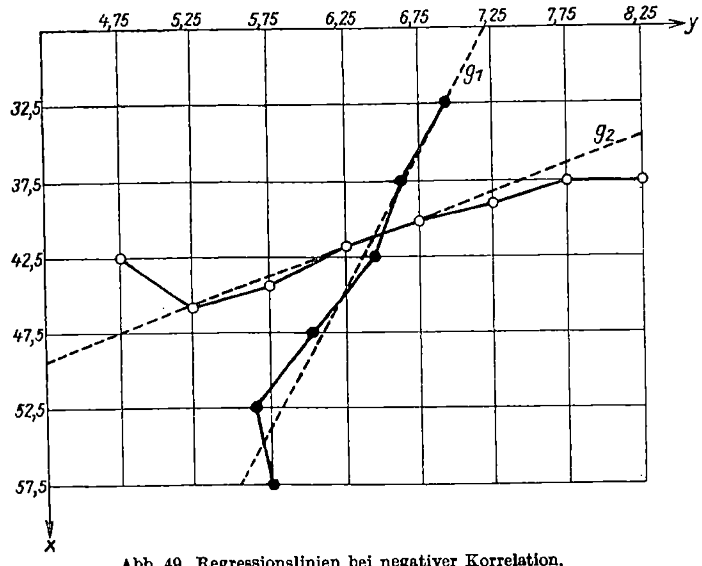

Abb. 49. Regressionslinien bei negativer Korrelation.

§ 48. Die Beziehungsgeraden.

Die beiden Beispiele des vorigen Paragraphen zeigen, daß die Regressionslinien in grober Annäherung durch zwei Geraden ersetzt werden können. Auch wenn die Regressionslinien stark von geraden Linien abweichen, wollen wir jetzt zwei Geraden einführen, die wir *Beziehungsgeraden* nennen, und die mit den Regressionslinien identisch oder annähernd identisch sind, wenn diese gerade oder annähernd gerade sind.

Wir suchen zu diesem Zweck eine Gerade mit der Gleichung

$$Y = mX + b,$$

welche die Eigenschaft hat, daß *die Summe der Quadrate der Entfernungen sämtlicher Punkte der Korrelationstabelle von der Geraden, gemessen parallel zur y-Achse, möglichst klein wird*. Dabei soll jeder Punkt x_i, y_k gemäß seiner Häufigkeit z_{ik}-mal gezählt werden. Die gesuchte Gerade hat damit die Eigenschaft, daß sie sich den vorhandenen Punkten „möglichst gut" anpaßt und sozusagen als Ersatz für die Punkte angesehen werden kann.

Definition 31: *Eine Gerade mit der angegebenen Minimaleigenschaft nennen wir die Beziehungsgerade von Y in bezug auf X.*

Analog wird die Beziehungsgerade von X *in bezug auf Y* definiert, indem man die Entfernungen parallel zur x-Achse mißt.

Die Größen m und b in der Gleichung der Geraden sind nun so zu bestimmen, daß die Minimaleigenschaft erfüllt ist. Es sei P_{ik} ein Punkt mit den Koordinaten (x_i, y_k). Die Parallele durch P_{ik} zur y-Achse treffe die Gerade $Y = mx + b$ in Q_{ik}. Dann hat Q_{ik} die Koordinaten

$$X_i = x_i, \quad Y_k = mx_i + b,$$

und das Quadrat des Abstandes der Punkte P_{ik} und Q_{ik} ist

$$d_{ik}^2 = (y_k - Y_k)^2 = (y_k - mx_i - b)^2.$$

m und b sollen so bestimmt werden, daß

$$\Delta^2 = \sum_{i,k} z_{ik}\, d_{ik}^2 = \sum_{i,k} z_{ik}(y_k - mx_i - b)^2$$

ein Minimum wird. Eine Parallelverschiebung des Koordinatensystems hat auf Δ^2 keinen Einfluß. Die Forderung der Minimaleigenschaft ist ferner unabhängig vom Maßstab auf den Achsen. Wir dürfen daher x_i durch α_i und y_k durch β_k (S. 164) ersetzen und m und b so bestimmen, daß

$$\delta^2 = \sum_{i,k} z_{ik}(\beta_k - m\alpha_i - b)^2$$

ein Minimum wird. Die notwendigen Bedingungen hierfür[1]

$$\frac{\partial \delta^2}{\partial m} = 0, \qquad \frac{\partial \delta^2}{\partial b} = 0$$

liefern die Gleichungen

$$\sum_{i,k} z_{ik}\,\alpha_i\,\beta_k - m \sum_{i,k} z_{ik}\,\alpha_i^2 - b \sum_{i,k} z_{ik}\,\alpha_i = 0,$$

$$\sum_{i,k} z_{ik}\,\beta_k - m \sum_{i,k} z_{ik}\,\alpha_i - b \sum_{i,k} z_{ik} = 0.$$

Für $\displaystyle\sum_{i,k} z_{ik}\,\alpha_i\,\beta_k$ schreiben wir noch $\displaystyle\sum_{i} s_{x_i}\,\alpha_i$ und erhalten mit Benutzung der Bezeichnungen von S. 165 die Bedingungen

$$mq - bp = r,$$

$$mp + bn = p'$$

und damit durch Auflösung nach m und b

$$m = \frac{rn - pp'}{nq - p^2}, \qquad b = \frac{qp' - rp}{nq - p^2},$$

wobei $nq - p^2 \neq 0$ sein muß. Nach S. 165 ist aber

$$\sigma_x^2 = \frac{q}{n} - \left(\frac{p}{n}\right)^2,$$

so daß die Bedingung mit $\sigma_x \neq 0$ identisch ist, die wir als erfüllt *voraussetzen* wollen. Dann wird (S. 165)

$$m = \frac{\dfrac{r}{n} - \dfrac{pp'}{n^2}}{\dfrac{q}{n} - \left(\dfrac{p}{n}\right)^2} = \varkappa\,\frac{\sigma_y}{\sigma_x},$$

$$b = \frac{\dfrac{q}{n}\dfrac{p'}{n} - \dfrac{r}{n}\dfrac{p}{n}}{\dfrac{q}{n} - \left(\dfrac{p}{n}\right)^2} = \frac{\left(\sigma_x^2 + \left(\dfrac{p}{n}\right)^2\right)\dfrac{p'}{n} - \dfrac{r}{n}\dfrac{p}{n}}{\sigma_x^2} = \frac{p'}{n} - \frac{p}{n}\cdot\varkappa\cdot\frac{\sigma_y}{\sigma_x},$$

---

[1] Denkt man sich in einer Funktion $z = f(x, y)$ die Variable y konstant und differenziert nach x, so schreibt man für diesen Differentialquotienten $\dfrac{\partial z}{\partial x}$ (mit runden ∂). $\dfrac{\partial^2 z}{\partial x^2}$ bedeutet zweimalige Differentiation nach x und $\dfrac{\partial^2 z}{\partial x\,\partial y}$ Differentiation nach y und x.

Es gilt der Satz: Die Funktion $z = f(x, y)$ (mit stetigen zweiten Ableitungen) nimmt an der Stelle x, y ein Maximum bzw. Minimum an, wenn für diese Stelle

$$\frac{\partial z}{\partial x} = 0, \qquad \frac{\partial z}{\partial y} = 0;$$

$$\left(\frac{\partial^2 z}{\partial x\,\partial y}\right)^2 - \frac{\partial^2 z}{\partial x^2}\frac{\partial^2 z}{\partial y^2} < 0$$

und $\qquad \dfrac{\partial^2 z}{\partial x^2} < 0, \quad \dfrac{\partial^2 z}{\partial y^2} < 0 \quad$ bzw. $\quad \dfrac{\partial^2 z}{\partial x^2} > 0, \quad \dfrac{\partial^2 z}{\partial y^2} > 0$

ist. Von diesem Satz wird oben Gebrauch gemacht.

und als Gleichung der gesuchten Geraden findet man

$$Y - \frac{p'}{n} = \varkappa \frac{\sigma_y}{\sigma_x}\left(X - \frac{p}{n}\right).$$

Es ist aber noch zu zeigen, daß die gefundenen Werte m und b den Ausdruck δ^2 tatsächlich zu einem Minimum machen. Man berechnet

$$\frac{\partial^2 \delta^2}{\partial m \partial b} = 2p, \qquad \frac{\partial^2 \delta^2}{\partial m^2} = 2q > 0, \qquad \frac{\partial^2 \delta^2}{\partial b^2} = 2n > 0,$$

und erhält $\quad \left(\frac{\partial^2 \delta^2}{\partial m \partial b}\right)^2 - \frac{\partial^2 \delta^2}{\partial m^2} \cdot \frac{\partial^2 \delta^2}{\partial b^2} = 4(p^2 - nq) = -4n^2\sigma_x^2 < 0.$

Es liegt somit tatsächlich ein Minimum vor.

Vertauscht man die Rollen der Variablen x und y, so findet man ebenso die Gleichung der Beziehungsgeraden von X in bezug auf Y. Damit gilt

Satz 51: *Sind die Streuungen $\sigma_x \neq 0$, $\sigma_y \neq 0$, so lauten die Gleichungen der Beziehungsgeraden von Y in bezug auf X bzw. von X in bezug auf Y*

$$Y - \frac{p'}{n} = \varkappa \frac{\sigma_y}{\sigma_x}\left(X - \frac{p}{n}\right),$$

$$X - \frac{p}{n} = \varkappa \frac{\sigma_x}{\sigma_y}\left(Y - \frac{p'}{n}\right),$$

wobei $\varkappa$ der Korrelationskoeffizient ist. Das Koordinatensystem ist parallel zum (x, y)-System und mit diesem gleichgerichtet. Sein Anfangspunkt ist $x = \alpha$, $y = \beta$. Die Koordinaten X, Y werden in den Klassenbreiten als Einheiten gemessen.

Im Beispiel (Gewicht und Fettgehalt von Haferkörnern) war

$$\frac{p}{n} = -0,268, \qquad \frac{p'}{n} = 0,406, \qquad \sigma_x = 0,829, \qquad \sigma_y = 1,031,$$

$$\varkappa = -0,447, \qquad \varkappa \frac{\sigma_y}{\sigma_x} = -0,556, \qquad \varkappa \frac{\sigma_x}{\sigma_y} = -0,360.$$

Die Gleichungen der Beziehungsgeraden lauten daher

$$Y - 0,406 = -0,556\,(X + 0,268),$$

$$X + 0,268 = -0,360\,(Y - 0,406)$$

oder $\qquad Y = -0,556\,X + 0,257; \; X = -0,360\,Y - 0,122.$

In Abb. 49 sind diese Geraden punktiert eingezeichnet. Der Anfangspunkt der Koordinaten X, Y ist dabei $\alpha = 42,5$, $\beta = 6,25$. Die Maßeinheiten sind die Seitenlängen der Netzmaschen, die hier Quadrate sind.

Aufgabe: Für das Beispiel *Trientalis europaea* sind die Gleichungen der Beziehungsgeraden anzugeben und die Geraden zu zeichnen.

§ 49. Der Regressionskoeffizient und das Korrelationsverhältnis.

Der Faktor m in der Gleichung einer Geraden $Y = mX + b$ heißt die *Richtungskonstante* der Geraden. Liegen rechtwinklige Koordinaten vor, und ist die Maßeinheit auf beiden Achsen die gleiche, so hat m eine einfache geometrische Bedeutung. Die positive Richtung der x-Achse möge durch Drehung um $+ 90^0$ (entgegengesetzt dem Uhrzeigerdrehsinn) in die positive Richtung der y-Achse übergehen. Ferner sei τ der Winkel, um den man die positive x-Achse in positivem Sinne drehen muß, damit sie mit der Geraden zusammenfällt. Dann ist

$$\operatorname{tg} \tau = m.$$

Die Richtungskonstante der Beziehungsgeraden von Y in bezug auf X ist demnach

$$m = \varkappa \frac{\sigma_y}{\sigma_x}.$$

Dieser Wert führt eine besondere Bezeichnung:

Definition 32: *Die Richtungskonstante der Beziehungsgeraden von Y in bezug auf X, die von jetzt an mit ϱ bezeichnet werde und den Wert*

$$\varrho = \varkappa \frac{\sigma_y}{\sigma_x}$$

hat, heißt Regressionskoeffizient.

Im Beispiel (Gewicht und Fettgehalt von Haferkörnern) ist also der Regressionskoeffizient

$$\varrho = - 0{,}556.$$

Wir leiten noch einige Eigenschaften der Beziehungsgeraden ab, vor allem die folgende:

Satz 52: *Liegen die Punkte (x_i, m_{x_i}) auf einer Geraden, so ist diese die Beziehungsgerade von Y in bezug auf X.*

Beweis: Wir betrachten alle Punkte P_{ik} mit demselben x_i, wobei jeder dieser Punkte entsprechend seiner Häufigkeit z_{ik} gezählt wird. Für den Punkt (x_i, m_{x_i}) gilt nun, daß die Summe der Quadrate der Entfernungen

$$d_i{}^2 = \sum_k z_{ik}(y_k - m_{x_i})^2$$

gegenüber allen anderen Punkten ein Minimum ist. In der Tat wird

$$\frac{d}{dy} \sum_k z_{ik}(y_k - y)^2 = - 2 \sum_k z_{ik}(y_k - y) = 0$$

dann und nur dann, wenn $\quad y = \frac{1}{n} \sum_k z_{ik} y_k = m_{x_i}$

ist. Nun ist $\quad \dfrac{d^2}{dy^2} \sum_k z_{ik}(y_k - y)^2 = 2 \sum_k z_{ik} < 0.$

Es liegt also für $y = m_{x_i}$ tatsächlich ein Minimum vor.[1]) Angenommen, die Gerade, auf der alle Punkte (x_i, m_{x_i}) liegen, wäre nicht die Beziehungsgerade. Dann würde der Schnitt der Beziehungsgeraden mit jeder Geraden $x_i = $ const. einen Punkt (x_i, y) liefern, für den stets

$$\sum_k z_{ik} (y_k - y)^2 \geqq d_i^2$$

wäre, wobei das Gleichheitszeichen höchstens für ein i gelten könnte. Das stände aber im Widerspruch zu der Definition der Beziehungsgeraden, weil dann

$$\sum_{i,k} z_{ik} (y_k - y)^2 > \sum_{i,k} z_{ik} (y_k - m_{x_i})^2$$

wäre. Ein entsprechender Satz gilt natürlich auch für die Punkte (m_{y_k}, y_k).

Wir wollen weiterhin den *Winkel ϑ zwischen den Beziehungsgeraden* bestimmen, *falls auf beiden Achsen die Klassenbreiten gleich sind.* Sind τ_1 und τ_2 die Winkel der ersten bzw. zweiten Beziehungsgeraden mit der x-Achse, so ist

$$\operatorname{tg} \tau_1 = \varkappa \frac{\sigma_y}{\sigma_x}, \qquad \operatorname{tg} \tau_2 = \frac{1}{\varkappa} \frac{\sigma_y}{\sigma_x},$$

und für den Winkel ϑ, um den man die erste Gerade in positivem Sinne drehen muß, bis sie mit der zweiten zusammenfällt, gilt $\vartheta = \tau_1 - \tau_2$, folglich

$$\operatorname{tg} \vartheta = \frac{\operatorname{tg} \tau_2 - \operatorname{tg} \tau_1}{1 + \operatorname{tg} \tau_2 \operatorname{tg} \tau_1}.$$

Setzt man die obigen Werte ein, so erhält man

$$\operatorname{tg} \vartheta = \frac{1 - \varkappa^2}{\varkappa} \cdot \frac{\sigma_x \sigma_y}{\sigma_x^2 + \sigma_y^2}.$$

Hieraus folgt der

Satz 53: *Ist der Korrelationskoeffizient $\varkappa = \pm 1$, so fallen die Beziehungsgeraden zusammen, ist $\varkappa = 0$, so stehen sie senkrecht aufeinander und sind den Koordinatenachsen parallel. Ist im übrigen $\varkappa$ positiv, so bilden sie einen spitzen, ist $\varkappa$ negativ, so bilden sie einen stumpfen Winkel miteinander.*

Z. B. sehen wir aus Abb. 49 für Gewicht und Fettgehalt der Haferkörner, daß man die erste Beziehungsgerade g_1 in positivem Sinne um einen stumpfen Winkel drehen muß, bis sie mit g_2 zusammenfällt entsprechend dem negativen Korrelationskoeffizienten. Dagegen erkennt man aus Abb. 48 für *Trientalis europaea*, daß dort der Winkel spitz ausfällt.

Die geometrische Deutung des Regressionskoeffizienten ϱ als Richtungskonstante macht ihn für die Anwendungen wichtig. Fassen wir nämlich die erste Regressionsgerade als Ersatz für die gesamte Punktverteilung auf, so können wir aus seinem Werte schließen, welches die Zunahme bzw.

---

1) Hier ist der (auch auf den höheren Schulen gelehrte) Satz benutzt, daß die Funktion $y = f(x)$ (mit stetiger zweiter Ableitung) an der Stelle x ein Maximum bzw. Minimum besitzt, wenn für diese Stelle

$$f'(x) = 0, \; f''(x) < 0 \text{ bzw. } f'(x) = 0, \; f''(x) > 0 \quad \text{ist.}$$

Abnahme der Variablen y sein wird, wenn die Variable x um eine Klasseneinheit zunimmt. Im Beispiel der Haferkörner besagt also $\varrho = -0{,}556$, daß bei jeder Zunahme des Körnergewichts um 5 mg eine Abnahme des Fettgehaltes um $0{,}556 \cdot 0{,}5\%$ zu erwarten ist.

Eine solche Aussage hat jedoch nur einen Sinn, wenn die Abweichungen der Punkte von der Geraden nicht zu groß sind. Um hierüber eine präzise Angabe machen zu können, bestimmen wir jenes Minimum δ^2 für die Summe der Quadrate der Entfernungen der Punkte P_{ik} von der Geraden parallel zur y-Achse. Wir wissen bis jetzt ja nur, daß dieses Minimum für

$$m = \varkappa \frac{\sigma_y}{\sigma_x}, \qquad b = \frac{p'}{n} - \varkappa \frac{p}{n} \frac{\sigma_y}{\sigma_x}$$

eintritt. δ^2 selbst war als Funktion von m und b gefunden worden zu

$$\delta^2 = \sum_{i,k} z_{ik}(\beta_k - m\alpha_i - b)^2 = \sum_{i,k} z_{ik}\beta_k^2 + m^2 \sum_{i,k} z_{ik}\alpha_i^2 + b^2 \sum_{i,k} z_{ik}$$

$$- 2m \sum_{i,k} z_{ik}\alpha_i\beta_k - 2b \sum_{i,k} z_{ik}\beta_k + 2bm \sum_{i,k} z_{ik}\alpha_i$$

$$= q' + m^2 q + b^2 n - 2mr - 2bp' + 2bmp.$$

Mit Benutzung der Formeln S. 165 für $\varkappa$, σ_x und σ_y folgt weiter

$$\delta^2 = n\sigma_y^2 + \frac{1}{n}(p' - bn)^2 + m(mq - r + bp) - m(r - bp),$$

$$p' - bn = \varkappa p \frac{\sigma_y}{\sigma_x},$$

$$mq - r + bp = 0,$$

$$r - bp = n\varkappa\sigma_x\sigma_y + \frac{\varkappa p^2}{n} \frac{\sigma_y}{\sigma_x},$$

so daß
$$\delta^2 = n(1 - \varkappa^2)\sigma_y^2 \qquad \text{wird.}$$

Wir schreiben an Stelle δ jetzt δ_y und haben das Ergebnis:

Satz 54: *Die Summe der Quadrate der Entfernungen aller P_{ik} von der ersten Beziehungsgeraden, gemessen parallel zur y-Achse, ist*

$$\delta_y^2 = n(1 - \varkappa^2)\sigma_y^2.$$

Für die zweite Beziehungsgerade tritt an Stelle σ_y nur σ_x. In unserem Beispiel (Gewicht und Fettgehalt von Haferkörnern) war

$$\varkappa = -0{,}447, \quad \sigma_y = 1{,}031, \quad n = 224.$$

Somit wird
$$\delta_y^2 = 224 \cdot 0{,}8 \cdot 1{,}062 = 190.$$

Wenn δ_y^2 klein ausfällt, wissen wir, daß die Produkte P_{ik} von der ersten Beziehungsgeraden nicht weit entfernt liegen können, da δ_y^2 eine Summe positiver Größen ist. *Dieses Maß δ_y^2 für die Entfernung der P_{ik} von der*

Beziehungsgeraden wollen wir noch von n unabhängig machen. Statt δ_y führen wir zu diesem Zweck ε_y vermöge der Gleichung

$$\varepsilon_y{}^2 = \frac{\delta_y{}^2}{n}$$

ein, so daß

$$\varepsilon_y = \sigma_y \sqrt{1-\varkappa^2}$$

wird, wobei die Wurzel positiv gewählt werde. Hiermit ist ein relatives *Maß für die Entfernungen der P_{ik} von der ersten Beziehungsgeraden* gewonnen. Im obigen Beispiel wird $\varepsilon_y = 0{,}92$.

Dieses ε_y steht in einem engen Zusammenhang mit einem Streuungsmaß s_y, das wir jetzt definieren wollen. Wir betrachten die Punkte P_{ik} mit festem x_i, also die Punkte einer Zeile. Ihr Streuungsquadrat ist

$$\sigma_{x_i}^2 = \frac{1}{n_{x_i}} \sum_k z_{ik} (y_k - m_{x_i})^2.$$

Wir bilden weiter den Mittelwert aller $\sigma_{x_i}^2$. Dann gilt

Definition 33: *Unter dem mittleren Fehler der Schätzung von Y in bezug auf X versteht man den positiven Wert s_y, wobei*

$$s_y^2 = \frac{1}{n} \sum_i n_{x_i} \sigma_{x_i}^2 \quad \textit{ist.}$$

Jetzt mögen sämtliche Punkte x_i, m_{x_i} auf die Beziehungsgerade fallen. Es liege also *lineare Regression* vor. Da x_i, m_{x_i} derjenige Punkt auf der Geraden $x_i =$ const. ist, für den die Summe der Quadrate der Entfernungen aller P_{ik} auf $x_i =$ const. ein Minimum ist, folgt

$$s_y^2 = \frac{1}{n} \sum_i n_{x_i} \sigma_{x_i}^2 = \frac{1}{n} \sum_{i,k} z_{ik} (y_k - m_{x_i})^2 = \varepsilon_y^2,$$

also

$$s_y = \varepsilon_y.$$

Wir haben bewiesen

Satz 55: *Der mittlere Fehler der Schätzung von Y in bezug auf X ist im Falle linearer Regression*

$$s_y = \sigma_y \sqrt{1-\varkappa^2}.$$

Umgekehrt kann man nun aus dieser Formel $\varkappa^2$ durch s_y und σ_y ausdrücken:

$$\varkappa^2 = 1 - \frac{s_y{}^2}{\sigma_y{}^2}.$$

Diese Formel ist aber nur für lineare Regression allgemein richtig. Wenn solche nicht vorliegt, wollen wir den rechtsstehenden Ausdruck mit $\eta_y{}^2$ bezeichnen. Die rechte Seite wird dann im allgemeinen von $\varkappa$ verschieden sein. In jedem Falle gilt die

Definition 34: *Unter dem Korrelationsverhältnis von y in bezug auf x versteht man die Zahl $\eta_y \geqq 0$, für die*

$$\eta_y{}^2 = 1 - \frac{s_y{}^2}{\sigma_y{}^2} \quad \textit{ist.}$$

Entsprechend ist
$$\eta_x{}^2 = 1 - \frac{s_x{}^2}{\sigma_x{}^2}$$

das Quadrat des Korrelationsverhältnisses von x in bezug auf y. Dabei ist

$$s_x^2 = \frac{1}{n} \sum_k n_{y_k} \sigma_{y_k}^2.$$

Zur praktischen Berechnung der Korrelationsverhältnisse dienen die Formeln

$$\eta_y^2 = \left(\frac{1}{n} \sum_i \left(\frac{s_{x_i}^2}{n_{x_i}} \right) - \left(\frac{p'}{n} \right)^2 \right) \frac{1}{\sigma_y^2},$$

$$\eta_x^2 = \left(\frac{1}{n} \sum_k \left(\frac{s_{y_k}^2}{n_{y_k}} \right) - \left(\frac{p}{n} \right)^2 \right) \frac{1}{\sigma_x^2}.$$

Die erste dieser Formeln ergibt sich durch die folgende Umrechnung von s_y^2. Wegen

$$s_y^2 = \frac{1}{n} \sum_i n_{x_i} \sigma_{x_i}^2 = \frac{1}{n} \sum_{i,k} z_{ik} (y_k - m_{x_i})^2$$

erhält man, wenn man x_i wieder durch α_i und y_k durch β_k ersetzt und bedenkt, daß dann $m_{x_i} = \frac{s_{x_i}}{n_{x_i}}$ ist,

$$s_y{}^2 = \frac{1}{n} \left(\sum_{i,k} z_{ik} \beta_k{}^2 - 2 \sum_{i,k} z_{ik} \beta_k \frac{s_{x_i}}{n_{x_i}} + \sum_{i,k} z_{ik} \left(\frac{s_{x_i}}{n_{x_i}} \right)^2 \right)$$

$$= \frac{1}{n} \left(q' - 2 \sum_i \frac{s_{x_i}^2}{n_{x_i}} + \sum_i \frac{s_{x_i}^2}{n_{x_i}} \right) = \frac{q'}{n} - \frac{1}{n} \sum_i \frac{s_{x_i}^2}{n_{x_i}}$$

$$= \sigma_y{}^2 + \left(\frac{p'}{n} \right)^2 - \frac{1}{n} \sum_i \frac{s_{x_i}^2}{n_{x_i}}$$

(vgl. die Formeln S. 165). Setzt man diesen Ausdruck in die Formel

$$\eta_y{}^2 = 1 - \frac{s_y{}^2}{\sigma_y{}^2}$$

ein, so erhält man die zu beweisende Beziehung. Entsprechend ergibt sich die Formel für $\eta_x{}^2$.

Für das Beispiel der Haferkörner hat man demnach folgende Rechnung auszuführen: Die beiden ersten Spalten der Tabelle sind der Tabelle S. 167 entnommen. Dort findet man auch

$$n = 224,$$

$$\frac{p'}{n} = 0{,}406,$$

$$\left(\frac{p'}{n} \right)^2 = 0{,}165$$

und $\qquad \sigma_y{}^2 = 1{,}062.$

n_{x_i}	s_{x_i}	$s_{x_i}^2$	$\dfrac{s_{x_i}^2}{n_{x_i}}$
11	15	225	20,42
7.5	55	3025	30,23
107	39	1521	14,21
26	−12	144	5,62
4	−5	25	6,25
1	−1	1	1
			77,73

Daher wird

$$\eta_v{}^2 = \left(\frac{77,73}{224} - 0,165\right)\frac{1}{1,062} = (0,347 - 0,165)\frac{1}{1,062} = \frac{0,182}{1,062} = 0,17\,,$$

$$\eta_v = 0,413\,,$$

während $\varkappa = -0,447$ war. Es besteht also eine geringe Abweichung zwischen $|\varkappa|$ und η_v, wie vorauszusehen war, denn es ist ja $|\varkappa| = \eta_v$ nur für lineare Regression zu erwarten.[1])

Aufgaben: Es sind die folgenden Korrelationen auf Grund der Methoden dieses Abschnitts zu studieren:

1. Korrelation zwischen der Körpergröße der Väter und ihrer Söhne.

Körpergröße des Vaters x_i	Körpergröße des Sohnes											
	137,5	142,5	147,5	152,5	157,5	162,5	167,5	172,5	177,5	182,5	187,5	192,5
147,5	—	—	—	—	2	2	—	—	—	—	—	—
152,5	—	—	1	2	7	8	5	—	—	—	—	—
157,5	—	—	—	4	18	36	12	15	3	—	—	—
162,5	—	—	1	5	32	47	59	25	4	3	1	1
167,5	—	—	1	6	20	44	84	55	16	4	2	—
172,5	—	—	—	1	6	21	36	53	20	4	1	—
177,5	1	—	—	—	1	5	8	11	6	2	2	—
182,5	—	—	—	—	—	—	1	5	4	1	—	—
187,5	—	—	1	—	—	—	—	—	—	1	—	—

2. Korrelation zwischen Exzentrizität und Länge des größten Durchmessers menschlicher roter Blutkörperchen.

Exzentrizität	Länge							
	6,0	6,5	7,0	7,5	8,0	8,5	9,0	9,5
0,0625	—	—	8	1	—	—	—	—
0,1875	1	1	6	5	1	1	—	—
0,3125	1	3	6	9	3	2	—	—
0,4375	—	2	15	20	22	3	—	—
0,5625	—	3	6	14	21	18	1	—
0,6875	—	—	—	3	7	13	2	1
0,8125	—	—	—	—	—	1	—	—

---

1) Hinsichtlich des weiteren mathematischen Ausbaues der Korrelationsrechnung sei der Mathematiker auf die Arbeit von Münzner, Grundbegriffe und Probleme der Korrelationsrechnung. Deutsche Mathematik, 1. Jahrgang, 3. Heft (1936) verwiesen.

Sachverzeichnis.

Entwicklungsbiologie und Ganzheit

Ein Beitrag zur Neugestaltung des Weltbildes

Von Prof. Dr. B. Dürken

Direktor des Instituts für Entwicklungsmechanik u. Vererbung der Univ. Breslau

213 Seiten. Mit 56 Abbild. Geh. *RM* 5.80, geb. *RM* 6.80

„Der Verfasser hat die außerordentlich schwierige Materie mit großer Klarheit dargestellt. Ich bin überzeugt, daß jeder Leser des Buches viele Anregungen erhalten und in seinem Wissen gefördert werden wird." (Geh.-Rat Prof. Dr. E. Abderhalden, Univ. Halle. 9. 11. 36.)

„Das Bestreben, alle diese Dinge von einem einheitlichen Gesichtspunkt zu betrachten, ist sicher neu. Sehr verdienstlich ist auch das Abwägen über Wert und Unwert von Hypothesen und Theorien, die in aller Munde sind, und gerade in letzter Zeit sehr häufig von Unberufenen einseitig oder falsch dargestellt worden sind." (Prof. Dr. P. Krüger, Univ. Heidelberg. 9. 2. 37.)

„Ich finde die betreffende Schrift sehr wertvoll, außerordentlich gedankenreich und zu einer Revision mancher bisherigen Anschauungen anregend. Sie gibt uns zugleich eine gute Übersicht über die Zentralfragen der Entwicklung und Vererbung. Ein jeder, der sich im Ernst mit diesen schwierigen Problemen befaßt, kann viel von der Arbeit Dürkens lernen." (Prof. Dr. G. Ekmann, Univ. Helsingfors. 9. 3. 37.)

„Ich finde das neue Buch ganz ausgezeichnet. Wie alle Werke von Prof. Dürken weist es zwei Hauptvorzüge auf: Herausheben des Wesentlichen und klare Darstellung." (Prof. Dr. P. Brohmer, Hochsch. f. Lehrerbildg., Kiel. 14. 10. 36.)

„Die neue Veröffentlichung von Dürkens ‚Entwicklungsbiologie und Ganzheit' betrachte ich als eine treffliche Einführung in die Problemstellung sowohl als in die wesentlichen Ergebnisse der Entwicklungsforschung unserer Zeit. Volle Anerkennung verdient die Einführung in die Ganzheitslehre." (Prof. Dr. A. Portmann, Univ. Basel. 30. 11. 36.)

„In mustergültiger Weise sind Fragestellung, Forschungsmethode, tatsächliche und theoretische Ergebnisse der ‚Entwicklungsmechanik' dargeboten, ebenso eine leichtverständliche und (durch Text und Abbildungen) anschauliche Einführung für Studierende oder Liebhaber der Biologie und für alle diejenigen Biologen, die nicht Fachleute auf dem Felde der tierischen Entwicklungsphysiologie sind, wie eine willkommene, alle wesentlichen Fragen verständnisvoll erörternde Übersicht für den Kenner des Gebiets. Dieselbe Doppelbedeutung als Einführung für den Anfänger und übersichtliche Erörterung für den mit den Fragen Vertrauten haben die besonnenen Erwägungen allgemeiner Natur, deren theoretischer Einstellung ich in weitem Maße zuzustimmen vermag." (Prof. Dr. E. Ungerer, Techn. Hochsch. Karlsruhe. 27. 12. 36.)

Verlag von B. G. Teubner in Leipzig und Berlin

Das Gefüge des Lebens

Von Dr. Ludwig von Bertalanffy
Privatdozent an der Universität Wien

203 Seiten. Mit 67 Abbildungen. Gebunden *RM* 6.80

Das Buch verkündet in umfassender Schau die Eigengesetzlichkeit des Lebens auf Grund der Ergebnisse der exakten biologischen Forschung. An Stelle der metaphysischen Spekulationen oder der durch Überlieferung geheiligten mechanistischen Deutung tritt eine streng an der biologischen Wirklichkeit orientierte Auffassung, die das Lebendige als Ganzheit sieht und damit eine wahre „organismische Biologie" begründet.

Aus den Urteilen:

„Ich habe das Buch mit großem Interesse gelesen und werde es gerne in meinen Kreisen bekanntmachen. Mir hat besonders die organismische Auffassung, die das Ganze durchzieht, gefallen.... Ich bin überzeugt, daß der Verfasser in allen wesentlichen Punkten recht hat. Wenn er besonders die mathematische Behandlung vieler Lebensprobleme hervorhebt, so ist damit die Wichtigkeit der wissenschaftlichen Behandlungsmethode genügend gekennzeichnet."
(Prof. Dr. L. Aschoff, Univ. Freiburg i. Br. 28. 4. 37.)

„Durch einen glänzenden Stil und fesselnde, spannende Darstellung sowie durch die Fülle seines in glücklichster Weise wohlabgegrenzten Inhalts dürfte sich dieses Werk weit über die Kreise der biologischen Fachwelt hinaus die Aufmerksamkeit und Anteilnahme der Naturwissenschaftler und naturwissenschaftlich Interessierten sichern.
Während der Verfasser einerseits eindrucksvoll aus der Fülle unseres heutigen biologischen Wissens die Notwendigkeit entwickelt, über die Einseitigkeit der mechanistischen Lebenstheorien hinaus die „ganzheitlichen" Zusammenhänge und Gesetzlichkeiten zu verfolgen und zu erforschen, betont er andererseits — in wohltuendem Gegensatz zu manchen allzu billigen Modetheorien — daß die Ganzheitsidee nicht eine Lösung des Lebensproblems, sondern vielmehr eine Präzisierung der Aufgabestellung bedeutet. In der Zusammenfassung dessen, was bis heute in bezug auf die Erfassung biologischer Gesetzlichkeit erreicht ist, werden auch die verschiedenen schon vorliegenden Ansätze zu einer quantitativ-mathematischen Beschreibung einzelner biologischer Gesetzlichkeiten sorgfältig gewürdigt: diese viel zu wenig bekannten Dinge dürften auch der Physik mancherlei Anregungen zu fruchtbarer Zusammenarbeit geben."
(Prof. Dr. P. Jordan, Univ. Rostock. 20. 3. 37.)

„L. v. Bertalanffy gehört heute unbestritten zu den führenden Theoretikern der Biologie; er besitzt wie sonst nur wenige einen Überblick über das biologische Gesamtgebiet. In vorliegendem Buche schildert er unter Hervorhebung des jeweils Wesentlichen den heutigen Stand der Biologie knapp, klar und allgemeinverständlich; jeder, dem darum zu tun ist, sein Weltbild unter sachkunder Führung auszubauen, wird das Buch mit Gewinn lesen. Man kann Verfasser und Verleger zu dieser Neuerscheinung nur beglückwünschen."
(Prof. Dr. F. Alverdes, Univ. Marburg. 19. 3. 37.)

Verlag von B. G. Teubner in Leipzig und Berlin